V&R unipress

Julia Genz / Paul Gévaudan (Hg.)

Polyphonie in literarischen, medizinischen und pflegewissenschaftlichen Textsorten

Mit 10 Abbildungen

V&R unipress

MIX
Papier aus verantwortungsvollen Quellen
FSC
www.fsc.org
FSC® C083411

Bibliografische Information der Deutschen Nationalbibliothek
Die Deutsche Nationalbibliothek verzeichnet diese Publikation in der Deutschen Nationalbibliografie; detaillierte bibliografische Daten sind im Internet über https://dnb.de abrufbar.

Umschlagabbildung: © iStock.com/Irina_Strelnikova (ID: 965546340, Ausschnitt)
Druck und Bindung: CPI books GmbH, Birkstraße 10, D-25917 Leck
Printed in the EU.

Vandenhoeck & Ruprecht Verlage | www.vandenhoeck-ruprecht-verlage.com

ISBN 978-3-8471-0990-7

Inhalt

Vorwort[1]

Spätestens seit den 1970er-Jahren ist die Autorposition nicht nur literaturwissenschaftlich, sondern auch sprachwissenschaftlich (als Sprecherposition) hinterfragt worden. Erst in jüngster Zeit erhält die »Autorposition« (im weiteren Sinn verstanden als Urheber von Texten) auch in anderen Disziplinen eine stärkere Aufmerksamkeit, die sich zunehmend mit Fragen konfrontiert sehen, die bisher in der Narratologie, aber auch in der Linguistik üblich waren, wie beispielsweise »Wer spricht in dem Text?«, »Wessen Blickwinkel wird eingenommen?«, »Wessen Sprache wird gesprochen?«, »Wer übernimmt die Verantwortung für das Gesagte?«. In der Literaturwissenschaft und in der Linguistik gibt es zur Klärung dieser Fragen Instrumentarien, die u. a. unter dem Begriff »Polyphonie« gefasst werden.

Im Rahmen der Tagung »Sprechen, Schreiben, Erzählen. Polyphonie in literarischen, medizinischen und pflegewissenschaftlichen Diskursen«, die vom 26.–28.09.2018 an der Universität Witten / Herdecke stattgefunden hat, ging es um eine interdisziplinäre Anwendung der Prinzipien der sprachlichen Polyphonie auf unterschiedliche Textsorten, wobei ein besonderes Augenmerk auf Diskursen aus dem Gesundheitsbereich lag. Die Besonderheit dieses Ansatzes besteht darin, mündliche und schriftliche Textsorten in der Medizin und den Pflegewissenschaften aus linguistischer, literaturwissenschaftlicher, soziologischer, pflegewissenschaftlicher und medizinischer Sicht in den Blick zu nehmen. Diese Herangehensweise ähnelt jenen der narrativen Medizin und der Medical Humanities, die ebenfalls das geisteswissenschaftliche Repertoire an hermeneutischen und analytischen Ansätzen heranziehen, um geisteswissenschaftliche und künstlerische Verfahren als komplementäre Ergänzung zu einer evidenzbasierten Medizin zu nutzen und gerade die Anwendungsmöglichkeiten von literaturwissenschaftlichen Methoden zu zeigen (Wohlmann 2016; Charon 2006; Charon / Montello 2002).

1 Für die sorgfältige und umsichtige redaktionelle Bearbeitung dieses Bandes bedanken wir uns sehr herzlich bei Irene Kunert und Friederike Küpper.

Daher finden sich in diesem Band neben Beiträgen, die die Arzt-Patienten-Kommunikation und andere Textsorten des Gesundheitsbereichs in den Blick nehmen, auch solche, die Polyphonie in literarischen Texten untersuchen, die nur zum Teil eine medizinische Thematik aufweisen. Ausgangspunkt unserer Überlegungen ist es, zunächst theoretische Ansätze der Polyphonie aufzuzeigen und ihr Wirken in der Literatur zu untersuchen, um diese Erkenntnisse dann in einem weiteren Schritt auf den Gesundheitsbereich zu übertragen. Unser Interesse an mündlicher und schriftlicher Kommunikation im Gesundheitsbereich trägt der wachsenden Erkenntnis im Gesundheitswesen Rechnung, dass Sprache und Kommunikation wesentliche Bestandteile einer erfolgreichen Behandlung sind. Dabei geht es zum einen um die Kommunikation mit dem Patienten, insbesondere diejenige zwischen Arzt und Patient, und zum anderen um die interprofessionelle Kommunikation im Rahmen der Patientenversorgung.

Die Interaktion mit dem Patienten hat in dem Maße an Bedeutung gewonnen, als die Patientenposition für den Behandlungserfolg stärker in den Mittelpunkt gerückt ist. In der Arbeit mit dem Patienten geht es um eine bessere Einbindung seiner Perspektiven und seiner Wahrnehmung, um die Anerkennung, dass auch er gewissermaßen ein Experte für seine Krankheit ist. In einer optimalen Kooperation mit dem Arzt wird der Patient zu einem wichtigen Faktor seiner eigenen Gesundung. In diesem Sinne bekräftigt auch die Überarbeitung des Genfer Gelöbnisses durch den Weltärztebund im Jahr 2017 die stärker in den Mittelpunkt gerückte Patientenposition (Bundesärztekammer 2017).

Auch die interprofessionelle Kommunikation hat insofern an Bedeutung gewonnen, als in den letzten Jahrzehnten die Möglichkeiten der Patientenversorgung, der Behandlung und Therapierung weiterentwickelt und ausdifferenziert worden sind. Dadurch erhöht sich der Aufwand an intra- und interprofessioneller Kommunikation. Unterschiedliche Teams – Ärzte, Pfleger, Therapeuten – müssen zusammenarbeiten und begleiten Patienten oft auch über lange Zeiträume hinweg. Zudem sind Patienten deutlich mobiler geworden und neigen auch eher dazu, ihre Ärzte zu wechseln. Dessen ungeachtet müssen Wissen und Informationen an die unterschiedlichen Beteiligten lückenlos weitergegeben werden, um nicht zuletzt die Sicherheit des Patienten zu gewährleisten.

Die Forschung hat – meist in der Zusammenarbeit von Linguisten und Medizinern – auf diese neue Ausrichtung auf die sprachliche Kommunikation bzw. auf den Diskurs reagiert. So steht u. a. die Relevanz von Sprache in medizinischen Zusammenhängen im Allgemeinen im Fokus des Interesses (Bechmann 2017). Weiterhin geht es um sprachliche Korrektheit und Verständlichkeit von Arztbriefen (Unnewehr et al. 2013; Bechmann 2019), um Narrativik in der Medizin (Boothe 2009; Lucius-Hoene 2008; Angus / Mc Leod 2004; Brünner / Gülich 2002) oder um Empathie (Teufel et al. 2018; Neumann et al. 2010; Neumann et al. 2012;

Gottschlich 2007; Platsch 2010; Johannsmeyer et al. 2014; Lehmann-Carli 2013; Frewer et al. 2011).

In diesem Band werden Vorschläge zu einer möglichst systematischen Herangehensweise an diese Thematik unter dem Gesichtspunkt der Stimmenvielfalt ausgearbeitet. Dabei werden den Besonderheiten der unterschiedlichen, heterogenen Adressaten sowie der unterschiedlichen Quellen Rechnung getragen. Kommunikation im Gesundheitswesen umfasst zwar in erster Linie die Interaktion zwischen Patient und Arzt, darüber hinaus aber auch die Kommunikation zwischen Ärzten und weiterbehandelnden Ärzten, zwischen Ärzten und Pflegern, zwischen Ärzten und den Angehörigen des Patienten und zwischen Pflegern untereinander. Diese Aufzählung beinhaltet nicht nur mündliche, sondern auch schriftliche Formen der Kommunikation, wobei Letztere im Wesentlichen in der Patientenakte dokumentiert werden. Die Patientenakte stellt damit das wichtigste Medium für die schriftliche Kommunikation und Dokumentation in der Patientenbehandlung und -versorgung dar. Darüber hinaus dient sie auch administrativen Zwecken (Abrechnungen bei Krankenkassen) und muss juristischen Anfechtungen standhalten können. Dies gilt insbesondere auch für den Arztbrief:

> Nach gängiger Rechtsprechung darf sich der weiterbehandelnde Arzt auf die Richtigkeit des Arztbriefes verlassen. […] Ist der Arztbrief falsch, unklar, nicht vollständig oder zu spät erstellt, haftet der Ersteller des Briefes, falls dem Patienten ein Schaden entsteht. (Unnewehr et al. 2013, 1676)

Zwar ist der Verfasser für den Arztbrief verantwortlich, jedoch stehen ihm sprachliche Strategien zur Verfügung, um diese Verantwortung im Brief zurückzuweisen, etwa der Einsatz des Adverbs »fraglich«. Dies ist im Hinblick auf die Polyphoniediskussion interessant, insofern es bei Polyphonie auch um die Übernahme oder die Zurückweisung von Verantwortung geht. Ungeachtet dieser vielfältigen Funktionen besitzt das Thema »Arztbrief« bislang immer noch einen untergeordneten Stellenwert in der Fachwelt und in der Aus-, Weiter- und Fortbildung. Noch immer gilt der bereits 2013 von Unnewehr et al. kritisierte Befund:

> Viele Arztbriefe weisen erhebliche Defizite auf. […] Das Verfassen von Arztbriefen ist als Lernziel weder im Medizinstudium noch in der ärztlichen Weiterbildung fester Bestandteil. Fortbildungen der Ärztekammern zum Arztbrief sind selten und fokussieren auf die elektronische Erstellung und Versendung. Deutsche Leitlinien oder Empfehlungen von Fachgesellschaften gibt es nicht. (Unnewehr et al. 2013, 1672)

Erschwerend kommt hinzu, dass im Alltag der Kliniken und Praxen die Zeit für das Studium langer, unübersichtlicher Arztbriefe zumeist fehlt. Umso wichtiger ist eine wissenschaftliche Beschäftigung, Sichtung und Durchdringung der Textsorte Arztbrief. Im Allgemeinen gilt dieses Desiderat für alle mündlichen und schriftlichen Textsorten im Bereich des Gesundheitswesens. Festzuhalten bleibt, dass Textsorten und Diskurse im Gesundheitsbereich nicht nur multifunktional sind, sondern verschiedene Stile und Sprecherperspektiven integrieren – Polyphonie, Sprecher- und Adressatenvielfalt sind ihre zentralen Strukturmerkmale.

Literarische und sprachliche Polyphonie

Der Polyphonie-Begriff stammt ursprünglich aus der Musik. Dort bezeichnet er verschiedene Formen der Mehrstimmigkeit in Musikstücken. Im Jahr 1929 führte der russische Kultur- und Literaturwissenschaftler Michail Bachtin den Begriff in seiner Monographie *Probleme der Poetik Dostoevskijs* in die Literaturwissenschaft ein, um eine Erzähltechnik des modernen Romans zu beschreiben, bei der die Erzählung Formulierungen und Perspektiven verschiedener Figuren wiedergibt, die für sich selbst stehen und keiner Erzählerperspektive oder erzählerischen Absicht untergeordnet sind. Bachtin beschreibt die Haupteigenschaft dieser Erzähltechnik als »Vielfalt selbständiger und unvermischter Stimmen und Bewußtseine« und als »Polyphonie vollwertiger Stimmen« (Bachtin 1985 [1929], 10).

Diese Form der sprachlichen Polyphonie ist nicht nur charakteristisch für eine bestimmte Art des Erzählens, sondern für den menschlichen Diskurs im Allgemeinen. Einen Hinweis darauf liefert beispielsweise das Wort *angeblich*, mit dem ein Sprecher jegliche Behauptung als die eines anderen erscheinen lassen kann, etwa in dem Satz »Peter ist angeblich krank«. Hier kann Peter selbst oder ein Dritter geäußert haben, dass Peter krank ist, auf keinen Fall aber der Sprecher, denn dieser behauptet lediglich, dass Peters Krankheit von jemand anderem behauptet wird. Dies ist nur ein Beispiel für die Allgegenwart der Polyphonie in der (Alltags-) Sprache, die Oswald Ducrot dazu veranlasst, die bachtinsche Metapher der Polyphonie von der Literatur auf den allgemeinen Diskurs zu übertragen und sie damit in die Begrifflichkeit der Sprachwissenschaft zu übernehmen (Ducrot 1980; 1984).

In seinen Ende der 1970er- und vor allem der 1980er-Jahre entstandenen Arbeiten zur Semantik von Äußerungen unterscheidet Ducrot in Texten und Äußerungen die Stimme als Produktion von Lauten, Worten und Sätzen vom Standpunkt als der Einstellungsbekundung, die typischerweise auch jeder Äußerung bzw. jedem Text innewohnt. Stimme und Standpunkt können dem Sprecher oder anderen Personen zugeschrieben werden. Beim oben angeführten Beispiel »Peter ist angeblich krank« liegt eine Polyphonie der Standpunkte vor, da der Sprecher behauptet (erster Standpunkt), dass jemand anderes behauptet (zweiter Standpunkt), dass Peter krank sei. Es liegt aber keine Polyphonie der

Stimmen vor, da die Äußerung keinen weiteren Sprecher darstellt. Anders in der Äußerung »Peter sagte: ›Ich bin krank‹ «, in der die Äußerung »Ich bin krank«, die Peter zugeschrieben wird, als Sprechhandlung Peters dargestellt wird, was sich nicht zuletzt in der exakten Wiedergabe seiner Formulierung (als wörtliche Rede) zeigt. Die Formulierung ist ein Aspekt des Sprechens und gehört damit zum Phänomen ›Stimme‹. Neben dem implizit vorhandenen Sprecher der Rahmenäußerung wird darin ein zweiter Sprecher (Peter) dargestellt – die Äußerung impliziert zwei Stimmen (Sprecher) und zwei Standpunkte. Bei der indirekten Redewiedergabe in der Äußerung »Peter sagte, er sei krank« wird nicht die wörtliche Formulierung Peters übermittelt, sondern lediglich sein Standpunkt. Wir haben es hier mit zwei Standpunkten, aber nur mit einer Stimme (der des Sprechers) zu tun.

Vor dem Hintergrund, dass Sprache nicht nur dazu dient, Informationen zu vermitteln, sondern vor allem auch dazu, sozialen Einfluss auszuüben, ist die sprachliche Polyphonie ein mächtiges und notwendiges Instrument des menschlichen Diskurses, mit dem man Verantwortung (Standpunkte) und Sprechhandlungen (Stimmen) sich selbst und anderen zuordnen kann. Damit lassen sich in allen möglichen Kontexten unterschiedliche Funktionen und soziale Rollen diskursiv kenntlich machen, nicht zuletzt auch in der Kommunikation zwischen Arzt und Patient. Im Gespräch teilt der Arzt dem Patienten seine Diagnose mit, indem er den Befund fachsprachlich benennt und alltagssprachlich erklärt. Der Arzt könnte beispielsweise dem Patienten mitteilen »Sie haben eine atherosklerotische Herzkrankheit, d. h. die Blutgefäße an Ihrem Herzen sind verengt«. Hier liegt eine Polyphonie der Stimmen vor, da die fachsprachliche Einlassung eine eigene Form und einen eigenen Stil der Sprachproduktion gegenüber den alltagssprachlichen Erklärungen darstellt. Diese Form der Polyphonie wird noch verstärkt, wenn der Arzt die Diagnose in Anwesenheit des Patienten in sein Diktiergerät spricht oder seinem Assistenten beziehungsweise dem Pflegepersonal mitteilt.

Ein anderes Beispiel wären klinische Entlassungsbriefe. Sie beziehen sich in den Berichten über die Patienten (insbesondere in der Anamnese) auf Standpunkte, die nicht die des ärztlichen Autors sind. Wenn zum Beispiel ein Patient in der Sprechstunde sagt: »Ich habe oft starke Bauchschmerzen und mir ist übel«, könnte dies vom Arzt als »Patient schilderte Anzeichen einer erneuten Pankreatitis« notiert werden (Beispiel aus einem unveröffentlichten Abstract von Sascha Bechmann). Der Brief gibt in diesem Fall den Standpunkt des Patienten in einer Art indirekten Rede wieder, was einer Polyphonie der Standpunkte entspricht (die »Stimme« des Patienten wird in diesem Fall nicht übertragen). Hier übersetzt der Arzt gewissermaßen seine Interpretation der Patientenaussage in die medizinische Fachsprache (die natürlich in erster Linie für medizinische Kollegen gedacht ist).

Nicht nur in literarischen, sondern auch in medizinischen Textsorten schwingen also mehrere Stimmen und Standpunkte mit, die aus unterschiedlichen Gründen bewusst oder unbewusst mitgeführt werden.

Sprecher- und Adressatenvielfalt

Die Textsorten in der Arzt-Patienten-Dokumentation sind nicht nur deswegen polyphon, weil sie verschiedene Stimmen und Standpunkte integrieren, sondern auch deshalb, weil sie sich an verschiedene Rezipienten richten, die mehr oder weniger direkt adressiert werden können (Genz / Gévaudan 2016, 27ff.). Direkte Adressaten eines Arztbriefs sind beispielsweise weiterbehandelnde Ärzte. Ein indirekt angesprochener Adressat wäre zunächst einmal der Patient selbst, dem das Dokument in erster Linie zur Überbringung an den weiterbehandelnden Arzt oder Therapeuten ausgehändigt wird und der es überdies ebenfalls zur Information nutzen kann. Darüber hinaus sind indirekte Adressaten aber auch Krankenkassen oder Juristen, die sich im Falle eines Rechtstreits mit der Patientenakte beschäftigen.

Die unterschiedlichen Zielgruppen stellen unterschiedliche Anforderungen an die Sprache – für den medizinischen Kollegen sind die medizinischen Fachbegriffe gedacht, die als Chiffren fungieren, unter denen bestimmte Sachverhalte abgespeichert werden. Sie ermöglichen ihm eine adäquate Weiterbehandlung, dem Apotheker eine korrekte Medikamentenausgabe oder dem Therapeuten, geeignete Therapiemaßnahmen durchzuführen, denn oft gibt es in der Umgangssprache keinen entsprechenden eindeutigen Ausdruck.[2] Allerdings erschließen sich die medizinischen, griechisch oder lateinisch geprägten Fachausdrücke dem Laien nicht unbedingt. Von daher stellt sich gerade für das mündliche Gespräch zwischen Arzt und Patient die Frage, in welcher Sprache die Befunde mitgeteilt werden sollen. Aber auch für schriftliche Textsorten, etwa für den Arztbrief oder den Beipackzettel, stellt sich diese Frage – als Alternative zum Arztbrief als Dokument, das der Patient ebenfalls liest, wird in einigen Kliniken das Modell des Patientenbriefs erprobt (»was hab' ich?« gGmbH 2019), für den Beipackzettel gibt es Versuche mit patientenfreundlicher gestalteten Informationen (Schwappach et al. 2011; Mülders 2012). Diese Frage, in welcher Sprache mit den Patienten kommuniziert werden soll, ist umso wichtiger, weil in der »traditionellen« Praxis (gemeint ist eine nach dem paternalistischen Modell geführte Praxis ohne elektronische Patientenakte) offenbar jeder zweite Patient

2 Auf den wichtigen, eigenständigen Bereich der Kommunikation zwischen Ärzten und anderen Berufsgruppen wie Therapeuten und Pflegern kann an dieser Stelle nur als Desiderat hingewiesen werden, ausführliche Untersuchungen dazu stehen noch aus.

nach einem Arztbesuch die dort erhaltenen Informationen nicht vollständig verstanden hat (Esch / Walker / Delbanco 2016, 1703).

Einige Artikel raten von der übermäßigen Verwendung der Fachsprache gegenüber dem Patienten ab und empfehlen eine Prüfung des Vorwissens bei diesem (Lühmann et al. 2016). Es gibt allerdings auch Untersuchungen, die zu dem gegenteiligen Schluss kommen, dass Patienten die medizinische Fachsprache bevorzugen (Esch 2018; Esch / Walker / Delbanco 2016). Dies könnte daran liegen, dass der Patient mündiger geworden ist und dass er, wenn der Arzt seine Sprache aufgreift, den Eindruck erhält, er habe sich selbst eine Diagnose gestellt. Fachbegriffe vermitteln dagegen den Eindruck der Seriosität, Patienten fühlen sich unter Umständen ernster genommen. Krankenkassen benötigen dagegen bestimmte Begrifflichkeiten, die sie eindeutig bestimmten Abrechnungsmodellen zuordnen können. Sie greifen insofern in den Sprachgebrauch des Arztes ein, als sie Ärzten eine bestimmte Dringlichkeit (abrechenbar ist für ein Krankenhaus nur die Therapie, nicht aber die Pflege) oder auch bestimmte Begriffe für die Abrechnung vorschreiben.

Problemfelder der Polyphonie

Polyphonie ist, wie bereits erwähnt, charakteristisch für den menschlichen Diskurs im Allgemeinen und für Diskurse im Gesundheitswesen im Besonderen. Polyphonie ist jedoch nicht *per se* ein Zeichen geglückter menschlicher Kommunikation, sondern sie kann sowohl bewusst und absichtsvoll eingesetzt als auch unbewusst und unreflektiert verwendet werden. Diesem Umstand tragen die nachfolgenden Beiträge Rechnung, indem sie beispielsweise gesteuerte Polyphonie in literarischen Texten analysieren, geglückte Polyphonie in Arzt-Patienten-Gesprächen herausstellen, Polyphonie als Lernziel im Curriculum eines Medizinstudiums diskutieren oder auch die ungesteuerte Polyphonie eines Autorenkollektivs, das z. B. eine Pflegedokumentation erstellt, bemängeln. Darüber hinaus gibt es eine Vielzahl von weiteren Aspekten, die mit der Polyphonie einhergehen. Für Textsorten in der Literatur und im Gesundheitswesen ergeben sich im Hinblick auf Polyphonie folgende Untersuchungsfelder, die durch die nachfolgenden Beiträge exemplarisch beleuchtet werden:

- **Vielfalt der Stimmen:** Der Aspekt der Stimmenvielfalt in Textsorten beinhaltet in sich wiederum die Unteraspekte des kooperativen Schreibens (Dunger / Schnell), der Konstitution des Autors über Stimmenvielfalt (Genz) und die Frage, ob und wann Fach- oder Alltagssprache zum Einsatz kommen (Genz / Gévaudan / Kiessling; Ehlers / Ehlers).

- **Vielfalt der Standpunkte:** Hier geht es hauptsächlich um die Einbettung der Patientenrede in die medizinischen Textsorten (Genz; Genz / Gévaudan / Kiessling).
- **Polykontexturalität:** Bei diesem eng mit der Polyphonie verwandten Phänomen geht es um die Berücksichtigung der verschiedenen Erwartungen von Arzt, Patient und Angehörigen, die in einer Polyphonie der Standpunkte ausgedrückt werden kann (Vogd; Genz / Gévaudan / Kiessling).
- **Verantwortungsübernahme:** Einerseits betrifft Verantwortungsübernahme den Arzt, andererseits den Patienten, der in der Anamnese mit dem Arzt kooperieren oder aber die Mitarbeit verweigern kann (Vogd; Frank-Job).

Ein weiterer Aspekt, der nicht selbst polyphon ist, jedoch einen Rahmen vorgibt, in dem Polyphonie zugelassen werden kann oder eben nicht, ist die Ausgestaltung des Arzt-Patienten-Verhältnisses. In der seit den 1990er-Jahren ausgearbeiteten Systematik von vier möglichen Grundmustern der Arzt-Patienten-Kommunikation von Emanuel / Emanuel (1992; erweitert von Kettner / Kraska 2009) gibt es neben dem paternalistischen Modell, in dem der Arzt gegenüber einem unmündigen Patienten als Beschützer fungiert, das deliberative Modell mit dem Arzt als Freund und Lehrer, das interpretative Modell, in dem der Arzt den Patienten berät, und das informative Modell, das dem Patienten alle Informationen umfassend zur Verfügung stellt, der dann frei entscheidet, welche Art der Behandlung er wünscht. Diese Unterscheidung legt nahe, Polyphonie eher in den beiden letzten Modellen zu suchen, möglicherweise auch in dem deliberativen Modell.

Überblick über die Beiträge

Theoretische Positionen

Zunächst einmal werden ein paar neuere theoretische Positionen vorangestellt. Bekanntlich wurde Michail Bachtins Idee der narrativen Polyphonie von Oswald Ducrot auf argumentative Diskurse übertragen und zu einer allgemeinen Theorie der Bedeutung von Äußerungen ausgebaut. **Alain Rabatel**, der diese allgemeine Theorie der sprachlichen Polyphonie wiederum auf die Analyse literarischer Texte überträgt, nimmt eine Reihe von Ausdifferenzierungen und Verfeinerungen der von Ducrot gesetzten Begriffe vor, mit dem Ziel, die in Texten mehr oder weniger implizit hinterlassenen Spuren der Subjektivität und Intentionalität, der Standpunkte und antizipierten Interpretationen sichtbar zu machen. Das wichtigste Mittel hierfür ist der Ausbau des Konzepts *Standpunkt* (PDV) durch die als Kontinua zu verstehenden Kriterienpaare ›embryonal‹ vs. ›repräsentiert‹ sowie

›sprecherbezogen (Homo-PDV)‹ vs. ›fremdbezogen (Hetero-PDV)‹. Auf dieser Grundlage zielen Fragen nach den diversen Beziehungen zwischen verschiedenen Instanzen eines Standpunkts und den verschiedenen Formen der Verantwortungsübernahme auf eine Durchleuchtung der Komplexität der subjektiven und argumentativen Verflechtungen literarischer und anderer Texte ab.

In seinem Beitrag präsentiert **Paul Gévaudan** die Grundbegriffe der von Oswald Ducrot initiierten und von weiteren, überwiegend frankophonen Autoren weiterentwickelten Theorie der sprachlichen Polyphonie. Dabei werden notwendige sprachtheoretische Prinzipien einer enunziativen, das heißt am Sprechereignis orientierten Linguistik erläutert, die unter anderem mit der Sprachtheorie von Karl Bühler und mit der Sprechakttheorie von John Austin in Einklang steht. Polyphonie versteht Ducrot als eine Fragmentierung der Quellen einer Äußerung, wobei er zwischen den Dimensionen der lokutionären Sprecher- und der illokutionären Äußerungsinstanzen unterscheidet. Ausgehend von diesem Begriffssystem weisen viele Äußerungen polyphone Strukturen auf.

Literarische Polyphonie

Nach diesen Grundlegungen zur Theorie der Polyphonie geht es in den nächsten Beiträgen um die historische Entlehnung des Polyphoniebegriffs aus der Musikwissenschaft und seinen Ausbau sowie um Anwendungsmöglichkeiten in der Literaturwissenschaft.

Aus musikwissenschaftlicher Sicht beschäftigt sich **Alexander Jakobidze-Gitman** mit Michail Bachtins Verständnis der Polyphonie, der diesen Begriff bekanntermaßen aus der Musiktheorie übernommen hat. Zunächst wird ein kurzer historischer Überblick über die musikalischen Formen der Polyphonie gegeben, um zu klären, auf welchen Polyphoniebegriff sich die Literaturwissenschaftler Bachtin und sein Vorgänger, der Literaturwissenschaftler Wassili Komarovič, jeweils beziehen und wie die Metapher der sprachlichen Polyphonie zustande kommt. Die Beziehungen zwischen Bachtin und dem musikalischen Denken sind dabei wechselseitig: In den letzten Jahren sind Versuche unternommen worden, Bachtins metaphorisch umgedeuteten Polyphoniebegriff in die Musikästhetik wieder einzuführen. Der vorliegende Beitrag zielt darauf, erstens generell die interdisziplinäre Anschlussfähigkeit des Begriffs auszuloten, zweitens im Speziellen zu untersuchen, wie genau der metaphorische Vergleich bei Bachtin zustande kommt, sowie drittens zu überlegen, auf welche musikalischen Gattungen und Strömungen die metaphorisch umgedeutete Polyphonie anwendbar wäre.

Auch der literaturwissenschaftliche Beitrag von **Matthias Aumüller** beschäftigt sich mit Bachtins Polyphoniebegriff, der vom Bachtin-Kreis als Metapher zur

Erfassung einer komplexen Eigenschaft von narrativen Texten eingeführt wurde: die Mehrdeutigkeit ihrer Aussagestruktur. In der Entwicklung der literaturwissenschaftlichen Narratologie wurde dieses Konzept aufgegriffen und zu einer Theorie der Textinterferenzen ausgebaut. Davon unabhängig etablierte sich in einem anderen Entwicklungsstrang der Narratologie das Konzept des unzuverlässigen Erzählers. Der Beitrag stellt erst die Phänomene anhand von literarischen Beispielen vor, skizziert dann die theoriegeschichtlichen Zusammenhänge beider Konzepte und analysiert anschließend ihre Gemeinsamkeiten und Unterschiede in theoretischer Hinsicht. Am Beispiel von Thomas Manns Erzählung *Unordnung und frühes Leid* wird abschließend dargelegt, inwiefern sich die beiden Konzepte ergänzen.

Ein praktisches Beispiel der mehrsprachigen Polyphonie, bei dem auf der Produktionsebene des Textes schon seine rezeptionsästhetische polyphone Entzifferung mitgedacht wird, liefert der linguistische Aufsatz von **Isabel Zollna** anhand der Romane von Raymond Queneau. Queneau setzt sich in seinem Romanwerk immer wieder mit der französischen gesprochenen Sprache und der Orthografie auseinander. Es wird gezeigt, wie der Autor durch besondere Schreibungen dem Leser den Dekodierungsprozess des Lesens selbst immer wieder bewusst macht und dabei das Lautbild, den *signifiant*, klingen lässt. Besonders in den Schreibungen des »französischen Akzents« – also wie es »klingt«, wenn ein Franzose Englisch spricht –, wird der Leser mit zwei Ebenen des Lesens konfrontiert: der intendierten Sprache (Englisch) und der Muttersprache des Sprechers, die durch die konsequente Anwendung der französischen Ausspracheregeln »durchscheint«.

Schnittstelle zwischen Literatur und Medizin

Im literaturwissenschaftlichen Beitrag von **Julia Genz** geht es um einen Vergleich der Polyphonieverwendung in dem für die Psychoanalyse grundlegenden Werk *Die Traumdeutung* (1900) von Sigmund Freud und dem letzten Roman des psychiatrisch und medizinisch ausgebildeten Schriftstellers Alfred Döblin, *Hamlet oder Die lange Nacht nimmt ein Ende* (1956), der sowohl von der Psychoanalyse als auch von der Psychiatrie inspiriert ist. Mit Bachtins Polyphonie-Auffassung und der Unterscheidung Oswald Ducrots zwischen einer *autorité polyphonique* (polyphone Autorität) und einem *raisonnement par autorité* (Argumentation durch Autorität) lässt sich feststellen, dass Freud und Döblin Argumentation durch Autorität einsetzen, um entgegengesetzte Effekte zu erzielen. Während Freud mittels Polyphonie seine Position als alleiniger Erfinder der Psychoanalyse stärkt, setzt Döblin mittels Polyphonie seine poetologischen Forderungen nach »Entselbstung« und Stärkung der Leserposition um und vertritt damit eher die bachtinsche Polyphonie-Auffassung. Döblin verwendet Polyphonie ostentativ als Gezeigtes (er lässt seine Figuren und seinen Erzähler polyphon agieren, um zu zeigen, wie über den Krieg geredet wird), Freud dagegen verwendet Polyphonie als Gesagtes, als Prädikation und baut sie argumentativ in sein System ein.

Daniel Teufel und **Pascal O. Berberat** übertragen in ihrem Artikel das Konzept der bachtinschen Polyphonie, verstanden als die entscheidende Fähigkeit Dostoevskijs, in seinem Romanen unterschiedliche eigenständige Stimmen zu Wort kommen zu lassen und diesen in ihrer Koexistenz eine gleichberechtigte Aufmerksamkeit schenken zu können, auf das Studium der Medizin und definieren es als Lernziel für Medizinstudierende. Denn die Medizin und ihr Studium unterliegen – wie alle gesellschaftlichen Bereiche – einer Aufteilung des Stimmlichen, einer sozialen Ordnung und Hierarchie menschlicher Aussagekraft und Aufmerksamkeit. Dabei stellt sich die Frage: Welche Stimmen besitzen das Primat, immer und jederzeit Gehör zu finden, welche werden zu Randerscheinungen herabgestuft und welche werden gar nicht erst als Stimmen, als eigenständig aussagekräftige Instanzen wahrgenommen? Eine polyphone Bewusstseinsentwicklung im Medizinstudium befähigt Studierende, die vorherrschende, allgemeine wie eigene Aufmerksamkeit regelmäßig zu hinterfragen und sonst ausgeblendete Stimmen – vor allem die von Patienten und Angehörigen – wahr- und ernstzunehmen. Gezeigt werden soll, wie eine polyphone Bewusstseinsentwicklung mit Methoden der narrativen Medizin spielerisch eingeübt werden kann: durch Lesen literarischer Texte als bewusstes Wahrnehmen anderer Stimmen, durch Schreiben eigener Texte als bewusstes Wahrnehmen der eigenen Stimme(n) und durch Diskutieren mit Anderen als bewusstes Wahrnehmen stimmlicher Koexistenz.

Polyphonie in Arzt-Patienten-Gesprächen

Im Beitrag von **Werner Vogd** wird gerade in der Krankenbehandlung deutlich, dass die Begriffe Polyphonie (Michail Bachtin) oder Polykontexturalität (Gotthard Günther) mehr als nur Metaphern sind. Sie verweisen darauf, dass die Selbst- und Weltverhältnisse der beteiligten Akteure ihrerseits komplex sind. Dies wird insbesondere bei der Krebsbehandlung deutlich. Der Körper macht etwas, was das Bewusstsein noch nicht versteht, was das Unbewusste abwehrt und der Arzt zu adressieren sucht (etwa indem er gleichzeitig warnt und besänftigt). Anhand von Beobachtungsprotokollen und Patienteninterviews werden die damit verbundenen Besonderheiten der Arzt-Patient-Beziehung ausgelotet. Es wird gezeigt, dass die vermeintlich rationale, monophone Rede keine Antwort auf die gegebenen Beziehungsprobleme liefert. Gute Ärzte sind gleichsam

Meister der Ambivalenz. Doch hiermit geht eine hohe Verantwortung einher, denn die Fähigkeit, mit verschiedenen Zungen reden zu können, kann auch missbraucht werden.

Barbara Frank-Job beschäftigt sich ebenfalls mit dem Aspekt der Verantwortungsübernahme, die sich in diesem Fall auf die Patienten bezieht. Dabei wird die Frage, »in wessen Namen Sprechen geschieht, wer jeweils Verantwortung für das Gesagte übernimmt«, im Kontext der klinischen Gesprächsforschung untersucht. Die hier vorgestellten Fallbeispiele stammen aus einem interdisziplinären Forschungsprojekt zwischen Kinder- und Jugendneurologie und linguistischer Gesprächsanalyse, das klinische Anamnesegespräche mit jugendlichen Anfallspatienten untersucht. In diesem Kontext rückt die Beschreibung einzelner mikrostruktureller Verfahren der Anzeige der Sprecherhaltung in den größeren Zusammenhang der sequentiellen Aushandlung von sozial vorgegebenen und lokal relevant gesetzten Wissenszuständen durch die Interaktionspartner im Arzt-Patient-Gespräch.

Der Beitrag von **Vera Vogel** stellt ein historisches Modell einer Arzt-Patienten-Beziehung des spanischen Arztes Pedro Laín Entralgo (1908–2001) vor, in der der Arzt gegenüber dem Patienten die Rolle eines Freundes einnimmt. Dabei zieht sich das Thema der Arzt-Patienten-Kommunikation als roter Faden durch sein gesamtes Schaffen. Ihm widmet er u. a. das Werk *La relación médico-enfermo* (1964). Laíns Analyse ist ein Plädoyer für eine humanistische Medizin, in der Krankheit als psychosomatisches Phänomen zu werten ist und die Arzt-Patienten-Beziehung den Kontakt zweier Menschen darstellt, die über die konventionell vorgegebenen Rollen hinaus als Individuen existieren und interagieren. In diesem Sinne spricht er von einer »amistad médica«, einer ärztlichen Freundschaft, die er als medizinisches Pendant der zwischenmenschlichen Liebe begreift.

Jan und **Sybille Ehlers** beschäftigen sich mit der Bedeutung der Kommunikation zwischen Mensch und Tier, die erst ein Zusammenleben ermöglicht. Dabei kann die Kommunikation, zum Beispiel in der Hundeerziehung, sowohl verbal als auch non-verbal erfolgen. Je nach Kontext nimmt sie einen anderen Umfang und unterschiedliches Vokabular an. Die Polyphonie in der Kommunikation zwischen Tierärzten und ihren Patienten liegt auf der Hand: Einerseits kommunizieren Tiere sowohl untereinander als auch speziesübergreifend, d. h. mit dem Menschen, andererseits kommuniziert der Tierarzt / die Tierärztin nicht nur mit dem Tier, sondern auch gleichzeitig mit dessen Besitzern.

Textsorten und Diskurse im Gesundheitsbereich

Der Beitrag von **Julia Genz / Paul Gévaudan / Claudia Kiessling** beleuchtet sprachliche Aspekte in einer patientenzentrierten Medizin und hier exemplarisch die neue Textsorte Patientenbrief, die eine Lücke im Vermittlungsdefizit von gesundheitsrelevantem Wissen schließen will. Dafür wird der Patientenbrief auf zwei mögliche Formen der Vermittlung – Übersetzung und Erklärung – angeschaut. Eine besondere Rolle spielt dabei seine Herstellung mithilfe einer Software, die verschiedene Textbausteine (und damit polyphone Versatzstücke) zusammenfügt.

Ausgehend vom Diskursbegriff nach Foucault und von der Rolle von verschiedenen Diskursakteuren wird im Artikel von **Marina Iakushevich** das mediale Krankheitsbild der Depression insbesondere an Symptomdarstellungen analysiert. Dabei wird die Rolle der Betroffenen im Diskurs hervorgehoben und die Bedeutsamkeit ihrer subjektiven Perspektive in der Mit-Konstruktion des Krankheitsbildes. Die subjektive Perspektive der betroffenen Menschen ist außerdem in den depressionstypischen Metaphern sichtbar, die den Diskurs mit strukturieren. Das diskursive Handeln verschiedener Akteure in dem spezifischen medialen Kontext kann somit als Polyphonie auf der diskursiven Ebene betrachtet werden.

Der Beitrag von **Martin W. Schnell** und **Christine Dunger** beschäftigt sich mit der Autor- / Sprecherposition innerhalb der professionellen Pflegepraxis, die auch als Auseinandersetzung mit der Widersprüchlichkeit zwischen nicht-versprachlichtem, intuitiv-habitualisiertem Wissen sowie einem handlungsorientierten Berufsverständnis und der gewünschten Verantwortungsübernahme im Rahmen sprachlicher Handlungen zu verstehen ist. Beispielhaft dafür kann die Pflegedokumentation als spezifische Art eines Textes betrachtet werden. Deren Ziel ist, die Identität des vulnerablen Anderen zu bezeugen, und zwar durch die Inszenierung einer Polyphonie. Bei der Realisierung dieses Ziels entsteht jedoch das Risiko, die zu konstituierende Identität des Anderen zu verfehlen oder sie auf selektive Beobachtungen zu reduzieren. So stellt sich die Frage, wie und von wem diese Polyphonie, die niemand wirklich in der Hand hat, zu verantworten ist.

Konklusion

Polyphonie, so scheint es, ist ubiquitär und der menschlichen Kommunikation inhärent. Die interdisziplinären Beiträge zeigen die Vielfalt der Manifestationen von Polyphonie und die Bandbreite ihrer Anwendungsmöglichkeiten. In der Gesamtschau erweist sich die Aktualität der ursprünglich literaturwissenschaftlichen und linguistischen Konzepte der Polyphonie und ihre Anschlussfähigkeit an verschiedene Bereiche des Gesundheitswesens sowohl in der Arzt-Patient-Kommunikation und Pflege-Patient-Kommunikation als auch in der interprofessionellen Versorgung und der medizinischen Ausbildung. Gleichzeitig wird aber auch deutlich, dass der Weg von einem ungesteuerten und unreflektierten Polyphonie-Einsatz hin zu einer bewusst gehandhabten Technik noch ausbaufähig ist.

Julia Genz und Paul Gévaudan

Bibliographie

Angus, Lynne / Mc Leod, John (Hg.) (2004): *The Handbook of Narrative and Psychotherapy. Practice, Theory, and Research*, London: Sage Publications.

Bachtin, Michail (1985 [1929]): *Probleme der Poetik Dostoevskijs*, übers. v. Adelheid Schramm, ungekürzte Ausg., Frankfurt a.M. / Berlin / Wien: Ullstein.

Bechmann, Sascha (Hg.) (2017): *Sprache und Medizin. Interdisziplinäre Beiträge zur medizinischen Sprache und Kommunikation*, Berlin: Frank & Timme (Forum für Fachsprachen-Forschung 138).

Bechmann, Sascha (2019): »Arztbriefe: Epikrise in der Krise? Hausärzte bemängeln Sprache und Inhalt klinischer Entlassungsbriefe«. URL: www.tinyurl.com/arztbriefstudie.

Boothe, Brigitte (2009): »Erzählen im medizinischen und psychotherapeutischen Diskurs«, in: Klein, Christian / Martínez, Matías (Hg.), *Wirklichkeitserzählungen. Felder, Formen und Funktionen nicht-literarischen Erzählens*, Stuttgart / Weimar: Metzler, 51–80.

Brünner, Gisela / Gülich, Elisabeth (Hg.) (2002): *Krankheit verstehen. Interdisziplinäre Beiträge zur Sprache in Krankheitsdarstellungen*, Bielefeld: Aisthesis.

Bundesärztekammer (2017): »Neufassung des Genfer Gelöbnisses liegt jetzt auch auf Deutsch vor«. URL: https://www.bundesaerztekammer.de/ueber-uns/landesaerztekammern/aktuelle-pressemitteilungen/news-detail/neufassung-des-genfer-geloebnisses-liegt-jetzt-auch-auf-deutsch-vor/ (29.11.2017).

Charon, Rita (2006): *Narrative Medicine. Honoring the Stories of Illness*, Oxford / New York: Oxford University Press.

Charon, Rita / Montello, Martha (2002): *Stories matter. The Role of Narrative in Medical Ethics*, New York / London: Routledge.

Ducrot, Oswald (1980): »Analyses pragmatiques«, in: *Communications* 32, 11–60.

Ducrot, Oswald (1984): *Le dire et le dit*, Paris: Éditions de Minuit.

Emanuel, Ezekiel J. / Emanuel, Linda L. (1992): »Four Models of the Physician-Patient-Relationship«, in: *Journal of the American Medical Association* 267(16), URL: https://www.researchgate.net/publication/21598527_Four_Models_of_the_Physician-Patient_Relationship.

Esch, Tobias (2018); »Das OpenNotes-Projekt. Patientenaktivierung und zeitliche Implikation einer erhöhten Transparenz in der Arzt-Patienten-Kommunikation«, in: Peter F. Matthiessen (Hg.), *Für eine zeitliche Kultivierung der Patient-Arzt-Begegnung*, Kulmbach: Mediengruppe Oberfranken, 321–331.

Esch, Tobias / Walker, Jan / Delbanco, Tom (2016): »Transparenz in der Arzt-Patienten-Kommunikation«, in: *Deutsches Ärzteblatt* 113(39), 1700–1703.

Frewer, Andreas / Bruns, Florian / Rascher, Wolfgang (Hg.) (2011): *Gesundheit, Empathie und Ökonomie: kostbare Werte in der Medizin*, Würzburg: Könighausen und Neumann.

Genz, Julia / Gévaudan, Paul (2016): *Medialität, Materialität, Kodierung. Grundzüge einer allgemeinen Theorie der Medien*, Bielefeld: transcript.

Gottschlich, Maximilian (^{2}2007): *Medizin und Mitgefühl: die heilsame Kraft empathischer Kommunikation*, Wien / Köln / Weimar: Böhlau.

Johannsmeyer, Karl-Dieter / Lehmann-Carli, Gabriela / Preuß, Hilmar (Hg.) (2014): *Empathie im Umgang mit dem Tabu(bruch): Kommunikative und narrative Strategien*, Berlin: Frank & Timme.

Kettner, Matthias / Kraska, Matthias (2009): »Kompensation von Arzt-Patient-Asymmetrien im Rahmen einer realistischen Theorie kommunikativen Handelns«, in: Vollmann, Jochen / Schildmann, Jan / Simon, Alfred (Hg.), *Klinische Ethik. Aktuelle Entwicklungen in Theorie und Praxis*, Frankfurt a.M.: Campus, 243–260.

Lehmann-Carli, Gabriela (2013): *Empathie und Tabu(bruch) in Kultur, Literatur und Medizin. Unter Mitarbeit v. Hilmar Preuß*, Berlin: Frank & Timme.

Lucius-Hoene, Gabriele (2008): »Krankheitserzählungen und die narrative Medizin«, in: *Die Rehabilitation* 47(2), 90–97. DOI: 10.1055/s-2008-1042447.

Lühmann, Dagmar et al. (2016): »Gelingende Arzt-Patienten-Kommunikation – Die ewige Herausforderung?«, in: *Hamburger Ärzteblatt* 6, 12–15. URL: https://www.aerztekammer-hamburg.org/files/aerztekammer_hamburg/wissenswertes/kommunikation/HAEB_062016_Gelingende_Arzt_Patienten_Kommunikation_die_ewige_Herausforderung.pdf.

Mülders, Verena M. (2012): *Patientenpräferenzen bei Informationen über Arzneimittel. Entwicklung und Überprüfung ergänzender Medikamentenbeilagen*, Inaugural-Dissertation, Manuskript.

Neumann, Melanie / Edelhäuser, Friedrich / Tauschel, Diethard et al. (2010): »Empathy Decline and its Reasons: A Systematic Review of Studies with MedicalStudents and Residents«, in *Academic Medicine* 86(8), 996–1009. DOI: 10.1097/ACM.0b013e318221e615.

Neumann, Melanie / Scheffer, Christian / Tauschel, Diethard et al. (2012): »Physician empathy. Definition, outcome-relevance and its measurement in patient care and medical education«, in: *GMS. Zeitschrift für medizinische Ausbildung* 29 (1), o.S. DOI: 10.3205/zma000781.

Platsch, Klaus-Dieter (Hg.) (2010): *Medizin und Mitgefühl*, Norderstedt: books on demand.

Schwappach, David L. B. /Mülders, Verena / Simic, Dusan et al. (2011): »Is less more? Patients' Perferences for Drug Information Leaflets«, in: *Pharmaocepidemiolgy and Drug Safety* 20, 987–995.

Teufel, Daniel / Dorner, Maximilian / Berberat, Pascal O. (2018): »Von Sick of… zu Sick with… zu Walk with. Die narrative Anerkennung individuellen Leidens und Lebens in der Medizin(ausbildung)«, in: *Diegesis* 7(1), 70–85.

Unnewehr, Markus /Schaaf, Bernhard / Friedrichs, Hendrik (2013): »Arztbrief – Die Kommunikation optimieren«, in: *Deutsches Ärzteblatt* 110(37), 1672–1677.

Was hab' ich? gGmbH (Hg.) (2019): *Patientenbriefe wirken. Ergebnisbericht zum Projekt »Mehr Ggesundheitskompetenz durch Patientenbriefe«*. URL: https://patientenbriefe.de/res/pdf/ergebnisbericht.pdf.

Wohlmann, Anita (2016): »Narrative Medizin: Theorie und Praxis in den USA und Deutschland«, in: Jansohn, Christa / Steger, Florian (Hg.), *Jahrbuch Literatur und Medizin* 8. Heidelberg: Winter, 181–204.

Theoretische Positionen

Alain Rabatel

Standpunkte, Intentionen und Modalitäten im Kreuzfeuer der Interpretation[1]

Als Vertreter einer Sprachwissenschaft, die sich mit literarischen Texten befasst, diese als Korpora untersucht und offen für Anregungen seitens der Literaturwissenschaft ist, befasse ich mich im Folgenden mit der Gemengelage von Stimmen und Standpunkten in Texten. Zunächst gehe ich auf *Instanzen des Diskurses* ein (Abschnitt 1). Daraufhin setze ich einen theoretischen Rahmen und schlage analytische Methoden für die Untersuchung von *Stimmen* und *Standpunkten* vor (Abschnitt 2). Abschließend gehe ich in dem gesetzten Rahmen auf die Begriffe *Subjekt* und *Intentionalität* ein, die meines Erachtens entscheidend sind, um den Herausforderungen der Interpretationen und Interaktionen rund um Texte und Diskurse zu begegnen (Abschnitt 3).

1 Sprecher- und Äußerungsinstanz[2]

Mit Ducrot (1984, 204–205) unterscheide ich zwischen der Sprecher- und der Äußerungsinstanz: Der Sprecher ist die erste Instanz, die materiell Äußerungen produziert. Daher kann der Sprecher oder Schreiber mit dem Begriff der *Stimme* in Zusammenhang gebracht werden, denn die Stimme ist materiell, der sinnlichen Erfahrung untergeordnet (Rabatel 2017) und mit einem Körper und einer Geschichte ausgestattet. In erster Linie verweist die Stimme zunächst auf den Sprecher, der die Sprache im *hic et nunc* seines Sprechakts aktualisiert. Der Begriff *Stimme* kann sich jedoch auch auf die Redewiedergabe beziehen und wird

1 [Übersetzung aus dem Französischen von Paul Gévaudan und Julia Genz unter Mithilfe von Irene Kunert. Anmerkungen in eckigen Klammern (»[…]«)] resultieren aus der Übersetzungstätigkeit und sind Anmerkungen der Übersetzer.]

2 [Diese Übersetzungen der französischen Termini *locuteur* ›Sprecher‹ und *énonciateur* ›Äußerer‹ übernehmen die in Gévaudan (2010 und in diesem Band) vorgeschlagenen Lösungen *Sprecherinstanz* und *Äußerungsinstanz*, die der Transparenz halber ein Element der weiteren Definitionen der Theorie der sprachlichen Polyphonie in die Bezeichnung integrieren. Die folgenden Erläuterungen des Autors machen diese Strategie nachvollziehbar.]

dann stets vom wiedergebenden Sprecher inszeniert. Aus diesem Grund entspricht der zitierte Sprecher einer *sekundären Sprecherinstanz* (oder l2, vgl. Fußnote 7), deren Stimme stets gemäß den pragmatischen Zielsetzungen der *primären Sprecherinstanz* (L1) und gemäß ihrer übergeordneten diskursiven Rolle *dargestellt* wird (Rabatel 2005, 127). Was die *Äußerungsinstanz* angeht, so ist sie die Quelle von *Standpunkten* (PDV[3]), die im Wesentlichen durch die propositionalen Inhalte in den Äußerungen ausgedrückt werden.[4]

Ducrot (1984, 178–179) bevorzugt eine interne Annäherung an die Äußerung.[5] Diese Konzeption kommt der von Culioli sehr nahe. Jedoch ist Culioli – zumindest nach meiner Auffassung – sensibler als Ducrot für die Beziehungen zwischen dem, was sich in der Sprache abspielt, und dem, was dies über das psychosoziale Leben der Subjekte aussagt. All das verwirft Ducrot als zur außersprachlichen Psychologie gehörig (Rabatel 2014).

Abgesehen von einigen Überlappungen zwischen den Äußerungsinstanzen und ihren Standpunkten (Rabatel 2005, 120–122) gibt es, darauf weist Ducrot hin, in der Stimme des primären Sprechers weitere Standpunkte (PDV) als nur seine eigenen. Diese PDV, die sekundären Äußerungsinstanzen (e2) zuzuordnen sind, manifestieren sich unabhängig von besonderen Formulierungen, d.h. nicht notwendigerweise in Redewiedergabe, und unabhängig von expliziten Urteilen, also in deskriptiven narrativen, informativen etc. Äußerungen. Diese stellen die Realität durch das Prisma eines PDV dar, ohne den Anschein »gewöhnlicher« Standpunkte zu erwecken, die den Meinungen und Urteilen eines Sprechers entsprechen.

Das Verdienst von Ducrot in dieser Debatte liegt in der Konzeption einer Sprecherinstanz L1, die vom Standpunkt einer nicht sprechenden Instanz aus Bezug auf die Welt nimmt. Seine Definition der Beziehung zwischen Standpunkt und Äußerungsinstanz, die restriktiver ist als die von Culioli, eröffnet einerseits den Weg in einen relativ neuen Bereich. Andererseits versperrt sie andere Wege – und es ist wiederum das Verdienst von Culioli (2018, 119–120), auch wenn er

3 [Das Kürzel PDV steht für den französischen Ausdruck *point de vue* (vgl. engl. *point of view*), dessen deutsche Entsprechung *Standpunkt* im Folgenden als *terminus technicus* verwendet wird. In der Theorie der sprachlichen Polyphonie wird der Standpunkt generell als Teil der Äußerungsbedeutung verstanden, der die Stellungnahme (Ducrot 1980) oder das Urteil (Nølke et al. 2004) einer Figur im Diskurs zum Ausdruck bringt. Gemäß Ducrot (1980) stimmt der Standpunkt in der Theorie der sprachlichen Polyphonie mit der illokutionären Bedeutung im Sinne der Sprechakttheorie überein.]

4 Aber nicht nur, denn auf der Ebene des Textes entstehen PDV-Effekte, die die Summe der PDV übersteigen.

5 [Dies verweist darauf, dass Ducrot (1980, 1984) nicht den Sprechakt zum Ausgangspunkt seiner Untersuchungen nimmt, sondern die (mehr oder weniger kontextfreie) Äußerung. Für Ducrot (1980, 30) ist die Bedeutung einer Äußerung die Darstellung des Sprechakts, der sie hervorgebracht hat. Auf dieser Grundlage untersucht Ducrot Stimmen und Instanzen des Sprechakts als Repräsentationen der Äußerungsbedeutung.]

nicht den Begriff des Standpunkts gebraucht, mit seinem zentralen Begriff der *Äußerungsoperation* (*opération énonciative*, Culioli / Normand 2005, 164–165) den Vorgang der Positionierung des Sprechakts durch den Sprecher insgesamt in den Blick zu bekommen (Rabatel 2012, 25–26).

Culioli konzentriert sich auf den Dialog des Sprechers / der Äußerungsinstanz mit Anderen und versucht dabei, die vom Standpunkt des Sprechers aus vorausgesetzte Alterität deutlich zu machen als einen Dialog des Selbst mit Anderen, bei dem das Selbst einer Reihe von diskursiven Kommentaren und Autokorrekturen unterworfen ist. Dabei ist es wichtig, dass die anderen Äußerungsinstanzen als Projektion der primären Äußerungsinstanz konzipiert werden. Dies ist bei der Analyse des Anfangs von *Une vie*, dem prototypischen Beispiel von Ducrot (1980), ganz anders:[6]

(1) Jeanne trat, nachdem sie ihre Koffer fertig gepackt hatte, ans Fenster, aber der Regen hörte nicht auf. (Maupassant, *Une Vie*, apud Ducrot 1980, 20)

Bei Culioli gibt es wohl einen intersubjektiven Raum, aber die Autonomie des Anderen ist ziemlich eingeschränkt. Dagegen ist der Andere bei Ducrot viel selbständiger, auch wenn er trotz allem eine Konstruktion des Selbst der Sprecherinstanz ist. Hier ist die Sprecherinstanz Urheber des Satzes, aber sie erzählt aus dem Blickwinkel von Jeanne, deren Perspektive sie einnimmt. Diese Perspektive gehört zu einer »sekundären Äußerungsinstanz« (e2), die selbst keine eigene Sprecherinstanz impliziert.[7] Das ergibt sich im zweiten Teil des Satzes aus dem argumentativen *aber* und dem semantischen Gehalt des Verbs *aufhören* in seiner negativen Wendung: All dies lässt hinter der Information und Beschreibung der Äußerung erkennen, dass Jeanne enttäuscht ist, nicht abreisen zu können.

Denn das ist der Schluss, den man aus der beschriebenen Situation ziehen muss: Die geschlossenen Koffer und die Bewegung zum Fenster hin lassen darauf schließen, dass Jeanne bereits wusste, dass es regnet und nur sichergehen wollte, dass es immer noch regnet.

Die konstative Äußerung lässt sich *auch* so lesen, als würde sie modal einen Wunsch abzureisen ausdrücken und eine Enttäuschung, es nicht tun zu können, die auf die Äußerungsinstanz e2 und nicht auf die Äußerungsinstanz E1 zu-

6 [Alle französischen Zitate, mit denen Rabatel arbeitet, werden hier in deutscher Übersetzung wiedergegeben.]

7 Für diese Äußerungsinstanz, die keine eigene Sprecherinstanz impliziert, für diese intern dargestellte Äußerungsinstanz, die insofern nicht authentisch ist, als sie nicht aus der Quelle eines Äußerungsakts (also eines Sprechakts, dessen Quelle eine Sprecherinstanz ist) hervorgeht und auch nicht mit der unmittelbaren, primären Sprecherinstanz synkretistisch verwoben ist, verwende ich im Folgenden Anführungszeichen. Wenn mit den PDV Äußerungsinstanzen (E1 oder e2) verbunden sind, die synkretistisch mit Sprecherinstanzen (L1 oder l2) verbunden sind, verwende ich diese Anführungszeichen nicht.

rückgeht. Die Äußerungsinstanz ist nicht das Selbst des Sprechers, sondern ein anderes Selbst, das nicht spricht, sodass man glauben könnte, dass die Äußerungsinstanz nur deshalb da ist, um an diese nicht sprechenden Anderen zu erinnern, die der Sprecher durch eine Art von Empathie zum Leben erweckt, indem er sich an ihre Stelle setzt – dies stammt nicht von Ducrot, sondern von mir –, als würde die Äußerungsinstanz nicht auch den Sprecher in seiner autodialogischen Aktivität betreffen.

Ganz offensichtlich ist es jedoch nicht so, wie die Spannungen zwischen der Sprecherinstanz (*locuteur en tant que tel*) und der Sprecherfigur (*locuteur en tant qu'être du monde*) zeigen.[8] Aber es ist dennoch bedeutsam, dass Ducrot den Begriff der Sprecherinstanz benutzt, wo man auch den der Äußerungsinstanz anführen könnte, weil die Sprecherinstanz zugleich Äußerungsinstanz ist. Culioli spricht immer von Sprecher- / Äußerungsinstanz, Ducrot unterscheidet sie.

Tatsächlich ist jeder Sprecher auch immer eine Äußerungsinstanz, aber nicht jede Äußerungsinstanz notwendigerweise auch ein Sprecher, wie etwa Jeanne, die nicht spricht. In Wirklichkeit verstecken sich hinter demselben Begriff *Äußerungsinstanz* zwei verschiedene Realitäten auf der Ebene der Instanzen. Es gibt eine Äußerungsinstanz, die immer durch einen Sprecher in Szene gesetzt wird, das gilt in erster Linie für primäre Sprecher- /[9] Äußerungsinstanzen (L1 / E1[10]) oder für sekundäre Sprecher- / Äußerungsinstanzen (l2 / e2) bei der Redewiedergabe. Aber es gibt auch sekundäre Äußerungsinstanzen, die keine Sprecher sind, die durch L1 empathisch rekonstruiert werden, wie im Fall von Jeanne in Beispiel (1). Von einer Äußerungsinstanz zu sprechen, ist quasi ein »Missbrauch« der Sprache, wenn man an eine Äußerungsinstanz wie an einen Urheber eines Sprechaktes denkt, der Äußerungen produziert. Die nicht sprechende Äußerungsinstanz ist nicht die Quelle eines Sprechakts, sie ist die Quelle eines Standpunkts. Wahrscheinlich wäre es besser, von einem mentalen Raum zu sprechen, der sich von dem der primären Sprecher- / Äußerungsinstanz unter-

8 [Der *locuteur en tant que tel* (›Sprecher als solcher‹) ist logischerweise die Sprecherinstanz, während die Rede vom *locuteur en tant qu'être du monde* (›Sprecher als Wesen in der Welt‹) nicht präzise ist, da dieser nach den Prämissen Ducrots (»interne Annäherung an die Äußerung«, s. o.) nur eine Darstellung in der Äußerungsbedeutung sein kann, die wir hier als *Sprecherfigur* bezeichnen.]

9 Der Slash verweist auf den Synkretismus einer Sprecherinstanz mit einer Äußerungsinstanz: Beide Instanzen sind in der Stimme des Sprechers vereint, vollkommen vereint im Hinblick auf die Sprecher-PDV (die ich an weiterer Stelle als *Auto-PDV* bezeichnen werde). Sie sind auch in anderer Hinsicht vereint, wenn nämlich L1 / E1 zu den PDV von Anderen Stellung bezieht (s. u. zur Verantwortungsübernahme der *Hetero-PDV*). Der Synkretismus funktioniert natürlich auch für zitierte Sprecher(instanzen).

10 Die Majuskel gefolgt von der 1 steht für die primäre Sprecher- / Äußerungsinstanz, deren Rolle die sekundären Sprecher- / Äußerungsinstanzen (l2 / e2) dominiert. Der Slash verweist auf den Synkretismus von L1 und E1 bzw. von l2 und e2. Ohne weiteres erscheint e2, wenn es keinen zugehörigen Sprechakt gibt.

scheidet oder man führt Anführungszeichen für diese nicht sprechende »Äußerungsinstanz« ein (vgl. Fußnote 7).

Es ist der unerreichte Beitrag von Ducrot, diese Hypothese aufgestellt zu haben, und diese Linie verfolge ich, ausgehend vom Begriff des Standpunkts (PDV), mit Nachdruck. Dabei schreibe ich dem Standpunkt weit mehr Bedeutung zu als Ducrot selbst und untermauere damit Ducrots Aussagen zur Gleichrangigkeit autodialogischer und heterodialogischer Standpunkte, die beide auf unterschiedliche Formen der Alterität und der Reflexivität zurückzuführen, aber in ihren Grundlagen vergleichbar und komplementär sind.

2 Vom propositionalen Gehalt zum linguistischen Konzept des Standpunkts (PDV)

Man findet bei ScaPoLine[11] eine Entsprechung zwischen Standpunkt und propositionalem Gehalt. Aber man sollte die Analyse des Standpunkts nicht auf den abstrakten propositionalen Gehalt beschränken, wie dies die Logiker tun, die Beispiel (2) als äquivalent zu einer Proposition des Typs [Mensch-sein-Wolf-für-Mensch] betrachten:

(2) Der Mensch ist des Menschen Wolf.

Der reine propositionale Gehalt kann der Bedeutung einer solchen Äußerung in keiner Weise gerecht werden. Dies beginnt schon bei der metaphorischen Interpretation der Aussage und setzt sich fort, wenn es um die umfassende Deutung einer konkreten Äußerung mit diesem Wortlaut geht. Eine solche Deutung erfordert, dass man auch Phänomene der Intonation berücksichtigt (was in der Theorie selten geschieht, wohl aber im Alltag). Erst das Zusammenspiel dieser Elemente erlaubt zu bestimmen, ob Beispiel (2) in seinem Kontext 2a oder 2b zu deuten ist. So verdeutlichen die nicht ausgesprochenen Fragmente in den geschweiften Klammern den ostentativ gezeigten Sinn der Proposition, die nur in (2a) als allgemein anerkannte Evidenz präsentiert, als solche in (2b) jedoch verworfen wird:[12]

(2a) {Jedermann weiß:} Der Mensch ist des Menschen Wolf.

(2b) {Na und:} Der Mensch ist des Menschen Wolf.

---

11 [Dabei handelt es sich um einen Kreis von skandinavischen Linguisten und Literaturwissenschaftlern, die sich mit linguistischer Polyphonie befassen (vgl. Nølke et al. 2004).]

12 Vgl. Recanati (1979), der von »Marginalien des Textes« spricht, die tatsächlich für die Deutung einer Botschaft aber alles andere als marginal sind.

Das Konzept des Standpunkts (PDV) betrachtet die Proposition nicht nur über Wahrheitsbedingungen, sondern auch über die Einstellung der Äußerungsinstanz zu den Gegenständen des Diskurses. Dieser Ansatz verwirft die platte referentialistische und objektivistische Hypothese, derzufolge die Wörter »Etikette auf den Dingen« sind (Dubois 2009, 16). Die Wahl der Kategorisierungen (Nomen und Verben), der Qualifizierungen (Adjektive und Adverben), der Modalitäten und Modalisierungen, der Reihenfolge der Wörter und der Prädikationen sowie der Informationsstruktur zeigen den Standpunkt der Äußerungsinstanz zu den Gegenständen und Sachverhalten des Diskurses an. In diesem Sinne stimmt der Begriff der Einstellung mit dem des Standpunkts überein, denn er steht für eine starke Konzeption der Äußerungsinstanz / Referenzialisierung innerhalb der Sprache, die mit der Sprache koexistiert. In dieser Hinsicht ist die Referenzialisierung des propositionalen Gehalts eines Standpunkts von entscheidender Bedeutung für die Erfassung der Einstellung der Äußerungsinstanz und für die Interpretation der Äußerungsbedeutung.

Ich schlage daher vor, eher von *Standpunkt* (*point de vue*) zu sprechen als von propositionalem Gehalt, wobei ich die Abkürzung PDV verwende, um die linguistische Bedeutung von der alltagssprachlichen abzugrenzen und beide nicht zu verwechseln. In der Alltagssprache bezieht sich der französische Ausdruck *point de vue* auf einen Punkt, an dem man sich aufhält (wo man ›steht‹) und von dem aus es eine besondere Aussicht gibt, was häufig mit der Idee eines schönen und weiten Blicks assoziiert wird, den man von einer hochgelegenen Stelle aus hat.

Von dieser *primären Bedeutung* ausgehend, die insbesondere den Sehsinn privilegiert, kommt man zu sekundären Werten, wie der Idee der Perspektive und der übergeordneten Sicht. Der feinere und intellektuellere Sinn des alltäglichen Ausdrucks von »einen Standpunkt haben« ist der, eine *Meinung* zu haben und ein mehr oder weniger reflektiertes *Urteil* zum Ausdruck zu bringen.

Dieser Gebrauch ignoriert nicht die perzeptuelle Dimension, selbst wenn sie intellektualisiert ist: In diesem Fall kann sie durch Ausdrücke aus dem Bereich *begrifflicher Rahmen* (z. B. »vom soziologischen Standpunkt aus«) oder sogar *theoretisches Paradigma* (z. B. »der psychoanalytische Standpunkt denkt ganz anders als der psychologische Ansatz«) beschönigt werden. Auf diese Weise betont man, dass die Perspektive intellektuell ist, abhängig von einer bestimmten Anzahl von Prinzipien oder konkreten Situationen, die die Definition des Objekts sowie seine Analyse beeinflussen.[13]

Ich für meinen Teil definiere als PDV in der Linguistik jede Äußerung, die einem beliebigen Objekt des Diskurses Eigenschaften zuschreibt und dabei nicht

13 Man findet die Gesamtheit dieser Bedeutungen in den Objektklassen des Verbs *voir* (›sehen‹), das den Prototyp der Wahrnehmungsverben darstellt (Grezka 2009).

nur Auskunft über das Objekt gibt, sondern auch über die Art und Weise, in der die Äußerungsinstanz das Objekt sieht, indem sie diesen PDV äußert.

Der durch die Darreichungsform der Referenz konstruierte Gegenstand des Diskurses weist Spuren des Standpunkts der Äußerungsinstanz auf. Unabhängig davon drückt die Äußerungsinstanz durch Zuschreibungen, Modalisierungen, Befunde etc. explizit ein Werturteil über diesen Gegenstand aus, denn es ist nicht möglich, den Gegenstand von seinem Kommentar[14] zu trennen, so als ob sich die Subjektivität nur auf der Ebene der Konnotation manifestierte und die der Denotation nicht beträfe.

Diese formale Definition der Äußerung ist nicht ohne Bezug zu den Bedeutungen der natürlichen Lexie, da die linguistische Definition die Möglichkeit einschließt, dass der PDV Wahrnehmungen, Meinungen oder Urteile beinhaltet, auch wenn sie viel umfassender als diese ist, weil jede Wahl einer Denotation, jede Wahl einer Ordnung der Worte Sinn ergibt. So kann der PDV auf eine auf die Wahrnehmung eingeschränkte Untersuchung verweisen (wie etwa in Rabatel 1997 und 1998) oder eine beliebige Äußerung betreffen, sobald die Untersuchung die Wahl der Bezugnahmen auf die Gegenstände des Diskurses betrifft (vgl. Rabatel 2008, 79, 112–115).

Auf eine gewisse Weise stimmt die erweiterte Auffassung mit dem überein, was Saussure (2002, 19, 201) in seinen *Écrits de linguistique générale* schrieb, die im *mainstream* der Linguistik keine Beachtung gefunden haben.

Sicherlich existiert die Realität unabhängig von der Sprache, aber in der Ordnung der Sprache bedeutet die Anerkennung dieser Realität nicht die Leugnung der Einstellungen der Äußerungsinstanz, die von ihrer Stellung, ihrer Geschichte, ihren Repräsentationen, ihren Interaktionen mit Anderen und den Einflüssen, die auf sie ausgeübt werden, beeinflusst wird. Diese Faktoren führen dazu, dass die Sprechtätigkeit, ausgehend vom Referenzieren, eine im weitesten Sinne argumentative Bedeutung hat (vgl. Rabatel 2018a). Der Illusion nachzuhängen, dass man eine »objektivierende« Untersuchung linguistischer Daten auf der Grundlage von neutralem Sprachmaterial ohne Geschichte durchführen könnte, hieße, einem wissenschaftlichen Objektivismus zu verfallen.

Auf dieser Grundlage ist es nicht uninteressant, auf eine bestimmte Anzahl von Erkenntnissen hinzuweisen, die sich aus Ducrots Analyse der besagten Passage von Maupassant (Beispiel (1)) ergeben:

i) Erstens wird der PDV im zweiten Teil des Satzes durch Vollwörter (*hörte auf*) und grammatische Morpheme angezeigt (die Negation, der argumentative Konnektor, die Definitheit, die die Bedeutung des Regens in Jeannes Bewusstsein anzeigt, obwohl es sich um das incipit des Textes handelt) – ganz zu schweigen

14 Vgl. Ducrot (1993) über die Grenzen der Opposition *dictum* ~ *modus*, als ob das *dictum* der Subjektivität entkommen könnte.

von vielen anderen Zeichen einer größeren Spannweite, wie wir unter v) sehen werden.

ii) Zweitens ist der PDV sicherlich stärker in dem von *aber* eingeleiteten Teilsatz markiert, die Äußerung vor dem *aber* ist dennoch nicht frei von Subjektivität: Es ist immer der PDV der Äußerungsquelle Jeanne, da man auf die Intentionalität und den Willen, fortzugehen, schließen kann.

Wenn Jeanne zum Fenster läuft, dann weil sie abreisen will und nachschauen möchte, ob sie es kann: Ich nenne das einen *embryonalen PDV* (Rabatel 1998, 2004), der das Universum des Diskurses über den Standpunkt einer Quelle auf einer ersten Ebene (Combettes 1992) aufgreift, ohne in Details zu den Empfindungen, Analysen, Kommentaren einzusteigen. Diese werden auf einer zweiten Ebene ausgelöst, was ich als *repräsentierten PDV* bezeichne (Rabatel 1998).[15] Auch wenn die Quelle dieselbe ist, existiert ein Äußerungsraum anderer Natur, der es dieser »Äußerungsinstanz« erlaubt, die Dinge von innen zu sehen und nicht global, und man versteht, warum die Äußerungsfragmente oder die Äußerungen spürbar subjektiver sind als die des embryonalen PDV.

iii) Drittens könnte man darüber diskutieren, ob die markierten Elemente nur subjektiv und die nicht markierten objektiv sind. Auch wenn es diesen Anschein haben mag, muss man sich stets fragen, ob subjektive Kalküle nicht darauf abzielen, den Äußerungen einen objektiven Anstrich zu verleihen (s. u. den letzten Satz von (4)). Diese Bemerkung ist entscheidend für die Analyse der Phänomene der Sprechaktausblendung, die in medialen Diskursen Legion sind, wo die Markierungen der ersten Person gleichsam untersagt sind, ohne dass die Subjektivität jedoch abwesend wäre. Dies gilt gleichermaßen für Effekte der Implikation, der Vertextung etc. (Rabatel 2017).

iv) Viertens ist die globale Äußerung aus den genannten Gründen teilweise subjektiv, aber gemäß einer Abstufung, weshalb ich zwischen einem embryonalen PDV auf der ersten Stufe unterscheide, der sich eher durch eine globale Sicht auf die Dinge als durch die bestreitbare These von Objektivität definiert, und einem auf der zweiten Stufe repräsentierten PDV, der die globalen Eindrücke der ersten Stufe ausbuchstabiert und kommentiert. Es empfiehlt sich, die Äußerung zu variieren, um ihre Subjektivität in beiden Teilsätzen weiter zu explizieren, wie in (1b):

(1b) Ungeduldig trat Jeanne, nachdem sie ihre Koffer fertig gepackt hatte, ans Fenster; aber leider, dachte sie, hörte der Regen nicht auf!

15 [Im französischen Ausgangstext verweist Rabatel darauf, dass das *passé simple* in narrativen Kontexten die prototypische Zeit für die erste Ebene ist, das *imparfait* hingegen die Zeit des Kommentars darstellt. Im Deutschen wird das Präteritum für beide Ebenen verwendet.]

Das Hinzufügen eines Adverbs verstärkt die Ungeduld im ersten Teilsatz, das expressive Semikolon dramatisiert die gegenläufigen Gefühle, das Ausrufezeichen und die Interjektion *leider*, die dem Einschub mit dem *verbum sentiendi* beigefügt ist, verändern den repräsentierten PDV in erlebte Rede. All dies verweist klarer als im Original (aber zweifelsohne mit weniger Talent) darauf, dass die Szene vom PDV Jeannes erzählt wird. Die Variationen der Äußerung objektivieren diese Effekte, die sich Wort für Wort aus den Modifikationen ergeben, und verändern dabei die Gesamtbedeutung der Äußerung. Anders gesagt beruht das Paradoxon der Alterität, das Ducrot hier annimmt, auf dem Faktum, dass ein Teil des Anderen ohne zu sprechen existiert und ohne ein Urteil zu äußern, dass der Andere also in Teilen durch den Sprecher L1 rekonstruiert wird. Nichtsdestoweniger besitzt die sekundäre Äußerungsinstanz in dieser Konstellation eine starke existenzielle Präsenz. Ihre unbestreitbare modale Autonomie beruht auf der Tatsache, dass die Wünsche, Reaktionen, Aktionen die ihren sind und nicht die des primären Sprechers.

v) Fünftens, und das ist eine andere daraus zu ziehende Lehre, verlangt die Komplexität des querliegenden und diskursiven Begriffs des PDV nach einer Translinguistik, um Texte, kontextualisierte Diskurse und Interpretationswege zu erfassen. Diese Translinguistik ist größtenteils inferenziell, sie beruht auf den Kookkurrenzen von Markierungen und Hinweisen, dergestalt, dass sie Bedeutungsnetze knüpft, die sich nicht auf Isotopien reduzieren lassen. Was die Markierungen betrifft, so sind sie unzählbar, da alles in der Sprache auf einen PDV hindeutet, wie Rastier sagt:

> Jenseits der Pronomen, Deiktika und anderer indexikalischer Ausdrücke betrifft das Konzept des Standpunkts alle Ebenen der linguistischen Beschreibung: So kann innerhalb einer lexikalischen Klasse jede evaluative Schwelle als Veränderung des Standpunkts aufgefasst werden (so wie in einem Satz wie »Er ist nicht groß, er ist riesig«). Ausdrucksseitig manifestiert sich der Standpunkt durch die Wahl der Sprache oder des Sprachniveaus (diachronisch, diatopisch oder diaphasisch); inhaltsseitig durch die Wahl thematischer, dialogischer und dialektischer Schwerpunkte. Diese Wahlmöglichkeiten, die man auf allen Ebenen des Inhalts sowie des Ausdrucks ausdifferenzieren könnte, definieren ein integriertes Ethos. (Rastier 2015, 99–100)

Tatsächlich sollte die Liste der Markierungen ergänzt werden, worauf ich mehrfach hingewiesen habe, ohne dass dieses Inventar exhaustiv wäre: Es sind weitere Möglichkeiten zu bedenken, jenseits der Markierung der Äußerungspositionen mit der Option, Lexien innerhalb ihres Bereichs zu verwenden oder nicht (s. o.), jenseits der Optionen der Validierung (im Hinblick auf das Selbst, das »du«, das »man«), der Bewertung, der Qualifikation, der Quantifikation von Ebenen des Sprechakts, der intersubjektiven Justierungen und schließlich der Optionen der Referenzierung, die die Prädikationen durchziehen:

> Die eine Prädikation vollziehende Äußerungsinstanz wählt auf der morphosyntaktischen Ebene zwischen Modalitäten des Sprechakts (Assertion, Anordnung, Frage) und der Äußerung (Exklamation, Negation, Emphase). Sie bestimmt zudem die Modalität durch die Auswahl der Worte, Syntagmen und Periphrasen, welche die Notwendigkeit, Obligation, Möglichkeit oder Wahrscheinlichkeit des dargestellten Sachverhalts mit Hilfe von Modalverben, modalen Adverbialen und Modalperiphrasen zum Ausdruck bringen. Die Äußerungsinstanz kann zudem den Sachverhalt evaluieren und seine Evaluation durch eine Reihe von metalinguistischen Kommentaren explizit machen, die sich auf den propositionalen Gehalt und dessen Modalität beziehen, die abgeschwächt oder verstärkt werden kann. Aus diesem Grund kann man die Äußerungsinstanz mit dem Begriff des modalen Subjekts bei Bally (vgl. Ducrot 1989, 181–191)[16] in Zusammenhang bringen, und zwar insofern, als ihr Abdruck nicht nur im *modus* sichtbar wird, sondern auch in den Entscheidungen, die das *dictum* organisieren, wie es Ducrot (1993) unterstreicht. (Rabatel 2012, 25f.)

Die Aufzählung ist übrigens unvollständig, man könnte intra- und interphrastische Relationen hinzufügen, die die Anordnung des Textes ermöglichen, generische Variationen, Layout-Phänomene etc., ferner die nach oben offene Zahl von Verweisen. Angesichts der vorangegangenen Anmerkungen ist darauf hinzuweisen, dass alles einen Standpunkt bilden kann, nicht nur markierte im Gegensatz zu unmarkierten Formen, sondern auch die unmarkierten Formen selbst, die als objektivierend erscheinen und mit der Ausblendung des Sprechakts zusammenhängen (Nominalisierung, Infinitivsetzung, Entpersonalisierung etc., vgl. Rabatel 2008, 577–580), denn – ich habe es bereits gesagt, aber mir scheint, ich sollte es mit Nachdruck wiederholen – die Wahl der Ausdrucksmittel kann auf Strategien der Äußerungsinstanzen verweisen. Davon ausgehend muss man zugestehen, dass die Problematik des Standpunkts komplex ist und sich schlecht in ein formales Modell fassen lässt, weil es sich um eine diskursive Problematik handelt (ich sage das nicht in der Annahme, dass der Diskurs »schlechter« wäre als die Sprache). Ich bezeichne die Problematik als diskursiv, weil der PDV durch eine Fülle von Markierungen bestimmt wird (die zudem meistens ambig sind), ja auf unkonventionellen, nicht grammatikalisierten Hinweisen, die aber in bestimmten Situationen, in bestimmten Textsorten einen Sinn ergeben, beruhen kann. Grundlegend ist dabei das gleichzeitige Auftreten von Markierungen, die nur dann bedeutsam sind, wenn sie den Wechsel von Äußerungsperspektiven und Äußerungspositionen erkennen lassen. Ich werde diese Begriffe in der folgenden Anmerkung ausgehend von der Unterscheidung zwischen Selbststandpunkt (*Auto-PDV*) und Fremdstandpunkt (*Hetero-PDV*) erläutern.

vi) Sechstens muss man, jenseits der Frage nach den Markierungen und Hinweisen zum PDV, die Quelle des PDV und, wie wir sehen werden, ihre Ei-

16 [Der Begriff des modalen Subjekts wird in Bally ([4]1965, 36f.) entwickelt.]

genschaft als eingebettetes Subjekt beachten, was nichts mit einem außerhalb der Sprache existierenden Psychologismus zu tun hat, da diese sprachliche Konstruktion der Subjekte sich aus dem Referenzvorgang ergibt.

Wenn der PDV eine individuelle Quelle hat, muss man zunächst die Auto-PDV (des primären Sprechers und der primären Äußerungsinstanz, die nicht unbedingt die »ich«-Form benutzen) von den Hetero-PDV unterscheiden. Während (1) einen Hetero-PDV besäße, hätten (3) und (4) einen Auto-PDV. (3) und (4) drücken den PDV des primären Sprechers bzw. der primären Äußerungsinstanz auf konventionelle Weise aus, d.h. in der ersten Person, während (2) eine objektivierende Strategie der Sprechaktausblendung einschlägt.

(3) Ich verlasse Euch nicht. (Nicolas Hulot bei der Zeremonie zur Amtsübergabe des Umweltministeriums am 4. September 2018)

(4) Wenn ich Amerikaner wäre, wäre ich eher Demokrat. Seinerzeit habe ich die Linke von Michel Rocard geschätzt. Aber in dem zweipoligen französischen System bin ich rechts. Der Pragmatismus charakterisiert in meinen Augen den Gang der aktuellen Rechten. Wir unterscheiden uns auf drei Ebenen von der Linken:

1. Wir haben mehr Vertrauen zu den privaten als zu den öffentlichen Akteuren.
2. Der Umverteilung ziehen wir den individuellen sozialen Aufstieg vor, der Gleichheit die Gerechtigkeit.
3. Wir wünschen eine regulierte Gesellschaft, die ethische Regeln respektiert. Das rechtfertigt, zum Beispiel, meine Ablehnung, ein Kind von einem homosexuellen Paar adoptieren zu lassen.

Unsere Kampagne beruhte auf drei Wörtern: Freiheit, Autorität, Teilhabe. Die Nuancen innerhalb der Rechten hängen mit der Reihenfolge dieser Wörter zusammen. Ich würde Teilhabe an erster Stelle setzen, dann die Autorität. Die Freiheit? Kommt von selbst. (Jacques Barrot, bürgerlich-liberaler französischer Politiker in Le Monde, 1.11.2002)

In (4) zeigt sich das Spiel der Äußerungspositionen / des Auto-PDV von L1 / E1 in seiner Gesamtheit. Diese Positionen reflektieren die politische Positionierung des Sprechers im Verhältnis zu einem fremden ideologischen Rahmen oder auch einem französischen, in der Zeit verschobenen Rahmen, bevor sie seine Position in der aktuellen französischen Situation präzisieren.

Die Position des Sprechers ist im Übrigen in dem bipolaren System [der politischen Landschaft in Frankreich] weitgehend durch das gegnerische Lager bestimmt, was dazu führt, dass er sich über das Verhältnis zu den Anderen definiert, indem er erst ein »ich«, dann ein »wir« benutzt, die ihm erlauben, seinen eigenen ideologischen Rahmen zu präzisieren, wobei er häufig eine dichotomische Präsentation beibehält.

Aber er benutzt auch die Ausblendung des Sprechakts, um eine sehr persönliche Wahl als unbestreitbar und evident hinzustellen. Im Laufe des Textes vermittelt die Summe der PDV sehr deutlich die Strategie, sich selbst über multiple PDV zu definieren, ohne dass man zu dem Schluss gedrängt würde, dass es schwierig sei, der Sprecherinstanz einen wirklichen Standpunkt zuzuordnen.

Ich denke im Gegenteil, dass alle verschiedenen ko-orientierten PDV (die auch die anti-orientierten PDV beinhalten) unter einem meta-PDV zusammengefasst werden könnten, die alle Auto-PDV beinhalten. Diese Meta-Äußerungsinstanz ist mit L1 vermischt und stimmt mit den wesentlichen Positionen des sprechenden Subjekts überein. Ich bezeichne diese Meta-Äußerungsinstanz als *Prinzipal* (Rabatel 2005, 123–126). Im hier diskutierten Beispiel handelt es sich um einen rechtsliberalen Politiker, der zugleich wirtschaftsliberale, kapitalistische oder auch libertäre Positionen vertritt, je nach den jeweiligen Gepflogenheiten.

Die Frage nach der Organisation und Hierarchisierung der PDV ist insofern zentral, als man sich nicht damit zufriedengeben sollte, sie in ihren isolierten Äußerungen zu analysieren wie in (1), sondern in Texten beziehungsweise in den wesentlichen textuellen Segmenten.

Das ist bereits in (4) der Fall, aber auch im komplexeren Beispiel (5), wo das *ich* absent ist, aber die Anführungszeichen, wie in der Presse (vor allem in *Le Monde*) üblich, ein wörtliches Zitat kennzeichnen: Man kann François Hollande demnach als primäre Sprecher- / Äußerungsinstanz betrachten, der von Frankreich und zugleich im Namen Frankreichs spricht, das er vor den Vereinten Nationen repräsentiert. Man kann ihn aber auch als eine sekundäre Sprecher- / Äußerungsinstanz analysieren, deren PDV durch einen Journalisten präsentiert wird, der in diesem Fall die Rolle von L1 / E1 übernimmt. Man wird sehen, dass diese vermittelte Darstellung des PDV nicht ohne Konsequenzen ist, weil sie ein »Stapeln« von PDV ermöglicht, in dem der PDV von L1 / E1 den PDV von l2 / e2 ausrichtet, wobei L1 / E1 selbst kein Wort sagen. Dennoch ist die Implementierung im Text aussagekräftig.

(5) In New York hat François Hollande die »vier Forderungen« Frankreichs in dieser Angelegenheit gestellt: »Eine Feuerpause durchzusetzen ist die Voraussetzung; sicherzustellen, dass die unverzügliche humanitäre Versorgung in Aleppo und anderen gepeinigten Städten ankommt, ist dringlich; zu veranlassen, dass die politischen Verhandlungen wieder aufgenommen werden, ist die Lösung; und den Gebrauch von Chemiewaffen zu sanktionieren, das ist Gerechtigkeit.«
(http://www.lemonde.fr/international/article/2016/09/22/le-testament-de-francois-hollande-sur-la-syrie_5001935_3210.html#FIxx7hPFMqQZ36EZ.99)

Hetero-PDV, die den empathischen Rekonstruktionen des PDV entsprechen, betreffen zugleich Andere als das Selbst und auf das Selbst bezogene Andere. Sie sind, wie (4) oder auch (6) zeigen, nicht unbedingt fiktional:

(6) Die Mathematiker und Physiker brauchen kein Labor, sie theoretisieren, das genügt ihnen (Pause), sagen sie. (Bernard Joly, Autor einer Geschichte der Alchemie, *France Culture* 1/09/2013)

Der Auszug wird von einem Wissenschaftler im Rahmen einer wissenschaftlichen Sendung geäußert und das Urteil »das genügt ihnen« stimmt nicht mit seinem Urteil überein, es ist der PDV der Mathematiker und Physiker, wie das *verbum dicendi* nach der Pause bestätigt.

Man muss aber einräumen, dass es sich genau genommen weder um direkte Rede (»das genügt uns«) noch um indirekte Rede (»sie sagen, dass ihnen das genügt«) handelt. Dennoch bewirkt diese empathische Wiedergabe eine Dezentralisierung der primären Sprecherinstanz zugunsten des PDV der sekundären Äußerungsinstanzen. Erst nach der Zuordnung dieses PDV an die sekundären Äußerungsinstanzen kann man sich fragen, ob der Sprecher mit diesem PDV einverstanden ist oder nicht – was man anhand des vorliegenden Auszugs nicht entscheiden kann.

Schließlich können die PDV die Form einer freien direkten Rede, einer direkten Rede oder einer indirekten Rede wie in (7) oder anderer hybrider Formen annehmen (Rosier 1999; Authier-Revuz 1992; Rabatel 2008, 440–446).

(7) Sie zeigte auf die Kordel, er stimmte mit seinem Blick zu, ja, in Ordnung, mach dir keine Sorgen, sie überprüfte das Glas, die Wasserflasche, das Taschentuch, die Pillen. (Pierre Lemaître, *Au revoir là-haut*, 2013, 185)

In Bezug auf die Quellen können die PDV auf individuelle oder kollektive und sogar anonyme Äußerungsinstanzen verweisen. In Beispiel (8) geschieht dies im Französischen mit einem Wortspiel, das die feststehende Wendung *vue de dos* (›von hinten‹) wiederbelebt und syntaktisch und paronomastisch damit spielt [*dot* bedeutet ›Aussteuer‹ und *vue de dot* somit ›von der Aussteuer her betrachtet‹], was unterstreicht, dass jede Frau, wenn sie denn wohlhabend ist, ihr Glück mit einer beneidenswerten Partie machen kann, gemäß der durch l2 / e2 enthüllten kollektiven Vorstellung. In Beispiel (9) steckt der PDV einer kollektiven Haltung in der freien indirekten Rede, die das Misstrauen der Soldaten gegenüber ihren Offizieren zeigt.

(8) Vor dem Krieg hatte sie sie von Weitem erkannt, die kleinen Ehrgeizlinge, die sie von vorn banal fanden, aber von der Aussteuer betrachtet [mit Anspielung auf *vue de dos* ›von hinten‹] sehr hübsch. (Pierre Lemaître, *Au revoir là-haut*, 2013, 161)

(9) Der Militärpfarrer findet einen Platz, weil die Kerle zusammenrücken, wäre er Offizier, müsste er Leine ziehen, aber als Geistlicher… (Pierre Lemaître, *Au revoir là-haut*, 2013, 116)

Man sieht, dass diese PDV stereotyp sein können – wie in (8), wenn es um die nach der Aussteuer schielenden Männer geht – oder auch nicht. In (10) entspricht die Passage in Kursivdruck der Sichtweise des Kommissars, der überprüft, ob das, was er sieht, mit dem übereinstimmt, was man ihm erzählt.

(10) Er (der Kommissar Ricciardi) wollte währenddessen sofort etwas überprüfen: Er näherte sich der Kommode und öffnete eine Schublade. *Im Inneren, wie Concetta Sivo gesagt hatte, befand sich, hübsch an seinem Platz, der Schlüssel des Vorhängeschlosses, das dazu diente, das Gitter des Treppenabsatzes zu verschließen.* (Maurizio di Giovanni, *L'été du commissaire Ricciardi*)

Ebenso können die PDV rekursiv (11) oder reziprok (12) sein:

(11) Es war das Vorzeichen der Migräne und Lucy würde mit ihm [Miles, ihrem Mann] schimpfen, weil er sich der Sonne ausgesetzt hatte. Sie hätte gewollt, dass er einen Sonnenschirm genommen hätte – *um sich vor den Augen der Indianer lächerlich zu machen.* Ihre Vorwürfe würden ihm allerdings als Entschuldigung für ein kaltes Bad vor dem Abendessen dienen. (Howard Fast, *La dernière frontière*)

(12) Während er dieses Wort sagte, blickte der König den Musketier durchdringend an. »Oh! Oh! dachte dieser, er erinnert sich nicht nur, er errät… Teufel« (Dumas, *Le vicomte de Bragelonne*, Bd. 1 Laffont, 1991, 320)

Sie können ebenso reziprok und rekursiv sein, wie in (13):

(13) Lerois war zurückgezuckt. Goodwhile hatte bemerkt, dass Lerois zurückgezuckt war. Lerois hatte bemerkt, dass Goodwhile es bemerkt hatte. (Oppel, *French tabloïds*, Rivages thriller, 2005, 224).

Jenseits dieser kleinen Typologie der PDV muss man auf einer fundamentalen Konsequenz im Vorkommen von Auto- und Hetero-PDV bestehen: Es ist nicht notwendig, einen Wechsel der Äußerungsinstanz vorzunehmen, um einen PDV zu aktualisieren. Was den PDV im Wesentlichen ausmacht, ist die Perspektive. Und diese wird durch Perspektivwechsel erkennbar.

Natürlich ist die unmittelbarste Repräsentation des Perspektivwechsels der Wechsel der Äußerungsinstanz, die Existenz eines PDV, die mit einem anderen Selbst verbunden ist. Aber das ist keine notwendige Bedingung, weil die anderen Selbst Alter Egos sein können, so denken, sehen, fühlen, handeln können wie wir. Die Perspektive bleibt dieselbe, auch wenn man den Sprecher, die Äußerungsinstanz, kurz, das sprechende Subjekt tauschen kann.

Der wesentliche und notwendige Begriff ist der des »Perspektivwechsels«: Derselbe Sprecher kann die Äußerungsposition hinsichtlich des Ortes, der Zeit, der Gattung, der Zahl, der Werte, der ideologischen oder theoretischen Einstellungen wechseln, und diese Wechsel ziehen verschiedene mentale Räume nach sich. Daher ist ein Perspektivwechsel, vom »ich« zum »wir«, von einem originalen Urteil zu einer kollektiven Vorstellung, wesentlich für eine reflektierende Betrachtung des PDV.

vii) Siebtens folgt daraus, dass man den Begriff der PDV nicht auf narrative Beispiele in der 3. Person und auf analoge Fälle von Beispiel (1) reduzieren kann.

Zwar gibt es PDV ohne eigene Worte, und es ist Ducrots Verdienst, die paradoxe Natur eines solchen wortlosen PDV ohne Sprecher verständlich gemacht zu haben, die imaginäre Projektionen der primären Sprecher- / Äußerungsinstanz sind. Aber es gibt offensichtlich auch PDV mit Worten, die von einer primären Sprecher- / einer primären Äußerungsinstanz bzw. einer sekundären Äußerungsinstanz geäußert werden, und damit sind wir bei der Problematik der Redewiedergabe wie in den Beispielen (7), (8) und (9).

In diesen Fällen spreche ich von *assertierten PDV.* Es gibt also eine Konstellation aus Formen oder Modalitäten des PDV, die unabhängig von der Frage nach Auto- oder Hetero-PDV ist, die auf der Quantität und der Art der Darstellung der Inhalte beruht. Diese Unterscheidung ist formal, nicht semantisch. Man kann sensorielle PDV in embryonalen PDV ausdrücken (»An diesem Tag ging er durch die Hölle«), in repräsentierten PDV (»Es war die Hölle, durch die er ging«), in assertierten PDV (»Ich sage Dir, an diesem Tag bin ich wirklich durch die Hölle gegangen«). Das Gleiche gilt für Gedanken, Wörter und Handlungen.

Die Konstellation der PDV erlaubt es, sich seiner PDV und der der Anderen bewusst zu werden und die verschiedenen Ordnungen – kognitiv, synthetisch oder analytisch –, die verschiedenen Arten, sich auszudrücken – objektivierend oder subjektivierend – und die anthropo-linguistischen Bezüge zwischen Gedanken, Worten und Handlungen zu verstehen.

Wenn man diese Beispiele in ihrer Diversität betrachtet und den Begriff der Äußerungsinstanz ausgehend von dem des PDV überdenkt, kommt man, wie mir scheint, nicht umhin, des Weiteren die Frage nach dem *Subjekt* und nach der *Intentionalität* zu stellen. Beide stehen im Zusammenhang mit der modalen Dimension sowie den Werten und Gefühlen, die jenseits von Wahrheitsbedingungen mit den PDV verbunden sind.

3 Vom Subjekt zur Intentionalität

Rastier erinnert an den saussurianischen Gestus, wenn er erklärt, dass die Linguistik sich nicht »konstituieren konnte, ohne der Frage nach dem Subjekt auszuweichen, oder zumindest eine Konzeption des ›linguistischen Subjekts‹ ohne Bezug zur Psychologie oder Psychoanalyse zuzulassen.« Um dies zu untermauern zitiert er »eine merkwürdige, aber auch faszinierende Notiz von Saussure« in den Manuskripten von Havard:

> »Die Ichauflösung besteht darin, es als inexistent zu negieren und durch eine Ansammlung von kontingenten Dingen wie die Räder oder die Deichsel eines Wagens zu ersetzen«. Die Idee, dass das Ich keine Autorität in der Sprache darstellt, dass es nur eine kontingente Ansammlung ist – so wie die Bedeutung eines Wortes nur eine kontingente Ansammlung ist, wie Saussure sagt –, das erinnert stark an die negative Ontologie des Buddhismus. Im Übrigen findet sich diese Textstelle ausgerechnet in einem Fragment über den Buddhismus. Das für die buddhistische Philosophie traditionelle Bild des Wagenrads macht aus dem Ich eine Ansammlung aus Stücken, die fast leer ist und die dennoch zusammenhält. (Green / Rastier / Starobinski 2003, 305)

Man kann sich gut vorstellen, warum dieses buddhistische Motiv den Linguisten interessieren konnte, denn es erlaubt ihm, die Sprache wie eine Struktur zu sehen, in der die linguistischen Subjekte kaum eine Rolle spielen.

Das Subjekt befindet sich in einem Prozess der Unterwerfung / Entunterwerfung (*désassujettissement*): Revel (2015, 158) erinnert an die Originalität der foucaultschen Konzeption des Subjekts, indem er »eine Stärke der Bestimmung« feststellt, »die nie in der saturierten Realität eines absoluten Determinismus münden kann, und eine humane Freiheit, die immer historisiert werden muss, aber nichtsdestoweniger intransitiv bleibt«.

Im Bereich der Metaphysik, der Moralphilosophie und der Ethik assertiert Conche (2016, 92) die Existenz eines freien Willens – jenseits der Determinierungen des Subjekts –, der auf der »Fähigkeit, zu wählen« beruht. Dabei wirft er seinem Freund und Widersacher Comte-Sponville vor, eine spinozistische Verwirrung zwischen Ursachen und Gründen zu wiederholen: »Durch Ursachen ist man bestimmt und nicht frei, durch Gründe legt man sich fest und ist frei. Ursachen sind dann nur Bedingungen.« (Conche 2016, 166)

Das Gleiche gilt auf dem Gebiet der Sprache. Auch wenn die Subjekte auf der Grundlage von vorgegebenen Konstruktionen und Diskursen sprechen und denken, von denen sie ebenso tief geprägt und gesteuert werden wie durch Normen und Gattungen, auch wenn sie durch ihre persönliche Geschichte sowie durch die Epoche, in die sie hineingeboren worden sind, determiniert werden, kann man ihre Verantwortung für bestimmte Entscheidungen nicht leugnen. »Was sprechen heißt«[17] entspricht nicht dem Ausdruck eines gewollten Sagens, das absolut klar und vollkommen bewusst ist, der Sprache vorgängig und außerhalb von ihr gegeben, das nur kodiert und dann dekodiert werden müsste, sondern spielt vielmehr mit der Spannung zwischen dem, was eine Aussage / ein Text sagt und dem, was ein Rezipient vom Sprecher weiß und was er für dessen Intentionen hält. In jedem Fall stehen die Subjekte in Beziehung zu einer be-

17 [Anspielung auf eine Abhandlung von Pierre Bourdieu: *Ce que parler veut dire.*]

stimmten Intentionalität, die für den Interpretationsakt der Empfänger unerlässlich ist, aber auch für die Notwendigkeit der Interaktion und der Aktion als solche, die, wie die Arbeiten zur Kognition und Neurowissenschaft gezeigt haben und die Studien zum PDV bestätigen, das Kontinuum zwischen sensorischen, spürbaren, reflexiven und aktionalen Prozessen hervorheben (das habe ich in Rabatel 2008, 417–420, 440–449, 464–469 als das Kontinuum zwischen Vorreflexivität und Reflexivität bezeichnet).[18]

3.1 Intentionalität im Verbund mit den Modalitäten (bezogen auf L1 / E1 oder e2) und dem Kontinuum sensorisch / praxisch

Intentionalität meint hier nicht unbedingt den linguistischen Ausdruck des Sagenwollens / Machenwollens eines Subjekts, das sich seiner selbst voll bewusst und Herr seiner selbst ist: Sie ist, für den Linguisten, das Resultat einer diskursiven Organisation und die Bedingung einer semantischen Diskursanalyse.

Tatsächlich ist der Sinn das Resultat von semantischen Anpassungen, die Situationen, in denen primäre oder sekundäre Sprecher beteiligt sind, berücksichtigen sowie alle Rezipienten, die den Text aktualisieren. Um dem erwartbaren Einwand entgegenzutreten, nach dem das Unbewusste die These der Intentionalität untergraben müsste, weise ich darauf hin, dass es sich um eine von den Rezipienten konstruierte Intentionalität handelt, die auf die Äußerungen / Texte gerichtet ist (das gilt auch für den Sprecher, der seine eigenen Worte rezipiert), weshalb dieses Modell geeignet ist, unbewusste Phänomene zu erfassen.

Unbewusste Phänomene können auf versteckte, unbemerkte Intentionen zurückgehen, aber wie ich anhand des Lapsus zu zeigen versucht habe (Rabatel 2018b), sind sie dennoch weder für die Zuhörer, die sie entdecken, noch für den Sprecher, der sie bemerkt, ohne Intention. Zwar ist diese Intentionalität sekundär – zumindest dann, wenn Hörer einen Lapsus entdecken, der nicht durch den Sprecher bemerkt wird –, aber sie wird vorausgesetzt, sonst wäre der Lapsus nicht komisch. Man kann auch für die Phänomene des PDV sagen, dass sie emotional, kognitiv, interpretatorisch weniger interessant wären, wenn diese Intentionalität nicht angenommen würde.

Die Intentionalität rührt von der Tatsache her, dass die »Äußerungsinstanz« als Quelle des PDV ohne eigene Worte eine Art modales Subjekt ist. Wenn ich »eine Art modales Subjekt« sage, dann deshalb, weil das modale Subjekt *par excellence* die primäre Sprecher- / Äußerungsinstanz ist, die ihren Diskurs und den der Anderen modalisiert.

18 Auf einer anderen Ebene betrifft dies die Frage nach der Ethik und dem Engagement, aber das ist ein anderes Problem (Rabatel 2017, Kapitel 5 bis 8).

Aber auch wenn die »Äußerungsinstanzen« des PDV ohne eigene Worte keine Sprecher sind, wenn sie also keine Möglichkeit haben, in den extra-prädikativen Modi ihre Wahrnehmungen, Gedanken und die in den Dicta vorgestellten Handlungen zu modalisieren, sind sie dennoch modale Subjekte, deren Bedeutung sich durch die lokutionäre Kraft äußert.

In Beispiel (1), in dem Jeanne abzureisen wünscht, bedauert sie, es nicht tun zu können. Ihre Bewegungen zum Fenster hin sind intentional, durch ihren Wunsch motiviert, dass der Regen aufhört. Die Verbindung zwischen Wahrnehmung, Gedanken, Handlung ist empathisch ausgedrückt durch die primäre Sprecher- / Äußerungsinstanz, aber es sind nicht deren Emotionen oder Reaktionen, die thematisiert werden. Allenfalls kann sie, wie wir sehen werden, die fiktive Existenz der sekundären Modalitäten akzeptieren und eventuell ihr Einverständnis mit ihnen erklären (»zum Leidwesen der armen Jeanne hörte der Regen nicht auf«) – aber auch ihre Ablehnung. Die These, die ich präsentieren möchte, umfasst also zwei Punkte:

- Erstens vertrete ich die These einer Intentionalität, die auf dem Kontinuum zwischen der Wahrnehmung und der Handlung beruht und dabei über Gedanken und Worte verläuft, wie oben im Zusammenhang mit der Problematik der Vorreflexivität und der Reflexivität erwähnt.

  Ohne weiter darauf einzugehen möchte ich betonen, dass dann, wenn die sekundären Äußerungsinstanzen, die keine Sprecher sind, tatsächlich die Rolle als modale Subjekte ausfüllen[19], es sehr schwierig wird, diese Äußerungsinstanzen lediglich als »diskursive Wesen« zu betrachten, wie es die ScaPoLine tut (Nølke et al. 2004), ohne zugleich den existenziellen Teil zu berücksichtigen, der in dieser oder jener Weise zu sprechen involviert ist, der auch eine Art zu fühlen und zu denken ist und das Handeln in die eine oder andere Richtung lenkt. Der (gewöhnliche) Leser würde sich keine Minute für den Rang dieser Papierwesen interessieren, wenn er dächte, dass diese diskursiven Wesen ihm nichts für sein eigenes Leben zu sagen hätten. Und es erscheint mir richtig, dass Theoretiker niemals diese körperliche Dimension vergessen, die der Grund ihres Seins und ihrer Rationalität ist.
- Zweitens vertrete ich darauf aufbauend die These einer multidirektionalen Intentionalität:
  1. Die Intentionalität der primären Sprecher- / Äußerungsinstanzen.
  2. Die Intentionalität der »Äußerungsinstanzen« bzw. der sekundären Sprecher- / Äußerungsinstanzen.

19 Das bedeutet, dass die Äußerungsinstanzen mit emotiven und reflexiven Kapazitäten ausgestattet sind, die ihrerseits zeigen, wie sehr diese Subjekte auf ihre Umgebung reagieren, auf ihre Erfahrungen zurückgreifen und darauf wiederum Handlungsgründe gemäß ihren Wertesystemen oder denen einer Gruppe errichten.

3. Die Intentionalität der Rezipienten, die den Text interpretieren, die die zwei Niveaus der vorher erwähnten Intentionalität rekonstruieren und sie mit ihren eigenen Hypothesen, ihren eigenen Wünschen und ihrer Geschichte kombinieren. Denn die interpretative Aktivität steht immer im Spannungsfeld zwischen der getreuen Textwiedergabe, den Beschränkungen, die die eine Interpretation gegenüber einer anderen nahelegen, und den situativ geprägten Deutungshypothesen des Lesers. Diese variieren mit der Entwicklung der Erwartungshorizonte, der aktuellen Sensibilitäten sowie der allgemeinen Normen, wodurch ein Werk auf ewig für die Dynamik der Aktualisierungen des Textes offen bleibt (Barbéris 2001). Bravo (2011, 198) spricht mit Green (2002, 47) von einer »analytischen Begegnung«: »Diese Begegnung besteht aus Worten und aus Zuhören. Hören nicht dessen, was gesagt wird, sondern dessen, ›was sich spricht‹ in dem, was gesagt wird.« Das Zuhören kann unfreiwillig oder freiwillig, aktiv oder in der Schwebe sein (Bravo 2011, 199, 229), aber stets wachsamen Sinnes... Daher begnügt sich der Rezipient nicht damit, die Referenz der Botschaft zu ermitteln und bloß zu verstehen, was gesagt wird – nein, er versucht vielmehr zu interpretieren, welche Schlüssel der Text anbietet, um sich seine eigenen Vorstellungswelten und auch andere mögliche Welten zu erschließen. Auf diese Weise verstehe ich den schönen Begriff der spannungsbezogenen Referenz (*référence suspensive*) bei Jacques:

> Man interessiert sich weniger für das, was passiert ist, als für das, was der Mensch fähig ist zu sein, zu tun und zu werden. Man würde diese Kraft nicht verstehen, wenn man nicht sehen würde, dass das Wirkliche hier mit dem Möglichen beginnt, und dass *die Referenz auf die Welt im Text beginnt, ohne hier zu enden:* »Spannungsbezogen« ist ein gutes Wort, glaube ich. Es obliegt dieser spannungsbezogenen Referenz, die dem Roman innewohnenden Kraft zu erklären, die Welt umzuschreiben. (Jacques 2002, 66–67)

So überschreitet die Interpretation der Referenz die Realität der repräsentierten Welt hin zu einer problematisierten Realität der möglichen Welten (Jacques 2002, 70).

Diese Ausdifferenzierung betrifft nicht nur literarische Texte, wie Beispiel (5) zeigt. Die Komplexität rührt vor allem aus dem Umstand, dass Hollande der institutionelle Sprecher einer Kollektiventität, nämlich Frankreich, ist, aber auch Sprecher für seine eigene Person, und daraus, dass die zwei Identitäten beziehungsweise Rollen untrennbar sind. Die Abfolge der PDV mit der Wiederholung ihrer zwiegespaltenen Struktur, die Wiederholung des Präsentativs, der das Rhema hervorhebt, am Ende jedes Teilsatzes (»ist dringlich« etc.), außerdem die Wahl und die Anordnung der Themen – all dies rechtfertigt die Position Frankreichs, konstruiert ein Ethos der politischen Durchsetzungskraft und des

Dynamismus, der diesem Land eine exekutive und konzeptionelle Autorität verschafft, die auf die Person Hollandes als Politiker abstrahlt.

Eine andere Form der Komplexität ergibt sich aus dem Umstand, dass der Journalist einerseits genau diese Worte als Zitat gewählt hat und dass er sie andererseits ohne weiteren Kommentar wiedergibt. Das erfüllt den Anspruch der sachlichen Information des Lesers, aber darin erschöpft sich nicht das Problem. Wichtig ist, zu fragen, ob der Journalist als primärer Sprecher die Worte zitiert, weil er mit dem Bild übereinstimmt, das Hollande von seinem Land gibt und vielleicht auch von sich selbst geben will, sei es, um Hollande ein indirektes Lob auszusprechen, sei es, um die seriöse Politik und Ethik Frankreichs hervorzuheben. Man erfasst sofort die Schwierigkeit herauszufinden, was L1 / E1, hier der Journalist, denkt und warum er es denkt, gleichwohl aber auch die Notwendigkeit, sich bei der Interpretation genau diese Fragen zu stellen.

3.2 Intentionalität, emischer und etischer Ansatz, objektivierende und subjektivierende Interpretation

Man könnte unter anderem einwenden, dass der Interpretierende eine projektive Haltung einnimmt. Dies ist in der Tat der Fall und gilt es zu bedenken. Die Projektion kann erzwungen sein oder krankhaft, sie ist jedoch stets mehr oder weniger rational, mehr oder weniger mit dem Text befasst und mit dem Kontext.

Manche Interpretationen sind ergiebiger als andere, sie sind autorisierter, weil sie neue Aspekte und Bezugsetzungen hervorheben, die von einer großen Zahl von Experten und Laien geteilt werden. Jeder wissenschaftliche Ansatz ist in einem gewissen Maß projektiv. Es ist wichtig, sich darüber im Klaren zu sein und seine Projektionen zu kontrollieren. Das Interesse eines wirklich wissenschaftlichen Ansatzes liegt meines Erachtens in der Darstellung von subjektiven und objektiven Herangehensweisen (Rabatel 2013; 2017, 161–171), was einerseits einer emischen Haltung entspricht, die eher partizipativ oder sogar empathisch ist und versucht herauszufinden, was die untersuchten Subjekte denken, andererseits eine etische, eher »objektive«, »wissenschaftliche« Haltung erfordert[20] (Pike 1954).

Aber es geht darum, über die Kombination der partizipativen (emischen) und objektiven (etischen) Ansätze hinauszugehen. Es geht darum, sie stets zu arti-

20 Ich setze die Ausdrücke in Anführungszeichen, um zu unterstreichen, dass, im Gegensatz zur allgemein verbreiteten Lesart, der etische Ansatz meines Erachtens nur durch widersprüchlichen Sprachgebrauch und szientistische Illusion als »objektiv« oder »wissenschaftlich« gelten kann. Ich denke, dass die beiden Haltungen sich nicht ausschließen, sondern einander sogar ergänzen. Diese These stelle ich auch in Rabatel 2013 vor, ohne allerdings auf die genannte Unterscheidung einzugehen.

kulieren, sich an die Stelle der Sprecher zu versetzen, ihr Sprechen und die Gründe für dieses Sprechen zu hinterfragen: die Gründe für die Entscheidungen dieses Sprechens, PDV durch Redewiedergabe oder wortlos, implizit darzustellen, hier zu beginnen, dort zu enden etc. Daher die vorangegangenen Vorschläge: Man gewinnt an Komplexität und an Tiefe, wenn man einem Gewirr von Intentionalitäten, einem Gewirr von Standpunkten (Formen und Äußerungsquellen, mit und ohne Anführungszeichen) gerecht wird. Nicht aus Liebe zur Komplexität, sondern weil die Dinge in sich selbst komplex sind. Erzählungen lassen nicht nur Figuren sprechen, sie sprechen mit ihnen über sie. Dasselbe gilt für Journalisten, die die Rede von Personen und Persönlichkeiten wiedergeben und darüber hinaus ihre eigenen PDV einfügen. Es gilt ebenso für Rezipienten, die mehr oder weniger passiv oder aktiv sind.

So zeugen in Beispiel (14) die narrativen Entscheidungen des Erzählers von seinem (distanzierten) PDV in Bezug auf den PDV der Figur, des Mediziners Antoine Thibault, auf die sich das »er« bezieht:

(14) Dann nahm er den Topf mit dem heißen Wasser, zögerte für eine zehntel Sekunde, und rollte auf dem Boden den Kautschuk aus. »Das Serum erwärmt sich nebenbei. Wunderbar!« dachte er und *nahm sich die Zeit, einen Blick auf den Arzt zu werfen, um sicherzugehen, dass der andere ihn beobachtet hatte.* (Martin du Gard, *Les Thibault*, Tome 1, Folio 390)

Der kursiv gesetzte Teil ist zugleich eine Beschreibung des Erzählers L1 / E1 und so etwas wie ein metareflexiver Kommentar, ohne so zu wirken. Er besagt, dass der handelnde Arzt tatsächlich die Quelle der Äußerungen seines eigenen PDV in der direkten Rede ist: Er beobachtet und kontrolliert seine Gesten während einer schwierigen Operation eines Kranken. Noch im selben Satz wird sein PDV durch den Erzähler rekonstruiert, der seine Einstellung wiedergibt, indem er sie als Ergebnis eines Kalküls zeigt: Thibault beobachtet seine Gesten, beobachtet sich, wie er die medizinischen Gesten beobachtet, und wünscht sich ein Publikum, ohne zu wollen, dass dessen Beobachtungen zu durchdringend werden, weil diese sein eitles Kalkül enthüllen könnten.

Diese Inferenz markiert eine Distanz, der Erzähler fällt nicht auf das kleine Spielchen des Mediziners herein... Dies ist der Unterschied zwischen behauptetem PDV in der direkten Rede, die einen agilen Mediziner evoziert, der enthusiastisch über seine Praktiken und seine Erfindungen sinniert, und der Wahl eines embryonalen PDV (kursiv), der darstellt, dass hier jemand wünscht, dass seine Qualitäten anerkannt werden, ohne dies allzu sehr zu zeigen. Daher der negative Unterton, da die Erzählung, indem sie die Tatsachen berichtet, die negativen Züge der Figur des Arztes Thibault enttarnt. Der Mediziner möchte als Kapazität anerkannt werden. Die Effizienz, die er an den Tag legt, ist in Wirklichkeit eine Strategie: Er will nicht als Wichtigtuer erscheinen, aber er möchte, dass die Assistenten bei der Operation seine Gesten schätzen und sich sagen: »Was für ein Genie! Und so bescheiden, er betont es gar nicht!«

Es gibt also eine hierarchisierte Anhäufung von Modalitäten, PDV und Intentionalitäten und der Leser sollte sich nicht auf eine Interpretation der ersten Ebene verlassen, die die Sachverhalte beschreibt, ohne die Deutungskalküle zu beachten, die diesen Aspekten der Konfiguration des Diskurses zugrunde liegen. Tatsächlich muss man in Betracht ziehen, dass die narrative und deskriptive Textstelle nach dem behaupteten PDV der Figur eine Verbindung herstellt: »und [er] nahm sich die Zeit, …« zeigt eine Intentionalität an, die zunächst auf das Konto der Figur, danach auf das Konto des Erzählers geht, der das Spiel der Eitelkeit der Figur enttarnt, seine scheinbar desinteressierten Kalküle, die in Wahrheit aber durch ein bestimmtes Interesse motiviert sind. Die Lektüre gemäß einer Problematisierung des PDV lädt ein, die Äußerungen in einer doppelten Tragweite zu sehen:

- Objektiv gesehen wird eine Realität beschrieben, die unabhängig von den Äußerungsinstanzen zu sein scheint: In Beispiel (1) gibt es eine junge Frau namens Jeanne, die ihren Koffer schließt, in einem Appartement, die den Regen fallen hört und sich dem Fenster nähert (und das Geräusch des Regens wird bei dem Gang zum Fenster immer stärker). Genauso operiert in Beispiel (14) ein Arzt auf sehr effiziente Weise, mit großer Sicherheit und extrem schnellen Entscheidungen.
- Subjektiv gesehen werden die deskriptiven Elemente gemäß den Wünschen, Motivationen, Determinationen der Äußerungsinstanzen reinterpretiert: Es regnet immer noch, aber der Regen durchkreuzt die Pläne, etc. Der Mediziner ist sparsam in seinen Gesten, sehr souverän, aber er will, dass man es bemerkt. Darüber hinaus werden diese Kalküle vom Erzähler inszeniert, der damit seinen Standpunkt (PDV) in Bezug auf den PDV seiner Figur preisgibt, indem er dem Leser zu erkennen gibt, dass er sich von ihren Spielchen nicht täuschen lässt.

Die Schlussfolgerungen, die man aus dieser vielfältigen Intentionalität ziehen kann, haben weitgehende Implikationen im Bereich der Verantwortungsübernahme der primären oder sekundären Sprecherinstanz bzw. der sekundären Äußerungsinstanz. Man kann sich hier die Frage nach den Beziehungen zwischen den verschiedenen Instanzen des PDV stellen: Einverständnis, Nichteinverständnis oder einfach Verantwortungsübernahme (Rabatel 2009; 2017, 87–122). Es sind dieselben Beziehungen, die die Frage nach der mehr oder weniger einvernehmlichen oder kontroversen Ko-Konstruktion der PDV aufwerfen und die gleichermaßen nach den Haltungen der Ko-Äußerungen und der verstärkten und abgeschwächten Sprechaktivität fragen (Rabatel 2012; 2014). Aber auch dazu kann ich lediglich auf die wichtigsten Arbeiten verweisen, in denen ich diese neuen Konzepte vorgeschlagen und erläutert habe.

Bibliographie

Authier-Revuz, Jacqueline (1992): »Repères dans le champ du discours rapporté«, in: *L'information grammaticale* 55, 38–42.

Bally, Charles (1965): *Linguistique générale et linguistique française*, Bern: Francke [mehrfach überarbeitete Auflage des Originals von 1932].

Barbéris, Jeanne-Marie (2001): »Texte / textualité«, in: Détrie, Catherine / Siblot, Paul / Verine, Bertrand (Hg.), *Termes et concepts pour l'analyse du discours*, Paris: Champion, 349–356.

Berthoz, Alain (2009): *La simplexité*, Paris: Odile Jacob.

Bravo, Federico (2011): *Anagrammes. Sur une hypothèse de Ferdinand de Saussure*, Limoges: Lambert-Lucas.

Combettes, Bernard (1992): *L'organisation du texte*, Metz: Centre d'analyse syntaxique de l'université de Metz, Université de Metz.

Conche, Marcel (2016): *Penser encore. Sur Spinoza et autres sujets*, Paris: Les Belles lettres.

Culioli, Antoine (2018): »*Je veux !* Réflexions sur la force assertive«, in: Culioli, Antoine (Hg.), *Pour une linguistique de l'énonciation*, Bd. 4, Limoges: Lambert-Lucas, 117–126. Ursprünglich erschienen in: Botella, César (Hg.) (2002), *Penser les limites. Ecrits en l'honneur d'André Green*, Paris / Genève: Delachaux et Niestlé, 102–108.

Culioli, Antoine / Normand, Claudine (2005): *Onze rencontres sur le langage et les langues*, Paris: Ophrys.

Dubois, Danielle (2009): *Le sentir et le dire. Concepts et méthodes en psychologie et en linguistique cognitive*, Paris: L'Harmattan.

Ducrot, Oswald (1980): »Analyses pragmatiques«, in: *Communications* 32, 11–60.

Ducrot, Oswald (1984): *Le dire et le dit*, Paris: Éditions de Minuit.

Ducrot, Oswald (1989): *Logique, structure, énonciation*, Paris: Éditions de Minuit.

Ducrot, Oswald (1993): »A quoi sert le concept de modalité ?«, in: Dittmar, Norbert / Reich, Astrid (Hg.), *Modalité et acquisition des Langues*, Berlin: de Gruyter, 111–129.

[Gévaudan, Paul (2010): »Modalität zwischen Illokution und Polyphonie«, in: *Romanistisches Jahrbuch* 61, 31–66.]

Green, André (2002): »La cure parlante et le langage«, in: *Psychiatrie française* 33(3–4): *Les conférences de Lamoignon, Le langage 1*, 38–68.

Green, André / Rastier, François / Starobinski, Jean (2003): »Interpréter : de la langue à la parole«, in: Bouquet, Simon (Hg.), *Ferdinand de Saussure*, Paris: Éditions de l'Herne, 293–306 (Cahiers de l'Herne 76).

Grezka, Aude (2009): *La polysémie des verbes de perception visuelle*, Paris: L'Harmattan.

Jacques, Francis (2002): *De la textualité. Pour une textologie générale et comparée*, Paris: Jean Maisonneuve.

Jouvent, Roland (2013[2]): *Le cerveau magicien*, Paris: Odile Jacob.

Nølke, Henning / Fløttum, Kjersti / Norén, Coco (2004): *La ScaPoLine, Théorie Scandinave de la polyphonie*, Paris: Kimé.

Pike, Kenneth L. (1954): *Language in Relation to a Unified theory of Human Behaviour*, The Hague: Mouton.
Rabatel, Alain (1997): *Une histoire du point de vue*, Paris / Metz: Celted.
Rabatel, Alain, (1998): *La Construction textuelle du point de vue*, Lausanne / Paris: Delachaux et Niestlé.
Rabatel, Alain (2004): *Argumenter en racontant*, Bruxelles: DeBoeck.
Rabatel, Alain (2005): »La part de l'énonciateur dans la construction interactionnelle des points de vue«, in: *Marges linguistiques* 9, 115–136.
Rabatel, Alain (2008, ^{2}2020): *Homo narrans. Pour une analyse énonciative et interactionnelle du récit. Tome 1. Les points de vue et la logique de la narration. Tome 2. Dialogisme et polyphonie dans le récit*, Limoges: Lambert-Lucas.
Rabatel, Alain (2009): »Prise en charge et imputation, ou la prise en charge à responsabilité limitée«, in: *Langue française* 162, 71–87.
Rabatel, Alain (2012): »Positions, positionnements et postures de l'énonciateur«, in: *Travaux neuchâtelois de linguistique* 56, 23–42.
Rabatel, Alain (2013): »L'engagement du chercheur, entre ›éthique d'objectivité‹ et ›éthique de subjectivité‹«, in: *Argumentation et Analyse de Discours* 11. URL: http://aad.revues.org/1526.
Rabatel, Alain (2014): »Quelques remarques sur la théorie argumentative de la polyphonie«, in: *Arena romanistica* 14, 204–222.
Rabatel, Alain (2016): »Diversité des points de vue et mobilité empathique«, in: Colas-Blaise, Marion / Perrin, Laurent / Tore, Gian Maria (Hg.), *L'énonciation aujourd'hui, un concept-clé des sciences du langage*, Limoges: Lambert-Lucas, 135–150.
Rabatel, Alain (2017): *Pour une lecture linguistique et critique de la presse écrite. Éthique, empathie, point(s) de vue*, Limoges: Lambert-Lucas.
Rabatel, Alain (2018a): »Pour une reconception de l'argumentation à la lumière de la dimension argumentative«, in: *Argumentation et analyse de discours* 20. URL: http://journals.openedition.org/aad/2493.
Rabatel, Alain (2018b): »À quelles conditions les lapsus clavis sont-ils des jeux de mots ?«, in: Winter-Froemel, Esme / Demeulenaere, Alex (Hg.), *Jeux de mots, textes et contextes*, Berlin / Boston: de Gruyter, 49–76.
Rabatel, Alain (im Druck): »Proposition pour rendre compte simplexement de la complexité des discours grâce à la théorie pragma-énonciative du point de vue«, in: Basso Fossali, Pierluigi / Lund, Kristine / Ollagnier-Beldame, Magali (Hg.), *La complexité, approches linguistiques*, Berlin: Language Science Press.
Rastier, François (2015): *Saussure au futur*, Paris: Les Belles Lettres.
Recanati, François (1979): *La transparence et l'énonciation. Pour introduire à la pragmatique*, Paris: Éditions de Minuit.
Revel, Judith (2015): »Foucault, marxiste hérétique ? Histoire, subjectivation et liberté«, in: Laval, Christian / Paltrinieri, Luca / Ferhat, Taylan (Hg.), *Marx et Foucault*, Paris: Éditions de la Découverte, 154–170.
Rosier, Laurence (1999): *Le discours rapporté. Histoire, théories, pratique*, Louvain-la-Neuve: Duculot.
Saussure, Ferdinand de (2002): *Écrits de linguistique générale par Ferdinand de Saussure. Établis et éd. par Simon Bouquet et Rudolf Engler avec la collaboration d'Antoinette Weil*, Paris: Gallimard.

Paul Gévaudan

Grundbegriffe der sprachlichen Polyphonie*

1. Die Theorie der sprachlichen Polyphonie wurde von Oswald Ducrot (1980a, 1980b, 1984) ausgearbeitet und von zahlreichen, überwiegend frankophonen Autoren aufgegriffen, angewendet und weiterentwickelt. Dies erklärt vielleicht, warum sie international wenig Resonanz gefunden hat, obwohl sie, wie im Laufe dieses Beitrags ersichtlich werden dürfte, die Satz-, Äußerungs- und Textsemantik auf eine völlig neue Grundlage stellt. Die zentrale These dieser Theorie ist die Annahme, dass die Urheberschaft einer Äußerung uneinheitlich sein kann und deren Bedeutung oftmals durch eine Fragmentierung von Sprecherperspektiven geprägt ist. Die Bezeichnung *Polyphonie* übernimmt Ducrot vom russischen Literaturwissenschaftler Michail Bachtin (1970 [1929]), der mit diesem aus der Musik entnommenen Ausdruck die Verselbstständigung diverser Figurenperspektiven in der Erzählerrede bei Dostojewski beschreibt. An dieser Stelle möchte ich die Grundbegriffe der ducrotschen Theorie der sprachlichen Polyphonie erläutern. Dies geschieht in drei Schritten.

Im ersten Schritt (Abschnitt 2) gilt es, die sprachtheoretischen Prinzipien einer am Sprechereignis orientierten Linguistik zu erläutern, die unter anderem mit der Sprachtheorie von Karl Bühler und mit der Sprechakttheorie von John Austin in Einklang steht. Diese Erläuterungen sind notwendig, um zu verstehen, welche Vorläufer die Theorie der sprachlichen Polyphonie hat und welche fundamentalen Konzepte sie voraussetzt. Sie vermitteln das Verständnis der Begriffe *Sprechakt* und *Äußerung*, die auf die von Willhelm von Humboldt (1836) in die Sprachwissenschaft eingeführte aristotelische Unterscheidung zwischen den Dimensionen der *ἐνέργεια* (*enérgeia*, Tätigkeit) und des *ἔργον* (*érgon*, Werk) beruhen. Quer zu diesen Dimensionen liegt die Beschreibung der Handlungsqualitäten und der Bedeutung auf der *lokutionären* (subjektiven), *illokutionären* (intersubjektiven) und *propositionalen* (objektiven) Ebene.

* Für Überprüfungen und Korrekturen meiner Übersetzungen und meiner weiteren Formulierungen danke ich Irene Kunert.

Im zweiten Schritt (Abschnitt 3.1) wird zunächst die Konzeption der lokutionären Bedeutung im Rahmen der Bedeutungstheorie von Ducrot vorgestellt (3.1.1). Dieser konzipiert die Lokution als durch die Äußerungsbedeutung dargestelltes Sprechen. Auf dieser Grundlage kommen wir dann zum Typus der *lokutionären Polyphonie*, die Ducrot als Amalgam mehrerer Sprechakte und mehrerer Urheber in einer Äußerung begreift (3.1.2). So ist beispielsweise die Parodie einer anderen Person, deren Stimme man imitiert, ein Fall von lokutionärer Polyphonie. Ebenso die direkte Redewiedergabe, bei der man eine fremde Formulierung übernimmt.

Im dritten Schritt (Abschnitt 3.2) geht es zunächst um die Konzeption der illokutionären Bedeutung in der Bedeutungstheorie Ducrots, wobei die soziale Verantwortung, die mit der Illokution einhergeht, als besondere Funktion des Sprechens und der Urheberschaft definiert wird (3.2.1). Daraufhin stellen wir den Typus der *illokutionären Polyphonie* vor, bei dem die Äußerung mehrere illokutionäre Akte darstellt (3.2.2). Die illokutionären Quellen oder Urheber haben jeweils einen in der Äußerung mehr oder weniger implizit dargestellten Standpunkt, der dem des Sprechers ent- oder widersprechen kann (3.2.3).

2. Wichtige Vertreter der Theorie der sprachlichen Polyphonie wie Henning Nølke oder Alain Rabatel verorten ihre Arbeiten im Rahmen einer *Enunziationslinguistik*, das heißt einer sprechbezogenen Linguistik. Bereits in den 1950er-Jahren fordert Eugenio Coseriu eine »Linguistik des Sprechens« (»lingüística del hablar«, Coseriu 1955/56) und bezieht damit Stellung gegen den als Begründer der modernen Sprachwissenschaft geltenden Ferdinand de Saussure. Der *Cours de linguistique général* (Saussure 1916) unterscheidet zwischen *langue* (Sprache als einzelne Sprache wie Deutsch, Französisch, Englisch bzw. als Sprachsystem) und *parole* (Rede als konkrete Realisierung einer Sprache in einem Kommunikationsereignis) und postuliert, dass sich die Linguistik im Wesentlichen mit der *langue* zu befassen habe, da durch diese die Möglichkeiten des Sprechens überhaupt erst gegeben seien.

Argumente für eine Linguistik des Sprechens sind gemäß Coseriu die Tatsachen, dass Sprachen nur über das Sprechen (oder Schreiben) beobachtbar sind, dass Sprachen zum Sprechen dienen und damit Sprechregeln sind, und dass sprachliche Regeln historisch aus fortgesetzten Sprechereignissen hervorgegangen und damit »Traditionen des Sprechens« (Schlieben-Lange 1983) sind. Das Argument der Beobachtbarkeit von Sprachen findet in der Ende der 1980er-Jahre entstandenen linguistischen Theorie der *Konstruktionsgrammatik* einen starken Widerhall, da dieser Ansatz eine dezidiert empiristische Vorgehensweise der Sprachwissenschaft einfordert. Jede einzelsprachliche Regel muss demnach auf der Grundlage von authentischen Sprachbelegen statistisch nachgewiesen werden.

2.1. Die Notwendigkeit einer Linguistik des Sprechens erfordert auch eine differenzierte Betrachtung der Saussureschen *parole*, der *Rede*. In der frankophonen Sprachwissenschaft hat bereits Charles Bally, der einer der Herausgeber des *Cours de linguistique générale* und gleichzeitig Kollege und Schüler von Saussure war, eine Unterscheidung des Begriffs der *parole* eingeführt (Bally 1932), die später von Émile Benveniste (u. a. 1958; 1970) theoretisch untermauert wurde: So kann man auf Französisch zwischen *énonciation*, der Tätigkeit des Sprechens, und *énoncé*, dem Produkt dieser Sprechtätigkeit, unterscheiden. Man kann also zwischen der körperlichen und sozialen Tätigkeit des Sprechers (und seines Adressaten) und dem von ihm erzeugten Schallgebilde samt Stimme und sprachlicher Formulierung, zwischen dem Schreiben (und Lesen) eines Briefs und dem Brief selbst unterscheiden.

Interessanterweise korrespondiert diese Unterscheidung mit der von Wilhelm von Humboldt auf die Sprache angewandten aristotelischen Differenzierung zwischen *enérgeia* (Tätigkeit) und *ergón* (Werk). Humboldt sah eine Sprache (*langue*) insgesamt als dynamisches, durch das Sprechen immerfort neu verkörpertes Phänomen (*enérgeia*) an, aus dem das komplexe Gebilde eines Regelwerks sprachlicher Normen (*ergón*) hervorgeht. Diese Auffassung übernehmen sowohl Karl Bühler in seiner epochemachenden *Sprachtheorie* (Bühler 1934) als auch Coseriu in seiner *Linguistik des Sprechens* (Coseriu 1955/56). Diese gewissermaßen deutsche Tradition der Begriffsentwicklung – zu der auch Coseriu hinzuzurechnen ist – hat in der frankophonen Forschung wenig Beachtung gefunden. Ebensowenig wurden im Übrigen die im Hinblick auf eine Enunziationslinguistik bahnbrechenden Arbeiten von Bally (1932) und Benveniste (1958, 1970) auf deutscher Seite zur Kenntnis genommen.

In einer ganz anderen Tradition, der stark angelsächsisch geprägten analytischen Philosophie, entwickelt John Austin in den 1950er-Jahren seine Theorie der Sprechakte (in seinen Vorlesungen an der Harvard University im Jahr 1955, die 1962 unter dem Titel *How to do things with words* erschienen sind). Ohne Kenntnis der zuvor erwähnten Traditionen entwickelt Austin, und im Anschluss daran John Searle (1969), mit der Sprechakttheorie eine eigene Art der Linguistik des Sprechens, bei der es um die Handlungsqualität sprachlicher Ereignisse geht, um ihren *performativen* Charakter. In seinen Vorlesungen bezeichnet Austin die Sprechtätigkeit als *speech act* und das daraus hervorgehende Produkt als *utterance*. In diesem Sinne kann man im Deutschen ebenfalls von *Sprechakt* und *Äußerung* sprechen. Die folgende Abbildung 1 gibt eine Übersicht der terminologischen Entsprechungen des besprochenen Begriffspaars:

Begriffliche Dimension		ἐνέργεια (*enérgeia*, Tätigkeit)	ἐργόν (*ergón*, Werk, Produkt)
Bezeichnungsdimension	**französisch**	énonciation	énoncé
	deutsch	Sprechakt	Äußerung
	englisch	speech act	utterance

Abbildung 1: Bezeichnungen für die Tätigkeit und das Produkt des Sprechens

Die mit diesen Termini bezeichneten, in unterschiedlichen – französischen, deutschen und angelsächsischen – Forschungstraditionen ausgearbeiteten Konzepte stimmen im Wesentlichen überein. Die Unterscheidung zwischen Sprechakt und Äußerung ist für die Theorie der sprachlichen Polyphonie von großer Bedeutung, da man sprachliche Bedeutung sprechaktbezogen aus einem »externen« oder empirischen Blickwinkel (pragmatischer Ansatz) oder äußerungsbezogen aus einem »internen« oder semiotischen Blickwinkel (semantischer Ansatz) heraus betrachten kann (vgl. den Beitrag von Alain Rabatel in diesem Band). Diese Unterscheidung entspricht im Wesentlichen auch der zwischen *kontextueller Semantik* (Pragmatik) und *konventioneller Semantik* (vgl. Gévaudan 2010, 38–41).

2.2. Eine weitere begriffliche Differenzierung, die für das Verständnis der Theorie der sprachlichen Polyphonie unabdingbar ist, betrifft die symbolische Funktion der Sprache. Man kann dabei drei Dimensionen der *Darstellung* (*Repräsentation*) im Hinblick auf den Bezug des *Dargestellten* zum kommunikativen Ereignis des *Darstellens* (Sprechakt oder Äußerung) unterscheiden: der subjektive Bezug auf das Darstellen selbst, der intersubjektive Bezug auf den Sprecher und seinen Adressaten und der objektive Bezug auf weitere Sachverhalte. Im *Organon-Modell* von Bühler (1934, 288ff.) werden drei Funktionen sprachlicher Zeichen unterschieden: (a) der *Ausdruck* (Zeichen als *Symptom* der Sprechtätigkeit des Sprechers), (b) der *Appell* (Zeichen als *Signal* an den Hörer) und (c) die *Darstellung* (Zeichen als *Symbol* für Gegenstände / Sachverhalte). Man kann (a) als *subjektive*, (b) als *intersubjektive* und (c) als *objektive* Bedeutung der Zeichen interpretieren. Ferner lässt sich unschwer erkennen, dass das Organon-Modell der Bedeutung aus einer semiotischen, äußerungsbasierten Betrachtung der Redebedeutung resultiert und daher in der Dimension des *érgon* anzusiedeln ist.

Eine analoge Differenzierung auf der Grundlage einer empirischen, sprechakt-basierten Betrachtung der Redebedeutung nimmt die Sprechakttheorie von Austin (1962) vor, die in der Dimension der *enérgeia* angesiedelt ist. Im Rahmen seiner Überlegungen zur Handlungsqualität von Sprechakten führt Austin die Konzepte des *lokutionären* und des *illokutionären Akts* ein, die als Aspekte des Sprechakts einerseits (α) die physische und sprachliche Produktion der Äußerung (*Lokution*) und andererseits (β) die mit dem Sprechakt verbundene soziale

Stellungnahme des Sprechers gegenüber seinem Adressaten und dem propositionalen Gehalt der Äußerung betreffen (*Illokution*, weitere Erläuterungen in 3.1.1 und 3.2.1). Für die Wirkung, die ein Sprechakt auf den Adressaten haben soll, verwendet Austin den Begriff des *perlokutionären Akts*.

Den Akt der Darstellung einer Proposition schließlich bezeichnet Austin (1962: 93) als *rhetischen Akt*, während John Searle (1969: 24) von einem *propositionalen Akt* spricht und diesen als Aspekt des Sprechakts versteht, dessen Vollzug (γ) referierend und prädizierend ist. Hier empfiehlt es sich, die transparentere Terminologie von Searle zu verwenden. Zudem ist die von Austin vorgenommene Unterscheidung von rhetischem und phatischem Akt begrifflich und terminologisch tendenziell verwirrend. Zusammenfassend kann man den Akt der Lokution (α) als *subjektive*, den der Illokution (β) als *intersubjektive* und den der Proposition (γ) als *objektive* Sprechtätigkeit betrachten.

Wenn wir vor diesem Hintergrund den handlungsorientierten ›externen‹ Zugang der Sprechakttheorie dem zeichenorientierten ›internen‹ Zugang des Organon-Modells einander gegenüberstellen, ergibt sich ein überraschend kohärentes Begriffsgebilde, das sich vollständig und widerspruchsfrei einerseits in die Unterscheidung von *enérgeia* (handlungsorientiert) und *érgon* (zeichenorientiert) und andererseits in den Zusammenhang der drei Arten der Bezugnahme auf das Dargestellte (subjektiv, intersubjektiv, objektiv) einfügt:

	Sprechakt (*enérgeia*)	**Äußerung (*érgon*)**
Subjektiv	(a) *Lokutionär Akt*	(α) *Ausdruck* (*Symptom*)
Intersubjektiv	(b) *Illokutionärer Akt*	(β) *Appell* (*Signal*)
Objektiv	(c) *Propositionaler Akt*	(γ) *Darstellung* (*Symbol*)

Abbildung 2: Bezug des Dargestellten zur Darstellung in Sprechakt und Äußerung

Auch wenn die Richtigkeit dieser Gegenüberstellung nicht in Frage steht, muss man doch auf zwei kleinere terminologische und begriffliche Unwuchten hinweisen. Bei den Teilaspekten des Sprechakts haben wir einen Kompromiss zwischen den Terminologien von Austin (1962) und Searle (1969) gewählt. Die äußerungs- bzw. zeichenbezogene Terminologie von Bühler (1934) weist in Punkt (γ) eine Schwäche auf, weil sowohl die Bezeichnung »Darstellung« als auch die Bezeichnung »Symbol« allgemeiner sind und auf jede Art der Bezugnahme anzuwenden sind. Deswegen beschreibt Gévaudan (2010: 49–51) die semantischen Dimensionen der Äußerung als (α) *lokutionäre Bedeutung*, (β) *illokutionäre Bedeutung* und (γ) *propositionale Bedeutung*.

3. Oswald Ducrots (1980a; 1980b; 1984) Theorie der sprachlichen Polyphonie richtet sich nach eigenem Bekunden gegen die weitverbreitete Vorstellung einer einheitlichen Autorschaft von Texten und Äußerungen.

Ziel [dieser Theorie] ist es, einem Postulat zu widersprechen – und es, wenn möglich, zu ersetzen –, das eine [...] Vorannahme all dessen zu sein scheint, was man heute als die »moderne Linguistik« bezeichnet [...]. Dieses Postulat ist die Einheit des sprechenden Subjekts. Tatsächlich kommt es mir so vor, also ob die Erforschung der Sprache seit mindestens zwei Jahrhunderten als selbstverständlich voraussetzt, dass jede Äußerung einen und genau einen Urheber hat – ohne auch nur daran zu denken, diesen Gedanken auszusprechen, so selbstverständlich scheint er zu sein. (Ducrot 1984, 171, Übersetzung von mir)

In der Theorie der sprachlichen Polyphonie, die das Postulat der Einheitlichkeit des Urhebers ersetzen soll, spielen die Lokution und die Illokution als Dimensionen der Äußerungsbedeutung und als Handlungsqualitäten des Sprechakts eine entscheidende Rolle, denn aufgrund ihres subjektiven und intersubjektiven Charakters handelt es sich dabei um wesentliche Funktionen in der Konzeption des Urhebers von Äußerungen. In einem ersten Schritt definiert Ducrot das *sprechende Subjekt* in empirischer Hinsicht als den sprechenden (bzw. schreibenden) Urheber einer Äußerung:

Als »sprachliche Tätigkeit« bezeichne ich die Gesamtheit der physiologischen und psychologischen Prozesse, die die Produktion der *parole* ermöglichen [...]: das heißt alles, was für Austin »lokutionäre Akte« und »perlokutionäre Akte« sind [...]. Den Autor dieser Tätigkeit nenne ich »sprechendes Subjekt«, ganz unabhängig vom Inhalt dessen, was er sagt. (Ducrot 1980a, 29; Übersetzung von mir, Hervorhebungen im Original)

Ebenso wie Austin (1962) die lokutionären Akte als empirisches Ereignis begreift, das als soziale und physikalische Tätigkeit des Sprechens beobachtbar ist, verortet Ducrot den Begriff des sprechenden Subjekts auf eben dieser Ebene der realen Sprechtätigkeit. Man könnte hier auch von subjektiver oder lokutionärer *enérgeia* sprechen.

Doch diese Festlegung ist für Ducrot nur ein vorbereitender Schritt für die Entwicklung seiner Theorie der sprachlichen Polyphonie. Er dient dazu, seinen eigentlich semiotischen Ansatz von einem empirischen Ansatz in der Semantik begrifflich abzugrenzen, denn es geht ihm ausschließlich um die Äußerungsbedeutung (*érgon*). Das heißt aber nicht, dass sein Modell dem Sprecher keine Beachtung schenkt, ganz im Gegenteil: Dieser steht im Zentrum des Interesses, aber nicht als empirische Person, sondern als von der Äußerung implizit oder explizit dargestellter Urheber ihrer selbst. Dies erklärt sich aus Ducrots ebenso verblüffender wie einleuchtender Definition der Äußerungsbedeutung als einer Darstellung des Sprechakts:

Eine Äußerung zu interpretieren heißt, darin eine Beschreibung ihrer Hervorbringung durch einen Sprechakt zu lesen. Anders gesagt, ist die Bedeutung einer Äußerung ein bestimmtes Bild ihrer Hervorbringung [d.h. des Sprechakts, aus dem sie hervorgegangen ist, Anm. von mir]. (Ducrot 1980a, 30; Übersetzung von mir)

Diese Definition integriert die *énergeia* der Sprechtätigkeit in das *érgon* der Äußerung als Produkt dieser Tätigkeit. Wir haben es damit nicht mit einer empirischen Beobachtung des Sprechakts zu tun, sondern mit einem Erschließen des Sprechakts aus der Interpretation der Äußerung heraus. Diese Auffassung korrespondiert mit der grundlegenden Feststellung, dass die Rezeption eines Phänomens als ein Zeichen(komplex) mit der Annahme eines Produzenten dieses Zeichens einhergeht (vgl. Genz / Gévaudan 2016, 25f.). Eine Äußerung als solche zu interpretieren bedeutet also, sie auf einen bestimmten Sprechakt zurückzuführen. Anders gesagt: Die Äußerung stellt den Sprechakt dar, aus dem sie hervorgegangen ist. Das *érgon* repräsentiert die *enérgeia*, wobei der Sprechakt zu einem vom *érgon* gezeigten Ereignis wird. Anscombre (2013, 11) spricht in diesem Zusammenhang von »integrierter Pragmatik«. Die so verstandene Äußerungsbedeutung bildet die Grundlage für die sprechbezogene Semantik von Ducrot und damit auch für die von ihm entworfene Theorie der sprachlichen Polyphonie.

Die folgenden Unterabschnitte behandeln in diesem Rahmen die lokutionäre Bedeutung, die wir in Abbildung 2 als Bedeutungsdimension (α) identifiziert haben, und das in dieser Dimension anzusiedelnde Phänomen der lokutionären Polyphonie. Die in Abbildung 2 als Bedeutungsdimension (β) dargestellte illokutionäre Bedeutung und die in dieser Dimension anzusiedelnde illokutionäre Polyphonie sind anschließend Gegenstand von Abschnitt 4.

3.1. Wenn an dieser Stelle von lokutionärer Bedeutung die Rede ist, dann ergibt sich diese Terminologie, die Bezeichnungen aus der Sprechakttheorie verwendet, aus den in Kapitel 2 angestellten Überlegungen. In den Arbeiten von Oswald Ducrot, die hier im Zentrum des Interesses stehen, wird dagegen eine Terminologie präsentiert, die teilweise in der Tradition der französischen Sprachwissenschaftler Charles Bally und Émile Benveniste steht und teilweise idiosynkratisch ist. Das macht den theoretischen Unterbau der Äußerungssemantik und der Theorie der sprachlichen Polyphonie von Ducrot eher undurchsichtig und verringert die Verständlichkeit seiner teils bahnbrechenden Entwürfe. Wenn also in diesem und im nächsten Kapitel die Attribute *lokutionär* und *illokutionär* verwendet werden, dann entspricht das nicht immer und in vollem Umfang der Verwendung dieser Termini durch Ducrot, sondern in erster Linie den in Kapitel 1 skizzierten theoretischen Grundlage einer Enunziationslinguistik.

3.1.1. Nach der Definition des sprechenden Subjekts, bei dem es sich um eine empirische Entität handelt, geht es nun um den Urheber des Sprechakts, wie er von der Äußerung gezeigt wird, also um eine semiotische Entität:

> Worin besteht dieses von der Äußerung gezeichnete Portrait des Sprechakts? Zunächst setzt es zwei Figuren in Szene (es kann sich dabei im Grunde auch um zwei Gruppen von Figuren handeln), die mit diesem Sprechakt verbunden sind. Ich nenne sie *locuteur* [Sprecherinstanz] und *allocutaire* [Hörersinstanz]. (Ducrot 1980a, 30; Übersetzung von mir, Hervorhebungen im Original)

Die Bezeichnungen *Sprecherinstanz* und *Hörerinstanz* als deutsche Übersetzung von Ducrots *locuteur* und *allocutaire* dienen, einem Vorschlag in Gévaudan (2010, 49f.) zufolge, der terminologischen Eindeutigkeit. Fortan soll diese Terminologie – auch in den übersetzten Zitaten – Verwendung finden. Wie sich die Sprecher- und die Hörerinstanz in konkreten Äußerungen und Texten manifestieren, lässt sich anhand einer zufällig herausgegriffenen Rede zeigen, die wie folgt beginnt:

(1) Frau Präsidentin, meine sehr verehrten Damen und Herren,

(2) ich möchte der Berichterstatterin Frau Van Brempt für ihre hervorragende Arbeit [...] danken, [...]. (europaparl.europa.eu, zitiert aus Linguee.de, Nummerierung der Äußerungen v. mir)

Die Äußerung (1) nennt explizit die durch sie angesprochenen Zuhörer (»Frau Präsidentin« etc.), die damit nicht nur einfache Referenten sind, sondern auch Hörerinstanzen. Im Grunde beschreiben alle Formen der Anrufung, Begrüßung und Gesprächseröffnung den Sprechakt im Hinblick auf dessen Hörerinstanzen, wobei diese mehr oder weniger explizit genannt werden können – in der Formel *Guten Tag* wird nur implizit auf die Hörerinstanz verwiesen, während dies in Äußerung (1) explizit geschieht (das Lateinische hat für die explizite Hörerinstanz einen eigenen Kasus, den Vokativ: *Salve Tite* ›Hallo Titus‹).

In der Äußerung (2) wird mit dem Personalpronomen in der ersten Person die Sprecherinstanz explizit als solche benannt, da wir es hier mit einer performativen Formel zu tun haben, die nichts anderes besagt als ›ich danke Frau Van Brempt (hiermit)‹, das heißt: Das Ich beschreibt sich als einen Sprechakt des Dankens vollziehend und thematisiert damit auch explizit seine Rolle als Sprecherinstanz. Dagegen bezieht sich das Pronomen in der ersten Person in einer Äußerung des Typs *ich war gestern im Wald spazieren* auf einen objektiven Referenten, der zwar – als Referent – mit dem sprechenden Subjekt übereinstimmt, aber keineswegs mit der Sprecherinstanz als solche (*locuteur en tant que tel* in Ducrot 1980a, 37) gleichzusetzen ist. Ducrot bezeichnet diese »Person, die nicht *essenziell* als Sprecher[instanz] fungiert« (1980a, 37) als *locuteur en tant qu'être du monde* (1984, 199f.), was man in der deutschen Terminologie als *Sprecherfigur* bezeichnen kann (vgl. Gévaudan 2010, 52f.). Diese Konzeptionen des Sprechers dienen Ducrot als Grundlage für seine Theorie der sprachlichen Polyphonie. Jedoch ist ihre Unterscheidung selbst nicht polyphonisch, denn sie ist auch für monophone Äußerungen gegeben, wie das oben erwähnte Beispiel des Waldspaziergangs zeigt. Sie widerlegt also *per se* nicht das »Postulat [der] Einheit des sprechenden Subjekts«.

Im Zusammenhang mit den Instanzen der lokutionären Bedeutung ist abschließend noch Folgendes zu bemerken: Auch wenn weder die Sprecher- noch die Hörerinstanz explizit benannt werden, hat jede Äußerung eine lokutionäre

Bedeutung, denn allein schon, dass sie von jemanden produziert wird und sich an jemanden richtet, ist in dieser Hinsicht bedeutsam - aber nicht nur das, denn auch die Beschaffenheit der Äußerung, das heißt ihr stimmlicher Klang oder ihr schriftliches Erscheinungsbild, ihre Lautstärke (oder Größe der Schrift), die Wortwahl und der Satzbau ihrer Formulierung, selbst die Wahl der Sprache (vgl. Genz 2016) sind Teil dessen, was es für einen Rezipienten zu interpretieren gilt. Auch die Sprecher- und die Hörerinstanz sind bereits durch die Existenz der Äußerung zumindest implizit gegeben (vgl. Benveniste 1970).

3.1.2. Auf der Ebene der lokutionären Bedeutung definiert Ducrot (1984, 203) Polyphonie als »doppelten Sprechakt« (frz. *double énonciation*), wobei man der Einfachheit und Klarheit halber auch von *lokutionärer Polyphonie* sprechen kann (vgl. Gévaudan 2010, 49). Bei diesem Typ der sprachlichen Polyphonie werden mit der Äußerung zwei Sprecherinstanzen dargestellt. Dies ist beispielsweise bei der direkten Redewiedergabe der Fall, wobei diese mehr oder weniger explizit sein kann, wie die folgenden Beispiele zeigen:

(3) Sie sagte: »Ich komme zu spät«.

(4) Ich komme zu spät, sagte sie.

Bei der direkten Redewiedergabe wie in Beispiel (3) wird innerhalb der Äußerung (in der Satzfunktion eines direkten Objekts) der vermeintlich genaue Wortlaut einer anderen Äußerung zitiert, auf deren Sprecherinstanz mit dem Pronomen »sie« (dem Subjekt des Hauptsatzes) referiert wird. Typischerweise weist die direkte Rede ein eigenes deiktisches System auf, das nicht der deiktischen *origo* und der *consecutio temporum* der Rahmenäußerung unterworfen ist. Das erklärt, warum »sie« im Hauptsatz und »ich« in der wiedergegebenen Rede auf denselben Referenten verweisen und warum sich das Präteritum im Hauptsatz auf denselben Zeitraum bezieht wie das Präsens in der eingebetteten direkten Rede.

In Beispiel (4) erscheint der Hauptsatz in einer nachgestellten *inquit*-Formel, die durch ihre schwachbetonte Nachstellung um einen Deut weniger explizit ist als die gewissermaßen voll ausformulierte Redewiedergabe in (3). Dies zeigt uns, dass auch polyphone Strukturen mehr oder weniger explizit sein können (vgl. Gévaudan 2010 und in sehr differenzierter Herangehensweise Rabatel in diesem Band). Die Äußerungen in beiden Beispielen (3) und (4) benennen nicht nur die eingebettete Sprecherinstanz, sondern zeigen auch über ihre Formulierung und das auf sie bezogene deiktische System ihren lokutionären Sprechakt. Lokutionäre Polyphonie wird erheblich impliziter, wenn die Rahmenäußerung weder explizit eine Sprecherinstanz benennt noch eine vollständige Äußerung von ihr wiedergibt, wie im folgenden Beispiel:

(5) Wo ist denn deine Mama?

In dieser Äußerung wird allein durch die Verwendung des Wortes *Mama* eine untergeordnete Sprecherinstanz in Szene gesetzt, die man mit der Person eines Kindes in Verbindung bringen wird. Kinder bezeichnen Mütter als »Mama«, während Erwachsene »Mutter« sagen. Eine erwachsene Person verwendet den Ausdruck des Kindes, um diesem Empathie zu signalisieren. Technisch gesehen stellt die Äußerung im Sinne Ducrots eine zweite Sprecherinstanz dar, die mit der Hörerinstanz übereinstimmt. Die lokutionäre Polyphonie entsteht allein durch die Verwendung des Wortes *Mama* und ist damit im hohen Maße implizit – aber dadurch nicht weniger eindeutig als diejenige in Beispiel (3).

Ein weiterer Typ der lokutionären Polyphonie ist gemäß Ducrot (1984, 211) die Ironie, bei der die fremde Rede absichtlich mehr oder weniger unvollkommen als eigene Rede getarnt wird, wobei in der Regel mimische, stimmliche und lautliche Ironiesignale die betreffende Passage als fremde Rede kenntlich machen. Ein berühmtes Beispiel liefert William Shakespeares *Julius Cesar* mit der Grabesrede des Marc Anton und dessen wiederholten Aussage »Brutus is an honourable man«:

(6) Friends, Romans, countrymen, lend me your ears;
[...]
Here, under leave of Brutus and the rest–
For **Brutus is an honourable man**;
So are they all, all honourable men–
Come I to speak in Caesar's funeral.
He was my friend, faithful and just to me:
But Brutus says he was ambitious;
And **Brutus is an honourable man.**
[...]
When that the poor have cried, Caesar hath wept:
Ambition should be made of sterner stuff:
Yet Brutus says he was ambitious;
And **Brutus is an honourable man.**
You all did see that on the Lupercal
I thrice presented him a kingly crown,
Which he did thrice refuse: was this ambition?
Yet Brutus says he was ambitious;
And, sure, **he is an honourable man.**
[...]
(W. Shakespeare, *Julius Cesar*, act 3, scene 2, Hervorhebungen von mir)

Jeder gute Schauspieler, der diese Rede vorträgt, muss bei dieser Formulierung die Stimme, den Tonfall, ja selbst die Körperhaltung ändern, um dem rhetorischen Elan dieser Rede in vollem Maße Rechnung zu tragen. Das ist im Sinne von Ducrot das entscheidende Kriterium für die Einordnung der Ironie als doppelten Sprechakt. Unerheblich ist dagegen, wenn es, wie in unserem Beispiel, verborgen bleibt, um wessen fremde Rede es sich handelt, die des Brutus, seiner Komplizen oder Parteigänger.

3.2. Ducrots semantisches Prinzip der Darstellung des Sprechakts (*enérgeia*) durch die Äußerung (*érgon*) betrifft nicht nur die subjektive, lokutionäre, sondern auch die intersubjektive, illokutionäre Dimension der Äußerungsbedeutung. Dies beschreibt er wie folgt:

> Ich muss noch [...] auf einen zweiten Aspekt [...] der Äußerungsbedeutung hinweisen, bei dem es darum geht, den Sprechakt als Ursache juristischer Effekte erscheinen zu lassen, das heißt als Quelle von Rechten und Pflichten der Gesprächspartner. [...] Man kann eine Äußerungsbedeutung nicht beschreiben, ohne zu präzisieren, dass die Äußerung dazu dient, diverse illokutionäre Akte zu vollziehen, wie das Versprechen, die Assertion, den Befehl, etc. Urheber dieser Akte ist [...] nicht notwendigerweise die Sprecherinstanz, und sie richten sich nicht notwendigerweise an die Hörerinstanz. Das hat mich dazu bewogen, den Begriff der illokutionären Rollen zu definieren (*Äußerungsinstanzen* oder *Adressaten*), die als Wesen zu verstehen sind, die Urheber der illokutionären Akte sind oder an die diese sich richten. (Ducrot 1980a, 30; Übersetzung und Hervorhebungen von mir)

Die Termini *Äußerungsinstanz* und *Adressat* übersetzen die Ausdrücke *énonciateur* und *destinataire* (vgl. Gévaudan 2010, 49f.). Sie stehen für die von der Äußerung als *érgon* dargestellten Quellen der Äußerung in ihrer intersubjektiven Funktion, das heißt für (β) in Abbildung 2. Die Äußerungsinstanz trägt die Verantwortung für den von der Äußerung dargestellten illokutionären Akt.

Wenn Ducrot im oben aufgeführten Zitat davon spricht, dass die Äußerungsbedeutung den »Sprechakt als Ursache juristischer Effekte erscheinen [lässt], das heißt als Quelle von Rechten und Pflichten der Gesprächspartner«, dann spricht er von Rechten und Pflichten, die im Gespräch und durch Sprechen entstehen. Genau in diesem Sinne definiert Austin (1962, 99) den illokutionären Akt als »performance of an act *in* saying something as opposed to performance of an act *of* saying something« (wobei Letzteres der lokutionäre Akt ist). In anderen Worten: Aufgrund ihrer kommunikativen Funktion ist die Sprechtätigkeit *per definitionem* eine soziale Handlung, die über sich selbst hinausweist. Sie vollzieht sich zwischen Individuen und kreiert gewissermaßen intersubjektive ›Verträge‹, deren Charakter im Kern juristisch ist.

3.2.1. Von einem universellen Standpunkt aus betrachtet, kann man die Bedeutung der Illokution in sechs Typen einteilen, je nachdem, ob sie sich auf faktische oder nicht-faktische Sachverhalte beziehen und ob der Sprecher damit seine Einstellung, eine Selbstverpflichtung oder eine Verpflichtung des Hörers zum Ausdruck bringen will. Aus diesen Kriterien ergeben sich sechs Illokutionstypen, die zwar im Wesentlichen mit denjenigen von Autoren wie Searle (1969), Heger (1976), Brandt et al. (1992) oder Croft (1994) übereinstimmen, aber noch klarer auf Faktoren der sozialen Interaktion zurückgeführt werden müssen (vgl. Gévaudan 2010, 37–45). Das Zusammenspiel dieser Faktoren und die sich daraus ergebenden Illokutionstypen stellt die folgende Tabelle dar:

	Sprecherverpflichtung	**Hörerverpflichtung**	**Sprechereinstellung**
faktisch	Assertion	Interrogation	Evaluation
nicht-faktisch	Kommissivum	Direktivum	Desiderativum

Abbildung 3: Faktoren und Herleitung universeller Illokutionstypen

Bei der Assertion behauptet der Sprecher einen Sachverhalt und verpflichtet sich auf dessen (faktische) Wahrheit. Heger (1976, 281) spricht in diesem Zusammenhang von »kommunikativer Regreßpflicht« (sic). Die Interrogation besteht dagegen darin, den Hörer dazu zu verpflichten (oder es zu versuchen), für die Wahrheit eines Sachverhalts einzustehen. Beim Kommissivum verpflichtet sich der Sprecher in mehr (Versprechen) oder weniger (Angebot o. ä.) hohem Maß, eine Handlung zu vollziehen und damit etwas nicht Faktisches zu realisieren, während er beim Direktivum versucht, seinen Gesprächspartner wiederum in mehr (Befehl) oder weniger (Rat o. ä.) hohem Maß zu verpflichten, eine Handlung zu vollziehen und damit einen nicht faktischen Sachverhalt zu verwirklichen. Bei der Evaluation eines als faktisch vorausgesetzten Sachverhalts geht es nicht um Verpflichtung, sondern lediglich um den Ausdruck der Sprechereinstellungen. Auch beim Desiderativum, mit dem ein Wunsch zum Ausdruck gebracht wird, geht es um eine reine Sprechereinstellung. Diese bezieht sich jedoch auf einen in der Regel nichtfaktischen Sachverhalt, dessen Realisierung gewünscht wird.

Für diese sechs Grundkategorien werden im Folgenden Beispielsätze aufgeführt, die sich auf immer denselben Sachverhalt beziehen, den man mit der Prädikationsformel SCHAFFEN(x,y) umschreiben kann (die Prädikation bildet zusammen mit ihrer temporalen Einbettung den wesentlichen Teil der Proposition, also der objektiven Sachverhaltsdarstellung im Sinne von Abbildung 2):

Kategorie	**Beispiel**
Assertion	*Du hast es geschafft.*
Interrogation	*Hast du es geschafft?*
Kommissivum	*Ich werde es schaffen.*
Direktivum	*Schaffe es!*
Desiderativum	*Hoffentlich schaffst du es.*
Evaluation	*Schön, dass du es geschafft hast.*

Abbildung 4: Derselbe Sachverhalt mit sechs verschiedenen Illokutionstypen

Diese Beispiele sind als Produkte (*érgon*) beobachtbar und frei von jeglichem Kontext verständlich. Das liegt daran, dass die grundlegenden Illokutionstypen im Deutschen, wie in allen Sprachen, sprachlich kodiert sind (beispielsweise über Satztypen wie Deklarativ-, Interrogativ-, Imperativ- und Exklamativsätzen, über

Intonation und Satzmelodie, über Adverbiale wie *hoffentlich*, über Flexionsformen etc.). Im Kontext gibt es zahlreiche Varianten und auch Kombinationen der hier aufgeführten Grundtypen der Illokution. Nicht zuletzt durch sprachliche Polyphonie lassen sich differenzierte und komplexe Formen der Illokution in Szene setzen.

3.2.2. Das Phänomen der illokutionären Polyphonie wird von Ducrot (u.a. 1980a, 45, Anmerkung 1; 1980b, 44ff.) meistens einfach nur als »Polyphonie« bezeichnet, weil er die lokutionäre Polyphonie oft, wie oben erwähnt, »double énonciation« nennt, obwohl er diese eindeutig auch als Phänomen der Polyphonie betrachtet (Ducrot 1984, 203). Illokutionäre Polyphonie liegt dann vor, wenn in einer Äußerung mehrere Äußerungsinstanzen dargestellt werden. Zur Erinnerung: Die Äußerungsinstanz (*énonciateur*) wird in der Bedeutungstheorie von Ducrot (1980a, 1980b) als Quelle der Illokution betrachtet (Änderungen dieser Position in Ducrot 1984, 204–297 können hier nicht diskutiert werden). Diese kann – genauso wie bei der lokutionären Polyphonie – mehr oder weniger implizit bzw. explizit sein. Betrachten wir hierzu das nicht polyphone Beispiel (7). Hier besteht die Illokution in einer Assertion, mit der eine Äußerungsinstanz die Proposition GESUND(Präsident) als wahr beurteilt und dafür einsteht:

(7) Der Präsident ist gesund.

In diesem Beispiel liegt, wie gesagt, keine Polyphonie, sondern *Monophonie* vor, denn die Äußerung in diesem Beispiel übermittelt nur *einen* illokutionären Akt, die auf *genau eine* Äußerungsinstanz zurückzuführen ist (und auch nur *einen* lokutionären Akt und damit nur *eine* Sprecherinstanz aufweist). Im polyphonen Beispiel (8) wird die illokutionäre Konstellation dagegen vergleichsweise komplexer:

(8) Der Präsident ist angeblich gesund.

Auch in (8) gibt es genau eine Sprecherinstanz. Im Unterschied zu (7) gibt es in dieser Äußerung jedoch zwei Äußerungsinstanzen, denen jeweils ein illokutionärer Akt zugeschrieben wird. Durch den Zusatz des Adverbs *angeblich* behauptet die der Sprecherinstanz entsprechende Äußerungsinstanz lediglich, dass *jemand anderes* die Proposition GESUND(Präsident) assertiert hat und übernimmt selbst keine Verantwortung dafür. *Wer* diese Proposition assertiert, wird nicht ersichtlich, aber *dass* eine weitere Äußerungsinstanz diese Assertion zu verantworten hat, ist aufgrund der Verwendung von *angeblich* eindeutig. Wir haben es bei diesem typischen Fall von illokutionärer Polyphonie also mit einer impliziten zweiten Äußerungsinstanz zu tun.

Bei der illokutionären Polyphonie werden in einer Äußerung oder in einem Text verschiedene *Standpunkte* (frz. *point de vue*, engl. *point of view*) gezeigt, die verschiedenen Äußerungsinstanzen zugeschrieben werden können. Wenn man aber feststellt, dass in einer Äußerung unterschiedliche Standpunkte ausgedrückt werden, dann ist die Vorstellung der Einheitlichkeit der Urheber von Äußerungen logischerweise obsolet. Nun gibt es eine ganze Reihe von recht unterschiedlichen Phänomenen, die mit der Darstellung unterschiedlicher Standpunkte einhergehen. An dieser Stelle seien nur zwei weitere herausgegriffen, die Negation und die Präsupposition. Die Negation eines Sachverhalts insinuiert im Standardfall, dass dieser Sachverhalt behauptet wurde, wie etwa im folgenden Beispiel:

(9) Der Präsident ist nicht krank.

Ohne weitere kontextuelle Faktoren impliziert das Verwerfen des Sachverhalts KRANK(Präsident), dass jemand diesen Sachverhalt im positiven Sinne behauptet hat. Es gibt also neben der unmittelbaren Äußerungsinstanz eine weitere Äußerungsinstanz, deren Assertion verworfen wird. Dieser Fall wird in Ducrot (1984, 221–223) beschrieben und mehrfach von Nølke (u.a. 1994, 146; 2017, 83) aufgegriffen.

Präsuppositionen sind Inhalte, die in Äußerungen als Vorannahmen dargestellt werden. So wird beispielsweise die Proposition KRANK(Präsident) in der folgenden Äußerung nicht behauptet, sondern als gegebene und von allen akzeptierte Tatsache vorausgesetzt:

(10) Der Präsident ist wieder gesund.

Die Assertion der Proposition GESUND_WIEDER(Präsident), bei der das Prädikat durch die aspektuelle Angabe ›wieder‹ spezifiziert ist, setzt stillschweigend voraus, dass ein Sachverhalt KRANK(Präsident) innerhalb eines mehr oder weniger bestimmten Zeitraums allgemein als Fakt angesehen wird. Das Besondere dabei ist, dass ein präsupponierter Inhalt nicht mitbehauptet wird, was sich durch die Negation der Assertion in (10) nachweisen lässt – auch in der Äußerung (11), die der Äußerung (10) widerspricht, wird der Sachverhalt KRANK(Präsident) vorausgesetzt:

(11) Der Präsident ist nicht wieder gesund.

Die Äußerung (11) belegt damit, dass also in der Äußerung (10) die Illokution fragmentiert ist, denn die unmittelbare Äußerungsinstanz assertiert nur die Proposition GESUND(Präsident), nicht aber die mitzuverstehende Proposition KRANK(Präsident), die zugleich einer kollektiven Äußerungsinstanz zugeschrieben wird und als eine Art Topos illokutionär neutral ist.

In den bisherigen Beispielen für illokutionäre Polyphonie lag die Verantwortung für den eingebetteten Standpunkt nicht bei einer Äußerungsinstanz, die der unmittelbaren Sprecherinstanz zugeordnet werden könnte, was bei der Negation besonders deutlich wird. Es gibt jedoch auch Konstellationen, bei denen die Äußerungsinstanzen diverse Widerspiegelungen der unmittelbaren Sprecherinstanz sind, wie in den folgenden Beispielen:

(12) Der Präsident ist offenbar krank.

(13) Der Präsident ist vielleicht krank.

(14) Ich denke, dass der Präsident krank ist.

Beispiel (12) ist in gewisser Weise das Gegenstück zu Beispiel (8) mit *angeblich*, denn das Adverb *offenbar* sagt aus, dass die Proposition KRANK(Präsident) aufgrund einer Beobachtung oder einer anderen Evidenzquelle von einer eingebetteten Äußerungsinstanz assertiert wird, die der unmittelbaren Sprecherinstanz zuzuordnen ist. Der Sprecher übernimmt nur indirekt Verantwortung für die eingebettete Assertion, denn er weist nur darauf hin, dass er – ein bestimmtes Fragment von ihm – Gründe hat, diese Assertion zu machen. Ähnliches sagt Beispiel (13), nur ohne Hinweis auf Gründe: Hier assertiert die unmittelbare Äußerungsinstanz lediglich die Möglichkeit des geschilderten Sachverhalts. Diese Möglichkeit impliziert, dass es eine mögliche, der Sprecherinstanz zuzuordnende Äußerungsinstanz gibt, die diesen Sachverhalt assertiert. In Beispiel (14) wird die eingebettete Äußerungsinstanz durch das Pronomen in der 1. Person im Hauptsatz explizit versprachlicht.

3.2.3. Je nachdem, ob die eingebettete Äußerungsinstanz dem Sprecher zuzuordnen ist – wie in den Beispielen (12)–(14) – oder nicht – wie in den Beispielen (8)–(10) –, unterscheidet Nølke (1994, 154f; 2017, 90f.) zwischen *interner* und *externer Polyphonie* (in diesem Zusammenhang spricht Rabatel in diesem Band, S. 29, von »auto- und heterodialogischen Standpunkten«). Es kann dabei, wie im Fall der Präsupposition in Beispiel (10), Konstellationen geben, bei denen die Polyphonie sowohl intern als auch extern ist. Bereits bei der Besprechung der hier diskutierten einfachen Beispiele ist deutlich zu erkennen, dass interne und externe Polyphonie jeweils unterschiedliche Felder der argumentativen und rhetorischen Ausdifferenzierungen der eigenen Reden und Texte eröffnen. Im Übrigen gilt dies auch für die lokutionäre Polyphonie, für die wir bislang nur ›externe‹ Beispiele diskutiert haben. Ein sehr wichtiger Bereich der ›internen‹ lokutionären Polyphonie sind die sogenannten expliziten performativen Sprechakte wie im folgenden Beispiel:

(15) Ich sage dir, dass der Präsident krank ist.

Hier stellt sich die Sprecherinstanz selbst als sprechend dar und eröffnet damit eine zweite lokutionäre Ebene. Was das bedeutet, zeigt ein Vergleich zu einer entsprechend monophonen Äußerung:

(16) Der Präsident ist krank.

Wenn der Sprecher sich wie in der Äußerung (15) explizit selbst als sprechend und dabei die Äußerung (16) hervorbringend beschreibt, dann stellt das einen erheblichen Unterschied zur bloßen Äußerung (16) dar. Neben der unmittelbaren Sprecherinstanz wird damit eine weitere Sprecherinstanz dargestellt, die ebenso wie diese auf das sprechende Subjekt zurückgeführt werden kann. Mit dieser lokutionären Selbstverdoppelung versucht der Sprecher, die illokutionäre Kraft und den juristischen Status der Assertion zu verstärken (vgl. auch Genz / Gévaudan 2016, 96f.).

4. Die Theorie der sprachlichen Polyphonie hat zu einem Paradigmenwechsel in der Semantik geführt, indem sie einerseits die subjektiven und intersubjektiven Aspekte der Bedeutung von Äußerungen und Texten und andererseits die verschiedenartigen Fragmentierungen der Sprecher- und Äußerungsinstanzen in den Fokus ihrer Untersuchungen rückt. Dadurch verschafft sie Einblick in mikrostrukturelle Konstellationen der Satz- und Äußerungsbedeutung ebenso wie in die makrostrukturellen Zusammenhänge der Argumentation und der semantischen Textgliederung sowie der konversationellen Antizipation und anderer dialogischer Verfahren. Auf diese vielfältigen Anwendungsbereiche der polyphonischen Analyse konnte im begrenzten Rahmen dieses Artikels lediglich ansatzweise und exemplarisch eingegangen werden.

Hier ging es vielmehr darum, die Grundbegriffe der sprachlichen Polyphonie unter drei Gesichtspunkten zu beleuchten. Der erste Gesichtspunkt betrifft die semantischen Kategorien, auf denen das Konzept der sprachlichen Polyphonie beruht. Dabei haben wir gesehen, dass man zwischen objektiver (propositionaler), intersubjektiver (illokutionärer) und subjektiver (lokutionärer) Bedeutung unterscheiden muss. Querliegend zu dieser Unterscheidung muss man darüber hinaus zwischen zwei empirischen Zugängen zu sprachlichen Ereignissen als Tätigkeiten des Sprechens und des Interpretierens (*enérgeia*) und als Produkte des Sprechens oder Gegenstände der Interpretation (*érgon*) differenzieren. Dadurch ergeben sich sechs Dimensionen der Bedeutungsbeschreibung, die in Abbildung 2 zusammengefasst sind.

Unter dem zweiten Gesichtspunkt haben wir uns mit der lokutionären Bedeutung und der lokutionären Polyphonie befasst, wobei es zunächst um Ducrots Definition der Äußerungsbedeutung als Darstellung des Sprechakts ging, die die Voraussetzung für alle weiteren Überlegungen ist. Ferner haben wir uns mit der Sprecherinstanz als Urheber der Lokution in der Darstellung der Äußerung und mit der lokutionären Polyphonie befasst, die Ducrot auch als doppelten Sprechakt beschreibt. Unter dem dritten Gesichtspunkt haben wir Ducrots Überlegungen zur illokutionären Bedeutung und deren von der Äußerung dargestellten Äußerungsinstanz vorgestellt. Auf dieser Grundlage ging es um das Konzept der illokutionären Polyphonie und Nølkes Unterscheidung zwischen interner und externer Polyphonie.

Ein wichtiger Aspekt war bei alledem auch die Übersetzung der französischen Terminologie von Ducrot, die zum Teil nur in Kenntnis bestimmter frankophoner Traditionen in der französischen Linguistik verständlich ist, in eine möglichst explikative und kohärente deutsche Terminologie. Auch lag mir daran, zu zeigen, dass die Theorie der sprachlichen Polyphonie von Ducrot in verschiedenen sprechbezogenen Traditionen der Enunziationslinguistik (Bally, Benveniste, Humboldt, Bühler, Coseriu) integriert werden kann und muss.

Bibliographie

Anscombre, Jean-Claude (1980): »Voulez-vous dériver avec moi ?«, in: *Communications* 32, 61–124.

Anscombre, Jean-Claude (2013): »Tout ce que vous avez toujours voulu savoir sur la polyphonie et n'avez jamais osé demander«, in Gévaudan, Paul / Atayan, Vahram / Detges, Ulrich (Hg.), *Modalität und Polyphonie - Modalité et polyphonie - Modalidad y polifonía*, Tübingen: Stauffenburg, 3–22.

Anscombre, Jean-Claude / Ducrot, Oswald (1983): *L'argumentation dans la langue*, Paris: Mardaga.

Austin, John (1962): *How to do things with words. The William James Lectures Delivered at Harvard University in 1955*, Oxford: Clarendon.

Bachtin, Michail (1970 [1929]): *Problèmes de la poétique de Dostoïevski*, übers. v. Guy Verret, Lausanne: Editions l'Age d'Homme [Original: *Проблемы творчества Достоевского*, Leningrad 1929].

Bally, Charles (1932): *Linguistique générale et linguistique française*, Paris: Leroux.

Benveniste, Emile (1958): »De la subjectivité du langage«, in: ders. (1966), *Problèmes de linguistique générale*, Bd. I, Paris: Gallimard, 258–266.

Benveniste, Emile (1970): »L'appareil formel de l'énonciation«, in: ders. (1974), *Problèmes de linguistique générale*, Bd. II, Paris: Gallimard, 79–88.

Brandt, Margareta / Reis, Marga / Rosengren, Inger / Zimmermann, Ilse (1992): »Satztyp, Satzmodus und Illokution«, in: Rosengren, Inger (Hg.), *Satz und Illokution*, 2 Bde., Tübingen (Linguistische Arbeiten 278/279), Bd. 1, 1–89.

Bühler, Karl (1934): *Sprachtheorie*, Jena: Fischer.

Coseriu, Eugenio (1955/56): »Determinación y entorno. Dos problemas de una lingüística del hablar«, in: *Romanistisches Jahrbuch* 7, 29–54.

Croft, William (1994): »Speech act classification, language typology and cognition«, in: Tsohatzidis, Savas L. (Hg.), *Foundations of speech act theory. Philosophical and linguistic perspectives*, Routledge: London & New York, 460–477.

Ducrot, Oswald (1980a): »Analyses pragmatiques«, in: *Communication* 32, 11–60.

Ducrot, Oswald (1980b) = Ducrot, Oswald et al. (1980): *Les Mots du discours*, Paris: Editions de Minuit.

Ducrot, Oswald (1984): *Le dire et le dit*, Paris: Editions de Minuit.

Genette, Gérard (1972): »Discours du récit«, in *Figures III*, Paris: Seuil, 65–278.

Genz, Julia (2016): »Von der Polyglossie zur Polyphonie – transnationale Identitätsbildung bei Emine Sevgi Özdamar und Roger Manderscheid«, in: Bauer, Matthias / Potysch, Nicolas (Hg.), *Deutungsspielräume. Mehrdeutigkeit als kulturelles Phänomen*, Frankfurt a.M. etc.: Peter Lang, 91–113.

Genz, Julia / Gévaudan, Paul (2016): *Medialität, Materialität, Kodierung. Gründzüge einer Theorie der Medien*, Bielefeld: transcript.

Gévaudan, Paul (2010): »Modalität zwischen Illokution und Polyphonie«, in: *Romanistisches Jahrbuch* 61, 31–66.

Goffman, Erving (1981): *Forms of Talk*, University of Pennsylvania Press, Philadelphia.

Heger, Klaus (1976): *Monem, Wort, Satz und Text*, Tübingen: Niemeyer.

Humboldt, Wilhelm v. (1836): *Über die Verschiedenheit des menschlichen Sprachbaues und ihren Einfluss auf die geistige Entwickelung des Menschengeschlechts*, Berlin: F. Dümmler.

Nølke, Henning (1994): *Linguistique modulaire: de la forme au sens*, Louvain / Paris: Peeters (Bibliothèque de l'information grammaticale 28).

Nølke, Henning (2017): *Linguistic Polyphony: The Scandinavian Approach: ScaPoLine*, Leiden: Brill.

Nølke, Henning / Fløttum, Kjersti / Norén, Coco (2004): *Scapoline. La théorie scandinave de la polyphonie linguistique*, Paris: Kimé.

Rabatel, Alain (2005): »La part de l'énonciateur dans la construction interactionnelle des points de vue«, in: *Marges linguistiques* 9, 115–136.

Saussure, Ferdinand de (1916): *Cours de linguistique générale*, hg. von Charles Bally, Albert Sechehaye, Lausanne / Paris: Payot.

Schlieben-Lange, Brigitte (1983): *Traditionen des Sprechens: Elemente einer pragmatischen Sprachgeschichtsschreibung*, Stuttgart: Kohlhammer.

Searle, John (1969): *Speech Acts*, Cambridge/Mass.: Cambridge University Press.

Literarische Polyphonie

Alexander Jakobidze-Gitman

Literarische Polyphonie in homophoner Musik

In seiner Monographie über Dostoevskij hütet sich Bachtin davor, die Anleihen bei der Musik zu stark zu machen: »[D]as Material der Musik und des Romans sind zu unterschiedlich, als dass man von mehr als einer bildlichen Analogie, einer einfachen Metapher, sprechen könnte.« (Bachtin 1985, 28) Mit diesem Hinweis erläutert der Theoretiker seine Vorgehensweise, den Begriff Polyphonie in eine andere Disziplin zu übertragen und sich dann nicht mehr auf den ursprünglichen Bereich zu beziehen. Andererseits zeugt Bachtins Analyse von polyphonen Eigenschaften in Romanen Dostoevskijs (wenn auch indirekt) von seiner Versiertheit und seinen Kompetenzen in musikalischen Angelegenheiten, was auch durch seinen Lebenslauf belegt werden kann.[1] Mehr noch, an einer Stelle verrät er seinen Anspruch, »das Wesen« der musikalischen Polyphonie richtig verstanden zu haben. Aus diesen widersprüchlichen Signalen gehen die Ziele des vorliegenden Beitrags hervor: (1) generell die interdisziplinäre Anschlussfähigkeit des Polyphoniebegriffs auszuloten, (2) im Speziellen zu untersuchen, wie genau der metaphorische Vergleich bei Bachtin zustande kommt. Es gilt aber noch zu bedenken, dass die Beziehungen zwischen Bachtin und dem musikalischen Denken wechselseitig waren. Sein Begriff der Dialogizität hat eine rege Resonanz in der postmodernen Musikästhetik gefunden. Später sind sogar Versuche unternommen worden, Bachtins metaphorisch umgedeuteten Polyphoniebegriff in diese wieder einzuführen. Daraus folgt Ziel (3): Zu überlegen, auf welche musikalischen Gattungen und Strömungen die metaphorisch umgedeutete Polyphonie anwendbar wäre.

1 Michail Bachtin begann seine Tätigkeit als Hochschullehrer 1920 mit einem Lehrauftrag am Witebsker Konservatorium für Ästhetik und Musikgeschichte. Zum sogenannten Bachtin-Kreis gehörten die Stars der Leningrader Musikszene – Musikkritiker Iwan Sollertinskij (1904–1944) und Konzertpianistin Maria Judina (1899–1970). Seit spätestens 1917 war Bachtin mit Walentin Woloschinow (1895–1936) befreundet, der, bevor er sich als Philologe mit dem Werk Marxismus und Sprachtheorie einen Namen gemacht hatte (1929), zunächst eine Karriere als Konzertpianist angestrebt hatte.

Diese Ziele legen nahe, mit einem Überblick der Entwicklung polyphoner Gattungen in abendländischer Musik anzufangen. Obwohl Bachtin seinen Begriff der Polyphonie als Analogie präsentiert, ließe sich im Kontext der Musikgeschichte feststellen, welche Lesarten des musiktheoretisch bereits mehrdeutigen Begriffs der Polyphonie der Metapher von Bachtin zugrunde liegen. Außerdem kann man damit die möglichen Gründe für die Übertragung des Polyphoniebegriffs in andere Wissenssparten besser nachvollziehen.

Obwohl das Konzept des polyphonen Romans seit langem mit Michail Bachtin assoziiert wird, war diese Erfindung nicht sein Verdienst. In *Probleme der Poetik Dostoevskijs* taucht der Begriff Polyphonie zunächst in der Literaturübersicht auf: Der Verfasser bespricht einen 1924 erschienenen Sammelband über Dostoevskij, in dem der Literaturwissenschaftler Wassili Komarovič Dostoevskijs Roman *Der Jüngling* als polyphon bezeichnet. Bachtin meint aber, Komarovič habe »das Wesen der Polyphonie [...] völlig falsch interpretiert« und demnach auf Dostoevskij unpassend angewendet (Bachtin 1985, 26). Diese Auseinandersetzung wird zum Ausgangspunkt meiner Untersuchung, denn Bachtin pflegte seine Begriffe anhand polemischer Dialoge zu prägen, und um Bachtins Anliegen richtig zu verstehen, ist es hilfreich, Vorstellungen von seinen »Feindbildern« zu gewinnen. Am Ende dieses Abschnittes diskutiere ich, inwiefern für Bachtins Polyphonieauffassung ihr Gegensatz, die Homophonie, ausschlaggebend sein könnte. Um herauszufinden, welche Merkmale der musikalischen Polyphonie ihn ursprünglich angezogen haben dürften, sollen seine allgemeineren, über die Romanforschung hinausgehende Fragestellungen aus den früheren Arbeiten herangezogen werden. In dieser Hinsicht scheinen seine Ansichten auf die Philosophie der Handlung sowie auf die Verhältnisse zwischen Kunst und sozialer Verantwortung aufschlussreich zu sein. Außerdem bietet sich an, seine Haltung gegenüber der zeitgenössischen Lebensphilosophie sowie sein Aufgreifen von Max Schelers Philosophie des Alter Ego kurz zu beleuchten. Inwiefern Bachtins Begriff der Redevielfalt (bzw. Heteroglossie) als eine Ableitung von Polyphonie angesehen werden kann und wie diese beiden von seinen jüngsten Nachfolgerinnen und Nachfolgern für die Musikforschung (wieder) übernommen wurden, wird in den letzten zwei Abschnitten behandelt. Der Beitrag schließt mit Überlegungen, auf welche musikalische Gattungen und Stile der von Bachtin umgedeutete Begriff der Polyphonie angemessen angewendet werden könnte.

1 Fünf Epochen der musikalischen Polyphonie

Die ersten Quellen der polyphonen Praxis weisen auf das 10. Jahrhundert hin. Das Buch *Musica enchiriadis* empfiehlt ausdrücklich, die Choräle in parallelen Quinten, Oktaven und Duodezimen vorzusingen, und nennt dieses Verfahren

»Parallelorganum«. Um das auszuführen, genügte es, den einstimmigen Choral auswendig gelernt zu haben: Die anderen Stimmen schlossen sich an und die ganze Herausforderung bestand darin, der führenden Stimme immer mit gleichem Abstand zu folgen. Das Parallelorganum war ein hervorragendes Mittel für Gehörbildung, das aber kaum Spielraum für Fantasie ließ, und es erweckte zwar den Eindruck einer verhältnismäßig umfangreichen Klangfülle, aber sicherlich nicht den von Dialogizität.

Wenig später, im 12. Jahrhundert, entstand eine ganz andere Art des polyphonen Gesanges, der »Organum-Discantus«. Wie beim Parallelorganum sang die erste Stimme eine vorgegebene Melodie, den sogenannten *Cantus firmus*, der meistens ein gängiger liturgischer Choral war. Die anderen Stimmen sollten dazu neue Melodien extemporieren. Dieses Verfahren bedurfte nicht nur großer Kreativität, sondern auch strenger Selbstbeherrschung, denn diese Improvisation musste mit dem *Cantus firmus* im Einklang bleiben.

Ein kurzer Vergleich zwischen Parallelorganum und Discantus zeigt schon, wie unterschiedlich die Einstellungen des Bewusstseins sein können, obwohl es sich in beiden Fällen um einen mehrstimmigen Gesang handelt. Während es im Parallelorganum auf die Ausführung von Anordnungen ankommt, wobei die beigefügten Stimmen eine bloß verzierende Funktion erfüllen, rückt im Discantus die individuelle Virtuosität des improvisierenden Sängers in den Vordergrund, so dass man schon von einem Selbstausdruck einer künstlerischen Persönlichkeit sprechen kann.

Die nächsten zwei Epochen der abendländischen Polyphonie stehen zueinander im noch schrofferen Kontrast. Im 13. Jahrhundert begannen die mittelalterlichen Musiker allmählich, die frei improvisierten Stimmen niederzuschreiben. Dabei wurden strenge Regeln eingeführt, damit die Mehrstimmigkeit nicht chaotisch klänge. Da die Stimmen bis zum 15. Jahrhundert *nacheinander* komponiert und aufgeschrieben wurden, liefen die Richtlinien darauf hinaus, wie man eine neue Stimme graphisch zur schon gegebenen hinzufüge. Da die Noten als Punkte gezeichnet worden waren, ging es darum, einen Punkt einem anderen entgegensetzen – daher die Bezeichnung »Kontrapunkt«.

Verallgemeinert kann man sagen, dass der spätmittelalterliche Kontrapunkt primär eine Kunst des *Aufschreibens* der Mehrstimmigkeit ist, und demnach ein graphisches, bildlich zentriertes Bewusstsein impliziert. Die Meister der sogenannten *Ars-Nova*-Schule des 14. Jahrhunderts waren im gleichen Maße Musiker und Zeichenerfinder, die neue, genaue Notenwerte einführten und jede Stimme mit unterschiedlichen Farben notierten. Es war der erste durch Quellen belegte Fall, in dem die Musik erst im Prozess des Notenschreibens komponiert wurde. Daraus folgte, dass man sich auf die Augen genauso wie auf die Ohren verlassen musste.

Die neue Ästhetik der Renaissance-Polyphonie manifestierte sich (zunächst in der Theorie) mit der starken Kritik des mittelalterlichen Kontrapunkts bezüglich der Verwendung ganz derber Zusammenklänge, die sich aus der allzu großen Selbstständigkeit einzelner Stimmen ergab. Im Laufe des 15. Jahrhunderts wurde diese Selbstständigkeit erheblich beschränkt durch das Gebot, dass einzelne Töne in schönen Zusammenklängen verschmelzen müssen (vgl. Lowinsky 1989, 10f.). Die Renaissance-Ästhetik rehabilitierte die Grundwerte der antiken Kunst und rückte sie in den Vordergrund: *Delectatio*, *Imitatio*, *Agon* und *Varietas.* Sinnlicher Ohrengenuss manifestierte sich in ständiger Verwendung schönster möglicher Zusammenklänge, Nachahmung, Wetteifer und Mannigfaltigkeit im Prinzip der Imitationspolyphonie, bei der die Gesangsstimmen dieselben Motive (Themen) wiederholten und variierten. Die Themen mussten schlicht und einprägsam sein, damit die Zuhörer sie sich schnell merken und wiedererkennen konnten.

Die melodischen Linien der Renaissance-Polyphonie waren zumeist nicht sehr beweglich, weil sie hauptsächlich für Chöre komponiert wurden. Seit dem 17. Jahrhundert entwickelte sich aber die Instrumentalpolyphonie, die meistens für Tasteninstrumente komponiert wurde. Die Entwicklung sowohl des Instrumentenbaus als auch der Aufführungstechnik ermöglichte es, dass Linien einzelner Stimmen nicht nur ruhig und fließend, sondern auch sprunghaft, abrupt oder rasch sein durften. Die populärste Gattung der barocken Instrumentalpolyphonie heißt nicht zufällig Fuge (von lateinisch FUGA ›Flucht‹). Die Satztechnik wurde »freier Satz« als Opposition zum »strengen Satz« für Chöre genannt. Ein anderer bemerkenswerter Unterschied war, dass in dieser Polyphonie die »Stimmen« nur metaphorisch verstanden wurden: Es gab keine singenden Bässe oder Altstimmen mehr, auch durften mehrere »Stimmen« nur auf einer Notenzeile geschrieben werden. Semiotisch ausgedrückt: Während in der Vokalpolyphonie die Stimmen Signifikanten waren, wurden sie nun Signifikate.

Nach diesem kleinen historischen Überblick können wir schon schlussfolgern, dass der Anspruch, »das Wesen der Polyphonie« überhaupt zu verstehen, zum Scheitern verurteilt ist: In jeder Epoche weist die Polyphonie ein anderes »Wesen« auf und impliziert ganz unterschiedliche Bewusstseinseinstellungen, was entscheidende Konsequenzen für jeglichen Begriffstransfer hätte. Eine gemeinsame anschlussfähige Voraussetzung aller Arten der Vokalpolyphonie lässt sich jedoch feststellen: dass man gleichzeitig seine eigene und eine fremde Stimme hören muss. Selbst bei Organisten oder Pianisten ist die Fähigkeit, gleichzeitig mindestens zwei Stimmlinien hören zu können, eine unabdingbare Voraussetzung für eine anständige Ausführung einer Fuge. Ob diese Ausrichtung der Aufmerksamkeit zugleich nach Innen und nach Außen in die Literaturtheorie übertragen wurde, werden wir im folgenden Abschnitt sehen.

2 Polemik mit Komarovič

Der Literaturwissenschaftler Wassili Komarovič, Bachtins Altersgenosse (1894–1942), war zu seinen Lebzeiten ebenfalls anerkannter Dostoevskij-Forscher und wurde im gleichen Jahr wie Bachtin verhaftet und ins Exil geschickt (1929). Bachtin verweist auf seinen Beitrag *Dostoevskijs Roman* Der Jüngling *als künstlerische Einheit*, bei dem Komarovič fünf selbstständige Sujets findet, »die nur sehr oberflächlich durch ein Handlungsschema verbunden sind. Das zwang ihn, einen anderen Zusammenhang jenseits eines pragmatischen Sujets anzunehmen« (Bachtin 1985, 26). Diesen Zusammenhang sucht Komarovič anhand einer ästhetischen Opposition zwischen dem pragmatischen Element, das von Wirklichkeitsobjekten ausgeht, und dem dynamischen Element, welches sich von der Wirklichkeitsgebundenheit loslöst.[2] Das dynamische Element überwiegt in den nicht-darstellenden Künsten wie Poesie, Musik oder Choreografie und manifestiert sich in der Aufeinanderfolge von Spannungen und Auflösungen, schweren und leichten Versfüßen bzw. Taktteilen, usw. Das Erstaunliche an *Der Jüngling*, so Komarovič, ist, dass Dostoevskij aus der dargestellten Wirklichkeit nur einzelne Fetzen herausreißt und sie mithilfe dieses »dynamischen Prinzips« verbindet. Bachtin war offensichtlich angeregt von Komarovičs Vergleich der seltsamen Form des Romans *Der Jüngling* mit dem »kontrapunktischen Verlauf der Stimmen in der Fuge« (Bachtin 1985, 27). Diese Analogie mit der Polyphonie ist aber bei Komarovič beiläufig; hauptsächlich sucht er in *Der Jüngling* »Leitmotive«, die aus seiner Sicht im Laufe des Romans zur großen Kulmination führen (Komarovič 1924, 58–60).

Bachtin wirft Komarovič vor, er habe »[d]ie Einheit der Welt Dostoevskijs [...] wie die musikalische Polyphonie auf eine individuelle, emotional-willensbestimmte Einheit zurückgeführt [...]. Von diesem Ansatz her gesehen stellt der Roman *Der Jüngling* bei Komarovič eine lyrische Einheit vereinfacht-monologischen Typs dar« (Bachtin 1985, 27). Und in der Tat erhält man bei der Lektüre von Komarovič den Eindruck, dass ihm als eine Analogie eher groß angelegte Werke der romantischen Programmmusik (wie etwa die *Symphonie fantastique* von Berlioz) vorschweben, als genuin polyphone Musik. Solche Werke mögen zwar einzelne quasi-polyphone Episoden beinhalten (das sogenannte *fugato*), gehören aber im Großen und Ganzen zur homophonen Satztechnik. Im Gegensatz zur Monophonie oder Monodie erklingen in der musikalischen Homophonie meistens mehrere Töne gleichzeitig. Wie in der Polyphonie lässt sich auch hier ganz häufig das Vorhandensein mehrerer Stimmen feststellen. Bei poly-

2 Diese ästhetischen Kategorien übernimmt Komarovič von Broder Christiansens *Philosophie der Kunst* (Hanau: Clauss und Feddersen, 1909), deren Übersetzung ins Russische schon 1911 erschien und erhebliche Resonanz auslöste.

phoner Musik ist jedoch die Anzahl der Stimmen für den gesamten Verlauf des Stückes streng festgesetzt und alle Stimmen sind von gleicher Bedeutung. In der Homophonie hingegen ist die Hierarchie ganz deutlich, wobei einige Stimmen eine führende Rolle, die anderen eine begleitende übernehmen. Die Regeln der homophonen Musik sind auf jeden Fall weniger formal.

Der implizite Zuhörer, den die homophone Musik der Epochen von Klassik und Romantik voraussetzt, soll in der Lage sein, beim Anhören des Musikstückes die vergangenen Teile im Kopf zu behalten und mit dem gegenwärtigen Verlauf zu vergleichen. Mit anderen Worten, er muss sich die gesamte dramaturgische Entwicklung des Stückes vergegenwärtigen. Aus diesem Zusammenhang können wir nun Bachtins Kritik besser nachvollziehen, Komarovič habe das Wesen der Polyphonie »völlig falsch interpretiert«, denn bei diesem illustrieren musikalische Analogien eine *sukzessive* Wahrnehmung. Bachtins These hingegen lautet:

> Im Gegensatz zu Goethe suchte Dostoevskij die Etappen in ihrer Gleichzeitigkeit zu verstehen, […] einander gegenüberzustellen und nicht zu einer evolutionären Reihe aufzulösen. […] Sein hartnäckiges Bemühen, alles als koexistierend zu sehen, alles nebeneinander und gleichzeitig aufzufassen und zu zeigen […] führt ihn dazu, sogar die inneren Widersprüche und inneren Entwicklungsstufen eines Menschen im Raum zu dramatisieren: er zwingt die Helden, mit ihren Doppelgängern, mit dem Teufel, dem alter ego, der eigenen Karikatur ein Gespräch zu führen. […] Dort, wo andere nur einen Gedanken sahen, konnte er zwei Gedanken finden. […] Aber alle diese Widersprüche und Zwiespalte […] entwickeln sich nicht zeitlich, innerhalb einer evolutionären Reihe, sondern […] als neben- oder gegeneinander stehende, als harmonisierende, aber nicht sich vermischende oder als ausweglos widersprüchliche, als ewige Harmonie selbstständiger Stimmen oder als nicht verstummender, auswegloser Streit. […] Diese besondere Fähigkeit Dostoevskijs, alle Stimmen auf einmal und gleichzeitig zu hören und zu verstehen […], hat es ihm ermöglicht, den polyphonen Roman zu schaffen. (Bachtin 1985, 34–37)

Im Gegensatz zu Komarovič betont Bachtin die Simultaneität als das Merkzeichen sowohl der musikalischen Polyphonie als auch der Romanform Dostoevskijs. Bachtin vergegenwärtigt sich ganz klar den impliziten Zuhörer der polyphonen Musik, der ständig Entscheidungen treffen muss, welche Elemente er aufmerksam verfolgen will. Das wahrnehmende Bewusstsein muss sich entweder aufspalten oder seinen Fokus von der einen auf die andere Stimme, von der linearen Entwicklung auf simultane Zusammenklänge verlagern. Wie kann aber so eine Ausrichtung des Bewusstseins auf die literarische Lektüre übertragen werden, wenn in der Letzteren zu jedem Zeitpunkt nur ein Signifikant präsent ist und im Gegensatz zur polyphonen Musik ein literarischer Text immer eine *mono*dimensionale Linearität darstellt? Eine für mich schlüssige Erklärung bietet Werner Wolf in *Musicalization of Fiction*, nach der der polyphone Roman Dostoevskijs die Gegenüberstellung von kontrapunktischen Elementen nicht wirklich gleichzeitig, sondern in rascher Aufeinanderfolge simuliert (Wolf 1999, 21). Die Betonung der zeitlichen Entwicklung in der Literatur hingegen impliziert eher einen Analogieschluss mit homophoner Musik.

Und doch ist es kein Zeichen der Inkonsequenz oder gar Inkompetenz von Komarovič, dass er die Struktur von *Der Jüngling* mit der Fuge vergleicht. Dafür bieten sich meines Erachtens zwei wesentliche Gründe an. Zum einen war der gängigste Weg in der ersten Hälfte des 20. Jahrhunderts, sich mit der Fuge bekannt zu machen, ihre Aufführung am Klavier anzuhören. Da dieses Instrument ermöglicht, die Tonstärke sehr breit zu variieren, war es bei den Fugenausführungen üblich, die Themeneinsätze dynamisch zu betonen, wodurch die Aufmerksamkeit des Zuhörers gelenkt und seine Freiheit beschränkt wurde. Darin eine gewisse Affinität mit der leitmotivischen Struktur romantischer Orchesterwerke zu erblicken, war gar nicht so abwegig, wie Bachtin es darstellt.

Zum anderen spürt man zwischen den Zeilen von Komarovič den Einfluss der 1917 erschienenen Abhandlung *Grundlagen des linearen Kontrapunktes* des Schweizer Musiktheoretikers Ernst Kurth, die viele musikinteressierte Intellektuelle zum Umdenken des Begriffs Polyphonie anregte. Kurths Auffassung der Polyphonie ist das genaue Gegenteil von Bachtin: »[D]er ursprüngliche Wille in der ältesten Mehrstimmigkeit ist linear gerichtet« (Kurth 1948, 118). Kurth besteht auf der Unterscheidung zwischen äußerlichem satztechnischem Verfahren und innerem künstlerischen Trieb: »Statt von dem ruhenden Simultanbild der Niederschrift, wie es das Auge überblickt, ist von der Kraftströmung auszugehen, welche als eine bestimmte psychische Regung den Gesamtzug der Linie durchwirkt.« (Kurth 1948, 2) Diese »Linie« bezieht sich bei Kurth nicht auf einzelne Stimme, sondern auf alle zugleich, die von *einem* künstlerischen Willen zur Einheit gebracht werden. Obwohl Kurth viel über die Vokalmusik schreibt, scheint es manchmal, dass er sich eher vom Bild eines »willensstarken« Organisten oder Pianisten inspirieren ließ.

Auch wenn Komarovič nirgendwo auf Ernst Kurth verweist, ist die Affinität schon allein in solchen Bezeichnungen wie »willensbestimmte Einheit« nicht zu verkennen. Bachtins prinzipieller Einwand gegen Kurth und Komarovič aber lautet: »in der Polyphonie [...] verbinden sich mehrere individuelle Willensakte« und »die Grenze des Einzelwillens« wird »prinzipiell verlassen. Man könnte sagen: der künstlerische Wille der Polyphonie ist der Wille zur Verbindung vieler Willensakte, der Wille zum Ereignis« (Bachtin 1985, 27). In seiner Auffassung von Ereignis greift Bachtin auf ein Wortspiel zurück: Im buchstäblichen Sinne bedeutet das russische Wort »so-bytie« eigentlich »Mit-sein«. Daraufhin verwendet er auch das Wort Bewusstsein im Plural:

> [W]eil das Bewußtsein in der Welt Dostoevskijs nicht auf dem Weg seines Werdens und Wachsens, d. h. historisch gegeben ist, sondern neben anderen Bewußtseinen, kann es

> sich auch nicht auf sich selbst und seine Idee [...] konzentrieren, sondern wird in die Wechselwirkung mit anderen Bewußtseinen hineingezogen. (Bachtin 1985, 39)

Nach der Feststellung, dass es Bachtin um Simultaneität statt Linearität sowie um »Mit-sein« mehrerer Einzelwillen und Bewusstseine geht, können wir uns der Frage zuwenden, welche Beispiele aus der Geschichte der polyphonen Musik für seine bildliche Analogie angemessen wären, sofern die Fuge dabei nicht infrage kommt?

Bezüglich der Anforderung von Gleichzeitigkeit und Selbstständigkeit einzelner Stimmen denke man in erster Linie an die spätmittelalterliche Motette, wo die rhythmische Eigenart einzelner Stimmen noch durch die gleichzeitig klingenden unterschiedlichen Texte verstärkt wurde.[3] Ihre meistens derben Zusammenklänge können leichter mit der verstörenden Welt Dostoevskijs assoziiert werden als die Gelassenheit der Renaissance-Polyphonie.

Bachtins Verabsolutierung der Gleichzeitigkeit macht es schwierig, mit seinem Konzept der Polyphonie mehrstimmige Musikwerke zu verbinden, die auf variierter Imitation beruhen. Im letzten Kapitel des Dostoevskij-Buches über den Dialog wird jedoch klar, dass der polyphone Roman bei ihm auch *aufeinanderfolgende* Äußerungen und Antworten voraussetzt. Bloß aber mit Beantwortungen in der Imitationspolyphonie (d.h. variierten Wiederholungen eines Themas in anderen Stimmen) Parallele zu ziehen würde aber Bachtins Anliegen verdrehen. Der britische Musiktheoretiker Anthony Gritten, der bachtinsche Begriffe auf die Musik anzuwenden versucht, bezieht sich gleichermaßen auf das Dostoevskij-Buch als auch auf die früheren Arbeiten wie das zweiseitige Manifest »Kunst und Verantwortung« (1919). Der unmittelbare kulturelle Kontext dieser Schrift war der Aufstieg der künstlerischen Avantgarde und des literaturtheoretischen Formalismus sowie die damit einhergehenden Debatten über die Umwertung der Verhältnisse zwischen Kunst und Gesellschaft. Bachtin plädiert für die Wiedervereinigung von Kunst und Leben mittels eines Wortspiels: das Verb »otvečat'« bedeutet im Russischen sowohl »Verantwortung tragen« als auch »antworten«. Die deutsche Übersetzung gibt diese Doppeldeutigkeit leider nicht wieder: »Für das, was ich erlebt und in der Kunst verstanden habe, muss ich mich mit meinem Leben verantworten, damit nicht alles Erlebte und Verstandene darin wirkungslos bleibe.« (Bachtin 1979, 93) Gelungener ist die englische Übertragung »answerability«, die beide Bedeutungen beinhaltet. Ein Hinweis, dass die Anwendung solcher »answerability« auf die Musik wenn nicht für Bachtin selbst, dann sicherlich für seinen Kreis denkbar wäre, finden wir bei seiner langjährigen Freundin Maria Judina in ihrem Essay zu Brahms Intermezzi. Die Pianistin greift Bachtins Wortspiel auf und betont, die Tonkunst laufe nicht

3 Der *Cantus firmus* sang meistens den liturgischen Text auf Latein, die übrigen Stimmen weltliche Texte in vernakulären Sprachen.

auf die Wirkung und das dadurch ausgelöste Vergnügen hinaus, sondern komme erst durch die verantwortungsvolle Leistung des Interpreten zustande, die auf das Musikstück antwortet (Judina 1978, 277).

Kehren wir nun zur Suche nach passenden Beispielen aus der Polyphonie-Geschichte zurück, so finden wir diese »Leistung« gerade in der Gattung *Organum Discantus*, bei der die Stimmen außerhalb des *Cantus firmus* extemporiert wurden und die Grenze zwischen Interpretation und *creatio ex nihilo* verschwamm. Der Discantus repräsentiert ein »anderes Bewusstsein« in Gleichzeitigkeit und ist eine prinzipiell offene, unabgeschlossene Kunstform, die somit auch der bachtinschen Auffassung einer Romangattung (nicht nur auf Dostoevskij bezogen) sehr nahekommt (vgl. Bachtin 1989). Die neuen Stimmen antworten tatsächlich auf die vorgegebene, tragen aber auch die Verantwortung, indem sie sich nicht beliebig bewegen dürfen, sondern immer Rücksicht auf die anderen Stimmen nehmen müssen. Diese Eigenschaft stimmt mit einer wichtigen Bemerkung Bachtins zum polyphonen Roman überein: »Jedes Erlebnis, jeder Gedanke des Helden ist [...] von dem ständigen Blick auf einen anderen Menschen begleitet« (Bachtin 1985, 39).

3 Max Scheler versus Henri Bergson

Die »answerability« für Bachtin war auch der Schlüssel zur Herstellung der Kommunikation mit dem anderen Bewusstsein. In einer seiner frühesten Schriften, *Zur Philosophie der Handlung* (das Manuskript aus den 1920er-Jahren wurde erstmals 1986 in einer verkürzten Fassung publiziert; hier wird die deutsche Übersetzung von 2011 zugrunde gelegt), bespricht er die Versuche der modernen Lebensphilosophie, »die theoretische Welt in die Einheit des im Werden begriffenen Lebens einzubeziehen«. Dies erstrebt die Lebensphilosophie, indem sie das Leben ästhetisiert. Doch »beim bedeutendsten Versuch einer Lebensphilosophie«, von Henri Bergson vorgenommen, finde man zwischen dem Subjekt und seinem Leben »eine ebenso prinzipielle Nicht-Kommunikativität wie in der theoretischen Erkenntnis«. Bachtin sieht den Kern des Problems darin, dass der Handlungs-*Akt* des Sehenden nicht im *Inhalt* des ästhetischen Sehens zu finden sei. Daher sei es »unmöglich, aus diesem Sehen ins Leben hinauszugehen« (Bachtin 2011, 52f.).

Diese Nicht-Kommunikativität führe dazu, dass das bergsonsche Selbst nicht verantwortlich für seine Handlungen sei. So ein abstrakt aufgefasstes Selbst sei zudem unfähig, dialogische Verhältnisse mit dem Anderen sowie mit der Welt zu etablieren und bliebe daher von jeglicher Ereignishaftigkeit (im Sinne von Mitsein) ausgeschlossen (Rudova 1996, 180).

Wie bekommt man den Zugang zum Bewusstsein eines Anderen, wenn weder Ästhetisierung noch Theoretisierung des Lebens dies gewährleisten? Dafür muss man darauf verzichten, die Handlung oder das dahinterstehende Subjekt in irgendeiner Hinsicht als Gegenstand zu betrachten. Bachtin übernimmt hierbei den Grundgedanken Max Schelers, dass nicht nur der Akt, sondern auch »die in ihrem Aktvollzug lebende Person« nicht als Gegenstand betrachtet werden dürfe. Es gilt:

> Die einzige und ausschließliche Art ihrer Gegebenheit ist vielmehr allein ihr Aktvollzug selbst [...], in dem lebend sie gleichzeitig sich erlebt. Oder, wo es sich um andere Personen handelt, Mit- oder Nachvollzug oder Vorvollzug ihrer Akte. Auch in solchem Mit- resp. Nachvollzug und Vorvollzug der Akte einer anderen Person steckt nichts von Vergegenständlichung. (Scheler 1980, 384)

Während in Bergsons Auffassung von Literatur der Autor sich in seinen Figuren auflöst, was somit die Möglichkeit eines Dialogs (im bachtinschen Sinne) ausschließt (vgl. Rudova 1996, 181), geht Scheler davon aus, dass wir das individuelle Ich des Anderen »nie voll adäquat erfassen können, sondern immer nur unseren durch unser individuelles Wesen mitbedingten Aspekt seines Ich« (Scheler 1923, 6). Bachtin wiederum baut in seine Theorie des polyphonen Romans die Idee von Scheler ein, »dass der ›andere‹ [...] eine absolute Intimsphäre seines Ich hat, die uns nie gegeben sein kann...« (Scheler 1923, 6). Bachtin schätzt Dostoevskij besonders dafür, dass in seinen Romanen diese Unzugänglichkeit des anderen Bewusstseins zum künstlerischen Ausdruck gebracht wird.

4 Redevielfalt in der Musik

Während bei literarischer Polyphonie sich unterschiedliche und manchmal rätselhafte Erzähler- sowie Figurenstimmen auffinden lassen, können die Stimmen in polyphoner Musik nur den Sängerinnen und Sängern oder Notenlinien zugeordnet werden. Wie wäre es aber, wenn die Musik zum Bestandteil einer fiktionalen Erzählung würde? Eine spannende Analyse einer Oper mit ausdrücklicher Anlehnung an Bachtin nimmt Rose Rosengard Subotnik vor. In ihrem Essay »Whose *Magic Flute?*« bezieht sie sich allerdings nicht auf die Theorie des polyphonen Romans, sondern auf seinen neologistischen Begriff »Redevielfalt« (russ. »*raznorečie*«)[4], um stilistische Inkonsequenzen bei der

4 Eigentlich verwendet Subotnik den Begriff Heteroglossia, mit dem Morson und Emerson 1990 Bachtins *raznorečie* übersetzt haben. In der englischsprachigen Erzähltheorie hat sich seitdem *Heteroglossia* eingebürgert, weil die verbale Darstellung der Narration bestimmte sprachliche Eigenschaften (stilistische oder emotionale Färbungen) beinhaltet, die den Effekt einer sprechenden Stimme erzeugen (Tjupa 2013).

musikalischen Charakterisierung unterschiedlicher Opernfiguren Mozarts zu erklären. Sie verweist auf Bachtins Bild eines analphabetischen Bauers, der »naiv versunken in einer für ihn unerschütterlichen, bewegungslosen Lebensweise, in einer Reihe von Sprachsystemen gelebt [hat]: in der einen (der kirchenslavischen) Sprache betete er zu Gott, in einer anderen sang er Lieder, die dritte gebrauchte er in der Familie…«, und dabei ging er ganz »unbewusst, automatisch aus der einen in die andere« (Bachtin 1979, 187). Gleiches gilt für Mozarts Papageno: »This is also Papageno, who can take on styles that suit the occasion and parody those with whom he found himself in ensemble without acquiring substance as a member of society.« (Subotnik 1996, 29)

Versteht man die Redevielfalt als die wechselnde Benutzung unterschiedlicher Sprachsysteme von *einer* Figur, ist dieser Terminus ganz klar von der bachtinschen Polyphonie zu unterscheiden, bei der innerhalb einer Erzählerrede Stile *diverser* Figuren erkennbar werden. Bachtin selbst sorgt für eine Begriffsverwirrung, indem er die Redevielfalt als »fremde Rede in fremder Sprache« bezeichnet und betont, das Wort einer solchen Rede sei *zweistimmig*. »In einem solchen Wort sind zwei Stimmen, zwei Sinngebungen und zwei Expressionen enthalten« – die eine der sprechenden Person und die andere des Autors. »Zudem sind diese beiden Stimmen dialogisch aufeinander bezogen, sie wissen gleichsam voneinander…« (Bachtin 1979, 213). Somit erweitert sich der Begriff Redevielfalt in einem solchen Maße, dass sein Bedeutungsspektrum mit den Begriffen Dialog und Polyphonie beinahe verschmilzt. Außerdem werden die Termini »Sprache« und »Stimme« in *Das Wort im Roman* fast als Synonyme verwendet.[5] Bachtin klärt nirgendwo den Unterschied zwischen Redevielfalt und Polyphonie auf; diesen zwei Begriffen begegnet man aber nirgendwo bei ihm zusammen. Da die Redevielfalt erst fünf Jahre nach dem Erscheinen der *Probleme der Poetik Dostoevskijs* auftaucht, kann man vermuten, sie hätte den Begriff Polyphonie einfach ersetzt. Dagegen spricht jedoch die Tatsache, dass der Begriff Polyphonie speziell für die Analyse von Romanen Dostoevskijs entwickelt wurde. Die polyphonen Erzähler- oder Figurenreden sind zwar auch heterogen, aber ihre Elemente verweisen auf die konkreten Stimmen literarischer Figuren und nicht auf schon vorhandene Sprachsysteme, wie es bei der Redevielfalt der Fall ist.

5 Bachtin wird manchmal vorgeworfen, dass seine Begriffe schwammige Hirngespinste seien und sich eben deshalb sich auf alle möglichen Gegenstände anwenden ließen. Beispielsweise erklärte der prominente russische Philologe Michail Gasparov, dass der bachtinsche Begriff *Menippea* sich auf keine literarischen Quellen beziehe und zu einem Markenzeichen für alles würde, was Bachtin persönlich mochte, was er für gut und wichtig hielt (Gasparov 2006).

5 Wiederentlehnung

Rose Rosengard Subotnik bemüht sich, die Leserschaft durch die Verwendung mehrerer synonymer Begriffe nicht zu verwirren. Bachtinsche Polyphonie kommt bei ihr nicht vor, und sie hütet sich davor, von *mehreren Stimmen* innerhalb *einer Opernpartie* zu reden. Ganz umstritten hingegen erscheint die Vorgehensweise Anthony Grittens, der vorschlägt, die etablierten modernen Tonsatztechniken wie Anspielung, Parodie, Pastiche, Intertextualität, Zitieren usw. als Polyphonie – natürlich in Anlehnung an Bachtin – zusammenzufassen (Gritten 2011, 103). Gritten nennt unterschiedliche Arten des Verweisens auf andere Werke »polyphone Gesten«, die Werke selbst tauchen wiederum als »Stimmen« auf. So spricht er in Bezug auf den 3. Satz aus Strawinskys Violinkonzert (»Aria II«) von den »Stimmen« Bachs, Brahms', Tschajkowskijs. In semiotischen Begriffen formuliert, werden die Stimmen aus dem Bereich der Signifikanten in die Sphäre der Konnotationen transferiert: Es geht ja weder um real vorhandene Stimmen (wie auf der Bühne singende oder auf Notenlinien gedruckte Bässe oder Altstimmen), noch um direkte und eindeutige Referenzen auf sie in Orgel- und Klavierpolyphonie, sondern um mehrere vage Referenten, die ausschließlich im Bewusstsein eines impliziten Zuhörers sich (metaphorisch ausgedrückt) »vernehmbar machen«. Dieses Verfahren ersetzt die *physikalische* Gleichzeitigkeit unterschiedlicher Stimmen durch eine *virtuelle* Gleichzeitigkeit unterschiedlicher konnotativer Referenzen.

Hätte Gritten wie Subotnik das Konzept der Redevielfalt übernommen, würde die Frage sich nicht stellen, wieso der Begriff Polyphonie nun auf die Analyse ausdrücklich homophoner Musik angewendet wird. Sein Verfahren kann man dennoch doppelt rechtfertigen. Zum einen wechseln »polyphone Gesten« bei Strawinsky einander in ebenso rascher Aufeinanderfolge ab wie in den Romanen Dostoevskijs. Zum anderen lenken »polyphone Gesten« den impliziten Zuhörer auch in homophoner Musik ständig ab und muten ihm eine große Freiheit für die möglichen Ausrichtungen seiner Aufmerksamkeit zu, wie es in der genuin polyphonen Vokalmusik der Fall ist.

Trotzdem liegt in Grittens Darstellung der paradoxe Schluss nahe, dass der von Bachtin umgedeutete Polyphoniebegriff auf die Erforschung mancher Arten von musikalischer Homophonie angewendet werden kann. Der bachtinsche Begriff wäre für die Analyse von genuin polyphoner Musik ganz unbrauchbar, denn bei ihr müssen die unterschiedlichen Stimmen miteinander im Einklang bleiben, was kaum zu verwirklichen wäre, wenn sie alle auf unterschiedliche Diskurse bzw. Sprachsysteme verweisen. Damit das Gefüge einheitlich wird und sowohl horizontale Linien als auch vertikale Zusammenklänge »harmonisch« zusammenwirken, ist es unabdingbar, dass die Stimmen sich voneinander so wenig wie möglich unterscheiden.

Es gibt jedoch meines Erachtens zwei große Ausnahmen. Erstens ist das bachtinsche »Mit-sein« unterschiedlicher Bewusstseinsinstanzen in der mittelalterlichen Polyphonie aufzufinden, wo die Stimmen nacheinander und häufig von unterschiedlichen Musikern komponiert bzw. extemporiert wurden. Die übliche *Poly*glossie der Motetten wurde manchmal durch musikalische *Hetero*glossie verstärkt. Zweitens war es seltsamerweise kein Musiktheoretiker, sondern der Literaturwissenschaftler Werner Wolf, der auf eine naheliegende Parallele zwischen der monodimensionalen Linearität des literarischen Textes und der polyphonen Musik für einstimmige Instrumenten hingewiesen hat (Wolf 1999, 20). In J. S. Bachs Werken für Cello oder Violine Solo wird die sogenannte fragmentarische oder verborgene Polyphonie verwendet. Dabei erweckt *eine* kontinuierliche Melodie den Eindruck von Mehrstimmigkeit durch Springen zwischen entfernten Tonlagen, und deutet *mehrere* Melodien an, die vom impliziten Zuhörer nur im Bewusstsein vollständig ausgebaut und unterschiedlichen virtuellen Stimmen zugeschrieben werden. Was Bachtin als polyphones Wort beschreibt, ist Wolf zufolge die gleiche virtuelle Mehrheit von Stimmen in der Form von mannigfaltigen Konnotationen. In beiden Fällen wird die Simultanität durch die unvermeidliche Linearität des Lese- bzw. Spielprozesses verhindert und kommt im besten Fall nur imaginär zustande (Wolf 1999, 21).

Bibliographie

Bachtin, Michail (1979): *Die Ästhetik des Wortes.* Übers. v. Rainer Grübel, Frankfurt a.M.: Suhrkamp.

Bachtin, Michail (1985): *Probleme der Poetik Dostoevskijs.* Übers. v. Adelheid Schramm. Frankfurt a.M.: Ullstein.

Bachtin, Michail (1989): »Epos und Roman«, in: Ders., *Formen der Zeit im Roman. Untersuchungen zur historischen Poetik*, Frankfurt a.M.: Fischer Taschenbuch, 210–232.

Bachtin, Michail (2011): *Zur Philosophie der Handlung.* Übers. v. Dorothea Trottenberg, Berlin: MSB Matthes & Seitz.

Bergson, Henri (2013): *Schöpferische Evolution.* Übers. v. Margarethe Drewsen, Hamburg: Felix Meiner.

Christiansen, Broder (1909): *Philosophie der Kunst*, Hanau: Clauss und Feddersen.

Gasparov, Michail (2006): »Istorija literatury kak tvorchestvo i issledovanie: sluchaj Bachtina« (Doklad na mezhdunarodnoj nauchnoj konferencii »Russkaja literatura XX —XXI iskov: problemy teorii i metodologii izuchenija«, 10–11 nojabrja 2004, Moskva, MGU). *Vestnik gumanitarnoj nauki* 78(6). URL: http://vestnik.rsuh.ru/article.html?id =54924.

Gritten, Anthony (2011): »Distraction in Polyphonic Gesture«, in: Gritten, Anthony / King, Elaine (Hg.), *New perspectives on music and gesture*, Farnham: Ashgate, 99–122.

Gritten, Anthony (2012): »Music in Bakhtin's Philosophical Aesthetics«, in: Sheinberg, Esti (Hg.), *Music Semiotics: A Network of Significations in Honour and Memory of Raymond Monelle*, Farnham: Ashgate, 59–69.

Judina, Marija V. (1978): *Stat'i, vospominanija, materialy. (Aufsätze, Erinnerungen, Materialien).* Herausgegeben von Kuznecov, Anatolij M., Moskva: Sovetskij kompozitor.

Komarovič, Wassili (1924): »Roman Dostoevskogo ›Podrostok‹, kak hudozhestvennnoe edinstvo«, in: Dolinina, Arkadij S. (Hg.), *F. M. Dostoevskij. Stat'i i materialy*, Peterburg: Mysl', 29–68.

Kurth, Ernst (1948): *Grundlagen linearen Kontrapunkts*, Bern: Krompholz & Co.

Lowinsky, Edward (1989): »The Concept of Physical and Musical Space in the Renaissance (A Preliminary Sketch)«, in: Ders., Blackburn, Bonnie J. (Hg.), *Music in the Culture of the Renaissance and Other Essays*, Chicago: The University of Chicago Press, 6–18.

Rudova, Larissa (1996): »Bergsonism in Russia: The case of Bakhtin«, in: *Neophilologus* 80 (2), 175–188.

Scheler, Max (1923): *Wesen und Formen der Sympathie*, Leipzig: Poeschel & Trepte.

Scheler, Max (1980): *Der Formalismus in der Ethik und die materiale Wertethik. Neuer Versuch der Grundlegung eines ethischen Personalismus*, in: Ders., *Gesammelte Werke*, Bd. 2, Bern: Francke.

Subotnik, Rose R. (1996): *Deconstructive Variations: Music and Reason in Western Society*, Minneapolis: University of Minnesota Press.

Tjupa, Valerij (2013): »Heteroglossia«, Paragraph 2, in: Hühn, Peter et al. (Hg.), *The living handbook of narratology*, Hamburg: Hamburg University. URL: http://www.lhn.uni-hamburg.de/article/heteroglossia.

Wolf, Werner (1999): *The musicalization of fiction: a study in the theory and history of intermediality*, Amsterdam etc.: Editions Rodopi B.V.

Matthias Aumüller

Textinterferenzen und unzuverlässiges Erzählen. Zum Polyphonie-Konzept in der literaturwissenschaftlichen Narratologie[1]

Wolf Schmid zum 75. Geburtstag

Die vom Bachtin-Kreis aus der Musiktheorie übernommene Bezeichnung »Polyphonie« diente zunächst der Erfassung eines Charakteristikums der Werke Dostoevskijs und wurde später von Bachtin (in der zweiten Auflage seines Buchs über Dostoevskij) in einem langen Exkurs auf eine ganze literarische Tradition ausgedehnt. Allgemein gesagt ging es ihm um eine spezielle Art von mehrdeutiger Aussagestruktur narrativer Texte. In der Entwicklung der literaturwissenschaftlichen Narratologie wurde dieses Konzept aufgegriffen und zu einer Theorie der Textinterferenzen ausgebaut. Davon unabhängig etablierte sich in einem anderen Entwicklungsstrang der Narratologie das Konzept des unzuverlässigen Erzählers. Im Folgenden skizziere ich zunächst die Konzepte und analysiere ihre Gemeinsamkeiten und Unterschiede in theoretischer Hinsicht, um sie abschließend an Thomas Manns Erzählung *Unordnung und frühes Leid* zu erproben. Meine These ist, dass es sich nicht um alternative Konzepte handelt, sondern dass sie geeignet sind, einander zu ergänzen.

1 Textinterferenzen und unzuverlässiges Erzählen

1.1 Textinterferenzen

Was Textinterferenzen sind, bestimmt Wolf Schmid so:

> Der Begriff der Textinterferenz impliziert, dass der als vorgefunden fingierte Text der Figur im wiedergebenden Erzähltext auf eine bestimmte – und sei es auch noch so geringe Weise – bearbeitet, narratorial transformiert wird. (Schmid 2014 [2005], 173)

1 Der Artikel basiert in Teilen auf Erkenntnissen, die ich im Rahmen des Projekts »Literaturgeschichte, Interpretationstheorie und Narratologie. Über ihr Zusammenwirken am Beispiel des unzuverlässigen Erzählens im deutschsprachigen Nachkriegsroman« erarbeitet habe. Ich danke dem Schweizerischen Nationalfonds SNF und Tom Kindt (Universität Fribourg) für die großzügige Unterstützung des Projekts.

Anders gesagt: Eine Textinterferenz liegt vor, wenn Figurenrede innerhalb der Erzählrede in modifizierter Weise wiedergegeben wird (d. h. nicht wörtlich zitiert). Sie ist also syntaktisch eingebettet, wie etwa in der indirekten Rede. In diesem offensichtlichen Fall lassen sich die Anteile von Erzähl- und Figurenrede gut auseinanderhalten: Der Hauptsatz ist ebenso Teil der Erzählrede wie der Konjunktiv im Nebensatz. Interessanter – und für die Kategorie der Textinterferenz paradigmatisch – ist der Fall der erlebten Rede, da hier die Anteile der Figurenrede oftmals opak sind. Im Normalfall sind grammatisches Tempus und grammatische Person Teil der Erzählrede, während stilistische Faktoren der Figurenrede zuzurechnen sind. Ein Beispiel ist das folgende Zitat aus Wolfgang Koeppens Roman *Der Tod in Rom*, in dem das Register der Militärsprache mit der Erzählrede interferiert. Die Figur, um die es geht, ist der ehemalige SS-Offizier Judejahn: »Überdies drückte der Gürtel den Bauch zurück, und der Arsch war wie aufgehängt« (Koeppen 2015 [1954], 27). Hier ist es das letzte Substantiv, das stilistisch salient ist und das man als Teil der Figurenrede identifizieren kann. Es können aber auch ideologische Positionen sein, die die einer Figur sind, aber in der Erzählrede geäußert werden. Beim Gang durch Rom fällt Judejahns Blick auf öffentliche Bekanntmachungen:

> An der Gartenmauer klebten Affichen. Ein Jahrgang der Jugend wurde zum Heeresdienst einberufen. Das konnte den Schwächlingen nur gut tun. Für Waffen sorgte Onkel Sam. Aber deutsche Ausbilder taten ihnen not. (Koeppen 2015 [1954], 42)

Dass die Jugend aus »Schwächlingen« besteht, ist weniger stilistisch als ideologisch auffällig und markiert Judejahns Haltung ebenso wie der nationale Chauvinismus, der im letzten Satz zum Ausdruck kommt.

In Schmids oben zitierter Formulierung ist nicht ganz klar, wie viel Figurenrede in der Erzählrede vorkommen muss, damit man zu Recht sagen kann, dass sie mit der Erzählrede interferiert. Denn nicht immer lässt sich ein Lexem nachweisen. Nach Schmid können es selbst minimale Bedeutungseinheiten sein, die die Erzählrede aus der Rede einer Figur aufnimmt. Eine Textinterferenz liegt also schon dann vor, wenn Elemente in Form von semantischen oder pragmatischen Merkmalen der Figurenrede innerhalb der Erzählrede vorkommen.

Man sieht, dass der Begriff der Textinterferenz nur sinnvoll anzuwenden ist, wenn es eine Diskrepanz gibt zwischen Einheiten der Erzählrede, die der Erzählinstanz zugeordnet werden können, und Einheiten, die nicht zu ihr, sondern zu einer Figur gehören. Das ist nicht in jedem Fall zweifelsfrei zu klären. So kann zwar der erste Satz des letzten Zitats »An der Gartenmauer klebten Affichen« als perzeptiver Gehalt Judejahns bestimmt werden (da er sonst nicht über die Botschaft der Affichen nachdenken könnte), doch ob das Wort »Affichen« Judejahns Lexik entstammt, lässt sich nicht sagen. Als französisches Fremdwort scheint es nicht so recht zu Judejahn zu passen, wenngleich es damals sicherlich weniger ungebräuchlich war als heute. Trotzdem ist es eingebettet in einen Kontext, der Judejahns Bewusstseinsinhalt wiedergibt, und man kann sich daher fragen, was es zu bedeuten hat, dass ausgerechnet dieses Wort darin auftaucht. Die Antwort könnte darin liegen, dass damit ein Kontrast zu seinem nationalen Chauvinismus, der anschließend zum Ausdruck kommt, aufgebaut wird und diesen konterkariert, indem er zeigt, dass auch jemand wie Judejahn von der romanischen Welt geprägt ist, die ja zugleich die unmittelbare Umgebung seiner im Roman erzählten Erlebnisse ist und in der er wenig später den Tod finden wird.

Man sieht also noch etwas: dass selbst dort, wo keine eindeutige Zuschreibung möglich ist, das Mittel, Textinterferenzen zu erkennen, produktiv für weiterführende Interpretationen eingesetzt werden kann.

Was demgegenüber mit Gewissheit auf das Konto der Erzählinstanz geht, lässt sich an einer Passage zeigen, die davon berichtet, was Judejahn *nicht* versteht. Zunächst ist da die vage Erinnerung an seinen Vater, der ihn wegen seiner schlechten Leistungen in der Schule verhöhnte. Aber die Parallele zu Hitler zieht dann die Erzählinstanz, nicht die Figur Judejahn:

> Und so war es gut, daß er sich immer im Schatten eines Größeren gehalten hatte, daß er ein Trabant geblieben war, der glanzvolle Trabant des mächtigsten Gestirns, und er begriff noch immer nicht, daß diese Sonne, von der er Licht und die Befugnis zu töten geliehen hatte, auch nur ein Betrüger gewesen war, auch nur ein schlechter Schüler, auch nur ein kleiner Gottlieb, doch des Teufels auserwähltes Werkzeug, eine magische Null, eine Chimära des Volkes, eine Luftblase, die schließlich platzte. (Ebd., 46)

Besonders im zweiten Teil des Zitats liegt ein Fall von purer Erzählerrede vor, die sich nicht der Figurenrede bedient, da von etwas die Rede ist, was Judejahn »noch immer nicht [begriff]«. Mit Bezug auf die Stilebene lässt sich überdies eine Allegorie feststellen, also eine reiche rhetorische Orchestrierung, die einen unausgesprochenen gedanklichen Sprung enthält, dessen Weite wohl jenseits des geistigen Horizonts des bauernschlauen, brutalen Judejahn reicht. Die Parallele, die der Erzähler mit der Wendung »der glanzvolle Trabant des mächtigsten Gestirns« zieht, ist die zu Hitler. Schließlich gehört auch die Bezeichnung »kleiner Gottlieb« dem Erzählerhorizont an, da es sich um Judejahns Taufnamen handelt, den er verdrängt und der der Erzählinstanz als Etikett für den ehemaligen Schulversager dient. Die Einstellung der Erzählinstanz zur Figur, die sie charakterisiert, ist herablassend und auch ein wenig denunziatorisch.[2]

Wenn Erzähler- und Figurenrede interferieren, dann lassen sich mehrere Arten der Interferenz unterscheiden. Die dadurch gewonnenen Typen fallen bei

2 Allenfalls dass von Hitler zunächst als »Sonne« die Rede ist, markiert die Position der Figur, so dass auch in dieser Passage eine Textinterferenz vorliegt, insofern Sonne eine positive Konnotation hat (was nicht zwangsläufig der Fall ist) und die Beziehung der Figur markiert, während die Beziehung der Erzählinstanz bzw. des Autors zu Hitler negativ ist.

Schmid mit den Parametern zusammen, die er für die Erzählperspektive reklamiert, darunter die perzeptive Perspektive, aber eben auch die ideologische und die sprachlich-stilistische Ebene der Perspektive (vgl. Schmid 2014 [2005], 167). Auf dieser Basis erhält man ein Raster, nach dem man ein Redesegment absuchen kann. Die Anwendung dieses Rasters fördert Ergebnisse zum Verhältnis von Erzählinstanz und Figur zu Tage, von Erzählsubjekt zu seinem jeweiligen -objekt, und sensibilisiert den Interpreten für feine Unterschiede in der Erzählrede, die aus den Anteilen figuraler Rede- oder Diskursinhalte (oder auch -formen) resultieren.

1.2 Unzuverlässiges Erzählen

Nun zum unzuverlässigen Erzählen, das insofern schwieriger kurz und bündig darzustellen ist, als es sehr häufig Gegenstand literaturwissenschaftlicher bzw. narratologischer Analysen und Reflexionen ist und als es entsprechend viele unterschiedliche Definitionen gibt. Ich halte mich daher einfach an eine Konzeption, die ich im Großen und Ganzen überzeugend finde, und beschränke mich auf eine allgemeine Darstellung, ohne auf die Details einzugehen, die häufig für Unstimmigkeiten in den Definitionen sorgen. Das Phänomen des unzuverlässigen Erzählens wird, seitdem es intensiver beforscht wird, in mehrere Typen eingeteilt.[3] Grundlegend sind zwei Arten von Unzuverlässigkeit, die sich an unterschiedlichen Arten von Sprechhandlungen orientieren (vgl. Kindt 2008): der wertenden (normativen oder axiologischen) und der Wahrheit beanspruchenden (epistemischen oder alethischen) Unzuverlässigkeit. In beiden Fällen wird das intuitive Erzählerprivileg suspendiert, also die klassische Lektüresituation, dass man einer Erzählinstanz – zumal einer fiktional erzählenden Instanz – erst einmal abnimmt oder abnehmen muss, was sie sagt, weil es keine andere Autorität über das Erzählte gibt. Es gibt aber Fälle, in denen eben diese Autorität untergraben wird, etwa wenn sich die Erzählinstanz selbst in Widersprüche verstrickt oder etwas behauptet, was in Widerspruch zu sonstigen Informationen steht und sich am Ende als weniger plausibel herausstellt.

Die zwei Arten lassen sich folgendermaßen charakterisieren:

1. Das epistemische Erzählerprivileg wird suspendiert durch unwahre Behauptungen über die Beschaffenheit der erzählten Welt, deren Unwahrheit aber nicht von der Erzählinstanz erkannt oder verantwortet wird.

3 Mindestens seit Fludernik 1999, Martínez / Scheffel 1999 und Phelan / Martin 1999. Eingeführt hat es (mit normbezogenen Beispielen) Booth 1961.

2. Das normative Erzählerprivileg wird suspendiert durch inakzeptable Werturteile oder inakzeptables Verhalten, deren Inakzeptabilität aber nicht von der Erzählinstanz erkannt oder verantwortet wird.

Problematisch an diesen Charakterisierungen sind vor allem die in den jeweils letzten Nebensätzen formulierten Präzisierungen. »Verantwortet« ist ein wenig nebulös, soll aber andeuten, dass auch solche Erzählinstanzen unzuverlässig sind, die bewusst lügen, also die Unwahrheit dessen, was sie erzählen, erkennen, aber eben nicht verantworten, weil sie nicht dazu stehen. Sobald sie dazu stehen und sich dazu bekennen, sind sie schon nicht mehr unzuverlässig. Es gäbe noch sehr viel mehr dazu zu sagen, aber das wird an anderer Stelle erfolgen.[4]

Hier nur zwei kurze Beispiele für die eine und die andere Variante: »Ich bin nicht Stiller« lautet der berühmte erste Satz von Max Frischs Roman, und der sich White nennende Protagonist bleibt dabei, obwohl alles dafür spricht, dass er zumindest einmal Stiller war und nach landläufiger Überzeugung daher auch noch ist. Es ist also falsch, was der Erzähler behauptet, er äußert die Unwahrheit über ein Faktum der erzählten Welt. – Etwas komplexer ist der Fall normativer Unzuverlässigkeit. Auch dafür ein Beispiel aus demselben Jahr:

> Kurz und gut, der Heimkehrer soll sich nicht in Sachen einmischen, die er nicht versteht. [...] Warum muß er alles anders machen als Großvater? (Strittmatter 1960 [1954], 64f.)

Dies äußert ebenfalls der Titelheld, hier Martin Kraske, genannt Tinko, der noch kindliche Erzählerprotagonist, der bei seinem aus marxistischer Sicht rückständigen Großvater aufwächst und den aus sowjetischer Kriegsgefangenschaft zurückgekehrten und zum Sozialismus bekehrten Vater skeptisch beäugt, ihn statt »Vater« nur den »Heimkehrer« nennt und durch den Einfluss des Großvaters die innovativen Methoden des Vaters nicht zu schätzen weiß. Tinko ist also über lange Zeit – bis zu seiner eigenen Bekehrung durch einen marxistischen Lehrer und seine Integration bei den Jungen Pionieren – ein axiologisch unzuverlässiger Erzähler, weil er Personen und Situationen in der erzählten Welt (temporär) nicht im Sinne der im und mit dem Werk vermittelten Werteverteilung einschätzt.

2 Historisches und Systematisches

Der Begriff der Textinterferenz lässt sich rezeptionsgeschichtlich direkt bis zu seinen Wurzeln in Abhandlungen des Bachtin-Kreises zurückverfolgen. Das mag auf den ersten Blick erstaunen, weil *Textinterferenz* eine Kategorie ist, die

4 Im ersten Kapitel der Projektmonographie. Vgl. Anm. 1.

theoriegeschichtlich im Umfeld des Strukturalismus geprägt wurde (Doležel 1973, Schmid 1973), der seinerseits als Weiterentwicklung des russischen Formalismus gesehen wird (Doležel 1990), während Bachtin und sein Kreis wiederum nach verbreiteter Überzeugung als Opponenten der Formalisten gelten. Das jedoch war nicht immer so. Als Bachtin im Westen entdeckt wurde, klassifizierte z.B. Todorov (1973, 157) ihn umstandslos als Vertreter des russischen Formalismus (vgl. dazu Aumüller 2007). Erst im Zuge der Etablierung poststrukturalistischer Positionen nicht zuletzt im Gefolge von Julia Kristevas Aneignung und Weiterentwicklung von Positionen vor allem des späten Bachtin wurde dieses erste Bild von Bachtin verdrängt.

Die Wahrheit ist, wie so oft, komplizierter. Das liegt nicht nur daran, dass die Autorschaft vieler Schriften der im Kollektiv arbeitenden Partizipanten des Bachtin-Kreises ungeklärt ist, die Aufarbeitung durch Mystifikation erschwert wurde (vgl. Alpatov 2005) und die Zweitauflagen wichtiger Publikationen wie vor allem Bachtins Buch über Dostoevskij (1985 [1963]) den Blick auf die erste Auflage (1929) verstellen; es liegt vor allem daran, dass die Haltung, die in diesen Schriften gegenüber den Formalisten zum Ausdruck kommt, uneinheitlich ist. Auffällig ist immerhin, dass gerade Bachtins Abhandlung keine kritische Auseinandersetzung mit den Formalisten enthält, sondern im Gegenteil formalistische Konzepte wie Parodie und Stilisierung aufnimmt und als Unterbau für das Konzept der Dialogizität bzw. Polyphonie nutzt (vgl. Aumüller 2010). Hinzu kommt, dass ein Formalist der ersten Stunde, Lev Jakubinskij, akademischer Leiter des Bachtin-Freundes Valentin Vološinov war (Alpatov 2005, 47). Und es gibt über Vološinov nicht nur eine persönliche Verbindung zum Bachtin-Kreis; in Vološinovs Buch *Marxismus und Sprachphilosophie* (1975 [1929]), in dem der Begriff der (Rede)interferenz erstmals Verwendung findet (Schmid 2014 [2005], 165), wird mehrmals affirmativ auf Jakubinskij verwiesen. Darüber hinaus gibt es auch inhaltliche Parallelen.[5] Gerade in Bachtins zentralem Konzept der Dialogizität bzw. Polyphonie lassen sich Merkmale identifizieren, die auch für Vološinovs Ansatz wesentlich sind und schon in Jakubinskijs (2004 [1923]) Auffassung dialogischer Rede eine exklusive Rolle spielen (Aumüller 2006).

Nach Jakubinskij, der in seiner Abhandlung einige Beispiele für die pragmatische Einbettung von semantischen Phänomenen gibt, ist ein Charakteristikum dialogischer Rede die Interdependenz dialogischer Äußerungen:

5 Die Unterschiede zwischen den beiden Gruppierungen sind eher im allgemein-methodologischen Bereich zu suchen: zwischen dem Holismus des Bachtin-Kreises und dem Partikularismus der Formalisten, vgl. Aumüller 2007. Der offenkundigste Unterschied *innerhalb* des Bachtin-Kreises ist, dass die beiden literatur- bzw. sprachwissenschaftlich arbeitenden Kollegen, Valentin Vološinov und Pavel Medvedev, eine starke marxistische Orientierung hatten. Dieser Unterschied sollte aber nicht die Gemeinsamkeiten bzgl. Ästhetik und Poetik sowie bzgl. der impliziten Methodologien verdecken.

> [Diese Möglichkeit des wechselseitigen Unterbrechens] bestimmt in sehr hohem Maße den gesamten Prozeß des Sprechens. Die Erwartung dieser ›Unterbrechung‹, das Sich-Äußern unter Berücksichtigung des hier ebenfalls anwesenden, sich auf seinen Beitrag vorbereitenden Gesprächspartners, eine gewisse Angst davor, daß man nicht zu Ende sagen darf, was man gern sagen möchte – dies alles bestimmt charakteristischerweise unser Sprechen im Dialog. (Jakubinskij 2004 [1923], 405 [§ 30])

Diesen Kerngedanken nimmt nicht nur Vološinov in seinen Begriff der Redeinterferenz auf, sondern auch Bachtin, der ihn selbst aus der zweiten Auflage seines Buches nicht entfernt, ist er doch zentral für seine gesamte Konzeption:

> [Jemand spricht] wie aus zwei Perspektiven gleichzeitig: so wie er selbst sie versteht und von anderen verstanden wissen will und so, wie sie ein anderer verstehen kann. (Bachtin 1985 [1963], 233)

Dialogizität im engeren Sinne ist die Anspielung auf eine fremde Rede, ohne diese zu parodieren oder zu stilisieren. Dialogizität ist damit wie Textinterferenz ein lokaler Begriff zur Charakterisierung einzelner Sätze oder Teilsätze, wohingegen Polyphonie ein globaler Begriff zur Charakterisierung eines ganzen Textes ist und darüber hinaus eine weitere Komponente enthält.

Während Jakubinskijs ursprünglich linguistische Konzeption der dialogischen Rede und mit ihr die spätere literaturwissenschaftliche Adaption als Theorie der Textinterferenz mit Blick auf die jeweiligen Anteile von Hörer und Sprecher bzw. Figur und Erzähler in einem Satz deskriptiv sind, fügt Bachtin der Grundidee noch eine *normative* Komponente hinzu. Sie kommt gleich zu Beginn zum Ausdruck, als Bachtin den Begriff der Polyphonie einführt, der im weiteren Verlauf seiner Abhandlung mehr und mehr von dem Begriff der Dialogizität abgelöst wird:

> Die Vielfalt selbständiger und unvermischter Stimmen und Bewußtseine, die echte Polyphonie vollwertiger Stimmen ist tatsächlich die Haupteigenart der Romane Dostoevskijs. (Bachtin 1985 [1963], 10 [Kursive getilgt, M.A.])

Was zunächst als ein Charakteristikum nur von Dostoevskijs Erzählkunst vorgesehen war, übertrug Bachtin in späteren Jahren auf eine ganze literarische Tradition. Aber nicht darauf kommt es im vorliegenden Zusammenhang an, sondern auf die Forderung, dass die Stimmen – gemeint sind die verschiedenen Figuren inklusive des Erzählers – selbständig und vollwertig sein sollen. Dies erläutert Bachtin folgendermaßen:

> Das Wort des Helden über sich selbst und die Welt hat genau so viel Gewicht wie das gewöhnliche Autorenwort; es wird weder der objektivierenden Gestalt des Helden als ein ihn charakterisierendes Moment untergeordnet, noch dient es als Sprachrohr der Autorenstimme. (Bachtin 1985 [1963], 11)

Man kann diese Passage folgendermaßen paraphrasieren, indem man die Übersetzung an die heute übliche Terminologie anpasst: Was die Figur sagt, ist unabhängig von dem zu bewerten, was die Erzählinstanz sagt; die Figurenrede dient in diesem Fall weder als bloße Charakterisierung der Figur noch als Sprachrohr des Autors. M. a. W.: Wenn die Figurenrede nicht nur Objekt der Erzählinstanz ist, die damit eine Eigenschaft der Figur vorführt und sich von dieser Eigenschaft wertend distanziert, und wenn die Erzählinstanz die Figur auch nicht dazu benutzt, eigene Ansichten zu verbreiten, dann ist die Figurenrede in Bachtins Sinne selbständig und der Erzählrede gleichrangig. Die Erzählrede entbehrt in diesem Fall ihres traditionellen Privilegs, eine verlässliche Orientierung über die Verhältnisse in der erzählten Welt zu geben. In der Aussagestruktur der Romane Dostoevskijs, so Bachtins zentrale These, sei das Privileg der Erzählinstanz aufgehoben zugunsten einer Meinungsvielfalt, die als solche den Sinn der Romane ausmacht. Anders gesagt: Was wahr oder richtig ist in der Romanwelt, bestimmt nicht mehr allein die Erzählinstanz, sondern ergibt sich erst im Zusammenspiel mit dem, was die Figuren sagen, oder wird in Teilen auch ganz offengelassen.

So expliziert, zeigt sich recht deutlich, dass Bachtins Konzeption dem ähnelt, was unter unzuverlässigem Erzählen verstanden wird. Denn wie ich oben dargelegt habe, ist es sein entscheidendes Kennzeichen, dass das Erzählerprivileg suspendiert wird. Dieses Ergebnis muss nicht überraschen, denn Bachtin erarbeitet seine Theorie ja an Dostoevskijs Erzählkunst, also an einem literarischen Korpus, das, wie man inzwischen festgestellt hat (Manns 2005), stark durch das unzuverlässige Erzählen geprägt ist. Auch die für Bachtin wichtige slavistische *skaz*-Theorie über literarisch fingierte Mündlichkeit bei Autoren wie Nikolaj Gogol' oder Nikolaj Leskov weist Parallelen zum Konzept des unzuverlässigen Erzählens auf (Ohme 2015).

Die, historisch gesehen, ganz verschiedenen Fach- und Forschungstraditionen, die hinter den beiden Konzepten der Polyphonie bzw. Textinterferenz einerseits und des unzuverlässigen Erzählens andererseits stehen, weisen also eine systematische Gemeinsamkeit auf. Eine interessante weitere Gemeinsamkeit ist, dass die Polyphonie- / Interferenz-Konzeption des Bachtin-Kreises von der formalen Methode inspiriert ist, wie die Konzeption des unzuverlässigen Erzählens im Rahmen von Booths sog. rhetorischem Ansatz auf dem Boden des *New Criticism* entstanden ist und sich von diesem absetzt. Beide Konzeptionen reagieren also auf jeweils streng textbezogene (werkimmanente) literaturwissenschaftliche Methodologien und erweitern sie, beide übrigens, indem sie die ideologischen Positionen, die in literarischen Texten zum Ausdruck kommen, in die Textanalyse einbeziehen. Heißt das aber auch, dass die beiden Konzepte austauschbar sind bzw. dass eines der beiden aufgegeben werden kann?

Ich meine: Nein. Zunächst sollte man eine Differenzierung der beiden Ansätze vornehmen. Charakteristisch für Bachtins Konzeption ist, dass die Widersprüche, die die Polyphonie ausmachen, nicht aufgelöst werden. Er spricht in der späteren Abhandlung *Das Wort im Roman* (1979 [1934]) auch von der »Unabgeschlossenheit« des Werks, um denselben Gedanken auszudrücken. Damit ist das schon Beschriebene gemeint, nämlich dass die verschiedenen Instanzen – Figuren und Erzählinstanzen – auch unterschiedliche Standpunkte vertreten, die im Werk nicht (alle) widerlegt werden und daher als mögliche Wahrheiten zu gelten haben. Demgegenüber ist die Schlussfolgerung, dass eine Geschichte unzuverlässig erzählt wird, in der Regel ein Ergebnis, das die über weite Strecken des Erzählens offen gebliebenen Fragen beantwortet. Das Verhältnis der Redeinhalte von Figuren und Erzählinstanzen ist dann nicht mehr offen, sondern abgeschlossen.

Demnach unterscheidet sich Polyphonie von Unzuverlässigkeit dadurch, dass sie einen Erzähltext charakterisiert, dessen unterschiedliche Redeinstanzen (mit Bezug auf ein oder mehrere Themen) miteinander epistemisch oder axiologisch konkurrieren, ohne dass am Ende einer dieser Instanzen erkennbar Recht gegeben würde, auch und gerade nicht der Erzählinstanz. Unzuverlässig erzählt ist ein Text demgegenüber dann, wenn die Erzählinstanz in dieser Konkurrenzsituation verliert und keine Wahrheit (mit Bezug auf ein oder mehrere Themen) verbürgt oder keine axiologisch richtige Einstellung zum Ausdruck bringt. In diesem Fall lässt sich aber eine Wahrheit oder eine richtige Haltung feststellen, während im Fall polyphoner Texte keine Wahrheit bzw. keine richtige Haltung ermittelbar ist. Allerdings gilt dies nur, wenn man einen engen Begriff des unzuverlässigen Erzählens zugrunde legt. Viele Konzeptionen subsumieren jedoch auch solche Texte unter das unzuverlässige Erzählen, die lediglich Zweifel an der Wahrheit des Erzählten wecken, ohne jedoch eine Auflösung anzubieten. Sie lassen es also offen. Ich habe an anderer Stelle versucht zu zeigen, wie sehr sich diese beiden Typen des unzuverlässigen Erzählens voneinander unterscheiden (Aumüller 2018).

Genau an dieser Stelle zeigt sich eine mögliche Verbindung der beiden Begriffe. Mit Hilfe des Begriffs der Polyphonie lassen sich Texte, die darauf angelegt sind, Wahrheit und Eindeutigkeit mit Bezug auf die Verhältnisse in der erzählten Welt zu verweigern, erfassen und von solchen Texten unterscheiden, die im strengen Sinne unzuverlässig erzählt sind, indem ihre Erzählinstanzen erkennbar die Unwahrheit vermitteln. Meiner Meinung nach sind Texte, deren Anlage so geartet ist, dass sich – z.B. mit Bezug auf eine oder mehrere *zentrale* Eigenschaften der erzählten Welt – *keine Wahrheit* ermitteln lässt, sowie derart, dass die Erzählinstanz mit Bezug auf diese Eigenschaften *vage* ist, theoretisch anders zu verorten als Texte, deren Anlage so geartet ist, dass sich – z.B. mit Bezug auf eine oder mehrere zentrale Eigenschaften der erzählten Welt – *eine Wahrheit* ermitteln lässt, sowie derart, dass die Erzählinstanz mit Bezug auf diese Eigenschaften *Unwahres* äußert oder zu verstehen gibt. Der Begriff der Polyphonie ist demnach ein Kandidat, mit dem man solche Fälle erfassen kann, die zwar irgendwie in die Nähe des unzuverlässigen Erzählens gehören, aber sich von den prototypischen Beispielen doch signifikant durch ihre interpretatorische Offenheit oder »Unabgeschlossenheit« unterscheiden. Polyphonie ist also eine Kategorie, die der des unzuverlässigen Erzählens koordiniert wäre.

3 Thomas Manns *Unordnung und frühes Leid*

Oben habe ich schon erwähnt, dass Dialogizität resp. Textinterferenz lokale Begriffe zur Analyse von Satzstrukturen sind, Polyphonie und unzuverlässiges Erzählen hingegen Begriffe zur Charakterisierung ganzer Texte oder abgeschlossener Einheiten innerhalb von Texten (intradiegetischer Erzählungen z. B.). Den Unterschied zwischen einem polyphonen Text, dessen Figuren- und Erzählrede in ihren Interferenzen so sehr ineinanderlaufen, dass eine einheitliche Position zu den verhandelten Themen nicht ermittelbar ist, und einem unzuverlässig erzählten Text, dessen Erzählinstanz über einzelne Sachverhalte die Unwahrheit sagt, möchte ich abschließend an einer heterodiegetischen Erzählung von Thomas Mann kurz verdeutlichen.

Unordnung und frühes Leid (1925) erzählt von einer Hausparty, die die zwei fast erwachsenen Kinder des Professors für Geschichte, Abel Cornelius, veranstalten (die im Titel angesprochene »Unordnung«), und davon, was diese Party für Auswirkungen auf eines der beiden anderen jüngeren Kinder hat, »Lorchen«, den Augenstern des Professors (nämlich »frühes Leid«). Das Mädchen bekommt einen Anfall, als es zu Bett gehen muss, teils aus Übermüdung, teils vielleicht auch wegen eines Anflugs von verfrühtem Liebeskummer, denn erst ihr Tanzpartner kann sie beruhigen, was der Vater anfangs mit Unbehagen registriert, um sich dann damit zu trösten, dass in dem Alter, in dem Lorchen ist, am nächsten Tag bereits alles vergessen sein wird.

Unübersehbar ist die Erzählung auf dem starken Kontrast zwischen Alt und Neu, Vergangenheit und Gegenwart, Alt und Jung, Ordnung und Unordnung, Bürgertum und Künstlertum aufgebaut, wobei Cornelius mit seinen Eigenschaften ausschließlich auf der linken Seite des Kontrasts verortet wird. Für Thomas Mann selbst war das nicht ganz so einfach, aber Cornelius ist keine Figur, die zerrissen ist, also kein literarisches Abbild ihres Autors, höchstens ein Teilabbild, deren allgemeine Einstellung mit bestimmten Zügen des Autors zusammenfallen. Darum greifen Interpretationen zu kurz, die in Cornelius nur ein Sprachrohr des Autors sehen.

In der Erzählung werden zu einem nicht geringen Anteil Cornelius' Gedanken wiedergegeben. Aber nicht nur. Am Anfang wird der Diener der Familie eingeführt und dem älteren Sohn Bert gegenübergestellt:

> Er [Bert] zeigt entschiedene Ähnlichkeit mit Xaver Kleinsgütl, dem gleichaltrigen Hausdiener: nicht weil er gewöhnlich aussähe – er gleicht in den Zügen sogar auffallend seinem Vater, Professor Cornelius –, sondern eher kraft einer Annäherung von der anderen Seite her [...]. (Mann 1990 [1925], 618)

Die Passage enthält eine gnomische Implikation. Aus der Wendung »nicht weil er gewöhnlich aussähe« und der Ähnlichkeit mit dem Hausdiener folgt die allgemeine Überzeugung, dass Diener gewöhnlich aussehen. Damit wird ein Zusammenhang zwischen Aussehen und sozialer Position hergestellt (aber nicht bewertet). Die Frage ist, wessen Überzeugung dies ist, die darin zum Ausdruck kommt. Einiges deutet darauf hin, dass es sich um die Einstellung des Professors handelt, denn die Ereignisse werden überwiegend aus der Sicht des Professors vermittelt, und die Erzählung folgt durchgängig ihm. Mit der Erzählrede interferiert demnach hier die Überzeugung der Figur.

Andererseits sind es gerade solche gnomischen Implikationen, die Dorrit Cohn (2000, 311) in Bezug auf Manns *Tod in Venedig* dazu bewogen haben, sie statt der Figur oder dem Autor einer heterodiegetischen Erzählinstanz zuzuordnen und der Erzählung axiologische Unzuverlässigkeit zu attestieren. Ähnlich ließe sich hier argumentieren vor dem Hintergrund der (durchaus schlüssigen) Interpretation, wonach Thomas Mann die Erzählung in der Phase schrieb, als er sich zum Republikaner entwickelte und nicht mehr die Ansichten des Professors vertrat (Hoffmeister 1990). Die Erzählung wäre unter dieser Interpretation unzuverlässig, weil sie die Position von Cornelius nicht als sich überlebt habend kenntlich macht, sondern sogar durch interne Fokalisierung eher die Identifikation mit Cornelius ermöglicht. Allerdings müsste man für die definitive Zuschreibung tatsächlich nachweisen können, dass Thomas Mann mit diesem Werk die Überzeugungen des Professors als nicht mehr zeitgemäß und somit als unangemessen darstellen wollte. Die bloße Feststellung, dass er seine politischen Überzeugungen in dieser Zeit änderte, reicht dafür nicht aus, denn er mag durchaus noch Verständnis und sogar Sympathie für konservative Haltungen aufgebracht und eben diese Sympathie mit Cornelius in der Erzählung ausgedrückt haben.

Tatsächlich zeigt sich in der Erzählung beides, Sympathie und Wehmut, aber auch die Anerkennung des Neuen. Es handelt sich also um durchaus gegensätzliche Standpunkte, die die Erzählinstanz hier *mit* und *gegen* Cornelius vertritt, und mir scheint, dass es gerade diese Offenheit ist, die den Text am besten charakterisiert, und gerade nicht eindeutige Unzuverlässigkeit, mit deren Hilfe Abel Cornelius *nur* der Lächerlichkeit und hoffnungsloser Antiquiertheit geziehen würde. Die polyphone Anlage des Textes sorgt gerade dafür, dass Cornelius' Antiquiertheit *auch* aufscheint, aber doch *auch* seine bildungsmäßige Überlegenheit und seine Fähigkeit, über der Zeit zu stehen, während er nicht mit der Zeit geht.

Bibliographie

Alpatov, Vladimir (2005): *Vološinov, Bachtin i lingvistika*, Moskau: Jazyki Slavjanskich Kul'tur.

Aumüller, Matthias (2006): »Der Begriff des Dialogs bei Bachtin und Jakubinskij: Eine begriffsgeschichtliche Untersuchung«, in: *Zeitschrift für Slawistik* 51.2, 170–195.

Aumüller, Matthias (2007): »Le cercle de Bakhtine et la méthodologie en ›science de la littérature‹ dans les années 1920«, ins Franz. übers. v. Céline Letawe, in: Vauthier, Bénédicte (Hg.), *Bakhtine, Volochinov et Medvedev dans les contextes européen et russe*, Toulouse: Département de Slavistique de l'Université de Toulouse-Le Mirail (*Slavica Occitania* 25), 285–302.

Aumüller, Matthias (2010): »Michail Bachtin«, in: Martínez, Matías / Scheffel, Michael (Hg.), *Klassiker der modernen Literaturtheorie*, München: C.H. Beck, 105–126.

Aumüller, Matthias (2018): »Offenheit und Geschlossenheit als interpretationstheoretische Funktionen des unzuverlässigen Erzählens«, in: *Journal of Literary Theory* 12.1, 127–150.

Bachtin, Michail (2000 [1929]): »Problemy tvorčestva Dostoevskogo [Probleme des Werks von Dostoevskij]«, in: Ders., *Sobranie sočinenij* 2, Moskau, 5–175.

Bachtin, Michail (1979 [1934]): »Das Wort im Roman«, in: Ders., *Die Ästhetik des Wortes*, Frankfurt a.M.: Suhrkamp, 155–300.

Bachtin, Michail (1985 [1963]): *Probleme der Poetik Dostoevskijs*, Frankfurt a.M.: Ullstein.

Booth, Wayne C. (1961): *The Rhetoric of Fiction*, Chicago: University of Chicago Press.

Cohn, Dorrit (2000): »Discordant Narration«, in: *Style* 34.2, 307–316.

Doležel, Lubomír (1973): *Narrative Modes in Czech Literature*, Toronto: University of Toronto Press.

Doležel, Lubomír (1990): *Occidental Poetics: Tradition and Progress*, Lincoln: University of Nebraska Press.

Fludernik, Monika (1999): »Defining (In)Sanity. The Narrator of The Yellow Wallpaper and the Question of Unreliability«, in: Grünzweig, Walter / Solbach, Andreas (Hg.), *Grenzüberschreitungen. Narratologie im Kontext / Transcending Boundaries. Narratology in Context*, Tübingen: Narr, 75–95.

Frisch, Max (1954): *Stiller*. Frankfurt a.M.: Suhrkamp.

Hoffmeister, Werner (1990): »Thomas Manns *Unordnung und frühes Leid:* Neue Gesellschaft, neue Geselligkeit«, in: *Monatshefte* 82.2, 157–176.

Jakubinskij, Lev (2004 [1923]): »Über die dialogische Rede«, in: Ehlich, Konrad / Meng, Katharina (Hg.), *Die Aktualität des Verdrängten. Studien zur Geschichte der Sprachwissenschaft im 20. Jahrhundert*, Heidelberg: Synchron, 383–433.

Kindt, Tom (2008): *Unzuverlässiges Erzählen und literarische Moderne. Eine Untersuchung der Romane von Ernst Weiß*, Tübingen: Niemeyer.

Koeppen, Wolfgang (2015 [1954]): *Der Tod in Rom*, Berlin: Suhrkamp (Werke, Bd. 6).
Mann, Thomas (1990 [1925]): »Unordnung und frühes Leid«, in: Ders., *Erzählungen*. Frankfurt a.M.: Fischer (Gesammelte Werke, Bd. 8), 618–657.
Manns, Sophia (2005): Unreliable narration *in der russischen Literatur. F. M. Dostoevskijs* Zapiski iz podpol'ja *und V. V. Erofeevs* Moskva-Petuški *im Vergleich*, Frankfurt a.M.: Lang.
Martínez, Matías / Scheffel, Michael (1999): *Einführung in die Erzähltheorie*, München: C.H. Beck.
Ohme, Andreas (2015): Skaz *und* Unreliable Narration. *Entwurf einer neuen Typologie des Erzählers*, Berlin: de Gruyter.
Phelan, James / Martin, Mary P. (1999): »The Lessons of ›Weymouth‹. Homodiegesis, Unreliability, Ethics, and *The Remains of the Day*«, in: Herman, David (Hg.), *Narratologies. New Perspectives on Narrative Analysis*, Columbus, OH: Ohio State Univ. Press, 88–109.
Schmid, Wolf (1973): *Der Textaufbau in den Erzählungen Dostoevskijs*, München: Fink.
Schmid, Wolf (2014 [2005]): *Elemente der Narratologie*. 3., verb. u. erw. Aufl., Berlin: de Gruyter.
Strittmatter, Erwin (1960 [1954]): *Tinko*, Berlin: Aufbau.
Todorov, Tzvetan (1973): »Structuralism and Literature«, in: Chatman, Seymour (Hg.), *Approaches to Poetics*, New York: Columbia UP, 153–168.
Vološinov, Valentin (1975 [1929]): *Marxismus und Sprachphilosophie*, Übers. d. 2. Aufl. Leningrad 1930, Frankfurt a.M.: Ullstein, 1975.

Isabel Zollna

Das polyphone Spiel mit dem Signifikanten: Klangrepräsentationen und Bildevokationen bei Raymond Queneau

1 Einleitung

Mit diesem Titel beziehe ich mich auf die Polyphonie als Vielstimmigkeit in einigen Romanen Queneaus, d.h. auf die Repräsentation von Akzenten und inexistenten Referenten bzw. Konzepten anhand von Lautbildern und Schriftbildern. Dabei verwende ich den Polyphoniebegriff analog zur Vielstimmigkeit in der Musik, allerdings unter Rückgriff auf Bachtins 5. Kapitel in seinem Dostoevskij-Buch, wo er vom »zweistimmigen Wort« spricht (Bachtin 1985 [1929], 206). Vor allem Bachtins starker Bezug auf die Parodie drängt – besonders bei der Beschäftigung mit Queneau – eine Auseinandersetzung mit seinem 5. Kapitel (»Das Wort bei Dostoevskij«, Bachtin 1985 [1929], 202–302) auf. Dieses Kapitel liefert keine Beispiele, wodurch die Definitionen einen sehr großen Assoziationshorizont eröffnen. Das birgt zwar das Risiko des Missverständnisses, doch wenn dem so ist, hoffe ich, ihn produktiv (d. h. kreativ) missverstanden zu haben. Es handelt sich hiermit also um den Versuch, als Sprachwissenschaftler ein literarisch-metalinguistisches Verfahren (so nennt Bachtin selbst seinen Zugriff auf eine adäquate Sprachwissenschaft) auf Queneaus Sprachspiele orthografischer und lautlicher Natur zu beziehen. Bachtin führt den Begriff Metalinguistik ein, um auf Interaktion in der Kommunikation, d.h. im modernen Sinne Kontextuelles und Soziolinguistisches hinzuweisen. Er unterscheidet zwischen einer Systemlinguistik – eine reine Linguistik, die keinen Unterschied zwischen monologischem und polyphonem Wortgebrauch kennt –, und der Metalinguistik (Bachtin 1985 [1929], 202), die soziolinguistisch, interaktiv und dialogisch ist. Im Abschnitt zur Parodie spricht Bachtin davon, dass zwei Bewusstseine oder zwei Ansichten im zweistimmigen Wort der Parodie »kämpferisch« aufeinandertreffen.

> Anders verhält es sich bei der Parodie. Der Autor spricht wie bei der Stilisierung mit Hilfe eines fremden Wortes, aber im Unterschied zur Stilisierung führt er in dieses Wort eine Bedeutungsrichtung ein, die der fremden Richtung direkt entgegengesetzt ist. Die

> zweite Stimme [...] stößt hier feindlich mit seinem eigenen Herrn zusammen und zwingt ihn, genau entgegengesetzten Zielen zu dienen. Das Wort wird zur Kampfarena zweier Stimmen. (Bachtin 1985 [1929], 215)

Ich benutze im Folgenden den Begriff Stimme aber nicht metaphorisch, sondern im unmittelbaren Wortsinn: bezogen auf den *code phonique* und den diesen repräsentierenden *code graphique*.[1]

1.1 Queneaus Sprachspiele und bachtinsche Polyphonie

Zunächst stelle ich die uns hier interessierenden Schreibungen vor. Repräsentationen des *code parlé*[2] lasse ich außen vor:

(1) Zey lâffe, dit Lehameau, bicose zey are stioupide. [...] Zey lâffe bicose zey dou nott undèrstande. (*Un rude hiver*, 9)

›They laugh because they are stupid, sagte Lehameau, because they do not understand‹

(2) »Aïe laïke zatt : you dou nott lâffe.« (*Un rude hiver*, 10).

›I like that: you do not laugh‹

(3) – Itt ouaze véri inntérestigne, dit Lehameau. Ao dou you dou? – Très bien, merci, dit la Mademoiselle militaire. Et vous ? – Tiens, vous parlez français ? (*Un rude hiver*, 10)

›It was very interesting, sagte Lehameau, How do you do? – Sehr gut, danke, sagte das Fräulein Militär. Und Sie? – Ach, Sie sprechen Französisch?‹

(4) Aô douïoudou missouidze [Miss Weeds], dit Lehameau. – Très bien je vous remercie, j'adore ce temps-là. – Lisseun, dit Lehameau, lisseun missouidze, lisseun ze ouind. – Si nous nous promenions le long de la mer ? (*Un rude hiver*, 73)

---

1 Ludwig Söll (1980) unterscheidet sowohl zwischen der materiellen Manifestation von Sprache im Laut (*code phonique*) und in der Schrift (*code graphique*), als auch der konzeptuellen Differenz zwischen gesprochener (*code parlé*, im Sinne von umgangssprachlicher) und geschriebener (*code écrit*, an der Standardnorm ausgerichteter) Textproduktion. Diese notwendige Differenzierung beim Sprachgebrauch wird durch Koch/Oesterreicher (1985) präziser als der konzeptuelle Unterschied zwischen Nähe- und Distanzsprache bezeichnet, da hier die materielle Seite klarer abgegrenzt wird, was beim Begriffspaar *parlé* (gesprochen) und *écrit* (geschrieben) nicht der Fall ist.

2 Ein Beispiel mag genügen: – »C'est pas très correct ce que je vais vous demander, qu'il dit, c'est même un peu *zosé*, mais *zenfin* nous sommes *zentre zommes* [Hervorheb. IZ]« (Queneau 1975 [1948], 226). Die Version im Standardfranzösischen würde lauten: Ce *n*'est pas très correct ce que je vais vous demander, *dit-il*, c'est même un *peu osé, mais enfin* nous sommes *entre hommes.* D.h. Queneau verschriftet vor allem die *liaison* bei Wortverbindungen mit Vokalanlaut (*mais‿enfin*), die in diesem Beispiel auch an Stellen gemacht wird, in denen es keine Verbindung eines auslautenden -s mit einem anlautenden Vokal gibt: *zosé, zommes.*

›How do you do Miss Weeds, sagt Lehameau. – Sehr gut, ich danke Ihnen, ich liebe dieses Wetter. Lissen, sagt Lehameau, lissen Miss Weeds, lissen the wind. – Und wenn wir am Meer entlang spazieren gehen?‹

(5) Youhar véri courajeusse, dit Lehameau. – J'adore ce temps-là. – Vous parlez bien français. – Ma mère était Française. – Ah oui, c'est vrai. (*Un rude hiver*, 57)

›You are very courageuse, sagte Lehameau. – Ich liebe dieses Wetter. – Sie sprechen gut Französisch. – Meine Mutter war Französin.‹

(6) [...] Esquiouze euss, dit le campeur mâle, mà wie sind lost. – Bon début, réplique Cidrolin. – Capito ? Egarrirtes... lostes. – Triste sort. – Campigne ? Lontano ? Euss... smarriti... (*Les fleurs bleues*, 18–19)

›[...] Excuse us, sagte der männliche Camper, aber [ital. mà] wir sind verloren. – Guter Anfang, erwidert Cidrolin. – Capito? Egarrirtes [sich verlaufen = s'égarer in spanischer Formenbildung], verlorene. – Trauriges Schicksal. – Campigne? Weit? Us ... verheiratet...‹

(7) – Il cause bien, murmura Cidrolin, mais parle-t-il l'européen vernaculaire ou le néo-babélien ? – Ah, ah fit l'autre avec les signes manifestes d'une vive satisfaction. Vous ferchtéer l'iouropéen? – Un poco, répondit Cidrolin; mais posez là votre barda, nobles étrangers, et prenez donc un glass avant de repartir. – Ah, ah, capito : glass. (*Les fleurs bleues*, 19)

›Er parliert gut, murmelte Cidrolin, aber spricht er umgangssprachliches Europäisch oder das Neo-Babelische? – Ah, ah machte der andere mit deutlichen Zeichen einer heftigen Zufriedenheit. Sie verschtehe das Juropäische? – Ein bisschen [spanisch], antwortete Cidrolin; aber legen Sie Ihren Krempel da ab, edle Fremde, und trinken Sie doch ein Glass bevor sie weiterreisen. – Ah, ah, capito: glass.‹

(8) Le minibanjo réintégra le rucksack. Le garçon reprit de nouveau la position debout et il tendit la main à Cidrolin. – Sanx, dit-il, et à rivedertchi. Et à la fille : – Schnell ! Onivati oder onivatipa? La fille se lève avec grâce et se harnache illico. – C'est dressé, dit Cidrolin à mi-voix. – Nein ! Nein ! Pas tressé : libre. Sie ize libre. Anda to the campus bicose sie ize libre d'andare to the campus. (*Les fleurs bleues*, 22)

›Das Minibanjo nahm den Rucksack wieder auf. Der Junge stellte sich wieder auf und reichte Cidrolin die Hand. – Thanks, sagte er, und a rivederci [it. auf Wiedersehen]. Und zum Mädchen: Schnell! Gemmer oder gemmer nicht? Das Mädchen erhebt sich mit Grazie und schirrt sich unverzüglich an. – Wie dressiert, sagte Cidrolin halblaut. – Nein! Nein! Nicht dressiert: frei. Sie is frei. Geht [ital.] to the campus, because sie is frei zu gehen to the campus.‹

1.2 Fragestellungen

In den folgenden Abschnitten (Kapitel 2) möchte ich zunächst den Zeichenprozess, also Dekodierungs- oder Dechiffrierungsprozess beim Akt des Lesens von Queneaus Romanen (*Saint Glinglin, Un rude hiver* und *Les fleurs bleues*) und ihre spielerischen – oder parodistischen – Schreibungen nachvollziehen. Daran schließt sich die Frage an, wie polyphon Queneau im Sinne Bachtins ist und ob die Definition Bachtins des zweistimmigen Wortes bzw. der Parodie passt.

Dann geht es in Kapitel 3 darum, Wert und Relevanz bzw. Funktion oder Sinn dieser Schreibungen in den ausgewählten Werken zu erfassen. Eine Bewertung dieses Zeichengebrauchs versuche ich anhand von Degérandos Zeichenkritik (1800), die eine kritische rezeptionsästhetische bzw. kognitiv-ästhetische Zeichentheorie darstellt. Die Zeichen werden nach ihrer Leistung für die Erkenntnis anhand zweier zentraler Funktionen gewertet: die *fonction d'excitateur* (eine den Referenten bzw. die Vorstellung evozierende bzw. aufrufende Funktion) und die *fonction de conducteur* (eine leitende, die Erkenntnis führende Funktion; vgl. Degérando 1800, 186–189). Sie stellt im Grunde eine Kritik des *arbitraire du signe*, der von Ferdinand de Saussure postulierten Arbitrarität des Zeichens, dar.[3] Die Frage nach dem Erkenntniswert impliziert für mich die der Verantwortung: Ist Queneau ein »verantwortungsbewusster« Autor, der die Rede seiner Figuren mitverantwortet? Ist er ein Aufklärer oder Anarchist?[4] Übernimmt er Verantwortung oder lehnt er sie völlig ab? Ist er also ein »naiv« polyphoner Autor, der sich damit begnügt, seine Figuren herumplappern zu lassen und damit »verantwortungslos« – oder übernimmt er irgendeine Art von Verantwortung dem Leser gegenüber (»es lohnt sich, mich zu lesen«)?

2 Der Zeichenprozess

Ich gehe vom Zeichenmodell de Saussures und seinen Erweiterungen durch Raible (1983) aus, zu denen die Graphie als autonomer Zeichenträger, will man Queneau verstehen, hinzugedacht werden muss, da er die Graphie / Orthographie gezielt in Szene setzt, um Polyphonie und Mehrdeutigkeit bzw. Bedeutung

3 Der Bezug auf einen Autor des 18./19. Jahrhunderts mag hier sehr willkürlich erscheinen. Er legitimiert sich aber durch die von Degérando explizite Perspektive auf den Erkenntniswert von Zeichen.

4 Auch hier benutze ich den Begriff Verantwortung intuitiv im direkten Sinne: Ich nehme das, was ich tue ernst und behaupte implizit, dass es gut ist, was ich tue, und ich dafür meine legitimen Gründe habe.

überhaupt (oder Referentialisierung) zu produzieren. Peter Koch hat 1997[5] eine Integration des Schriftzeichens in das Zeichenmodell von Raible (1983, 5) vorgenommen (vgl. Koch 1997, 57). Von der Schrift unterscheidet Koch die Graphé (mental) als Vorstellung eines materiell realisierten Zeichens, das kein ikonisches Abbild, sondern Schrift, Zahl, mathematisches Symbol etc. sein kann; vgl. ebda. 49). Damit wird die kognitive Verankerung von Zeichenbedeutungen in ihrer visuellen Ausdrucksform dargelegt. So wäre bei den Zahlen das Konzept »vier« über 4, IV oder in vier Punkten mental abgespeichert. Beide Male erscheinen Schrift und Graphé in seinem Schema auf der mentalen, kognitiven oder einfach abstrakten Seite. Dies führt uns bei der Analyse des Rezeptionsprozesses (des Lesens) nicht weiter; ich würde die schriftliche Form als materielle Realisierung der Lautkette ansehen, wobei das Schriftbild aber *materiell* erscheint bzw. auf der Leserseite erscheinen muss (sonst gibt es nichts zu lesen oder dekodieren).

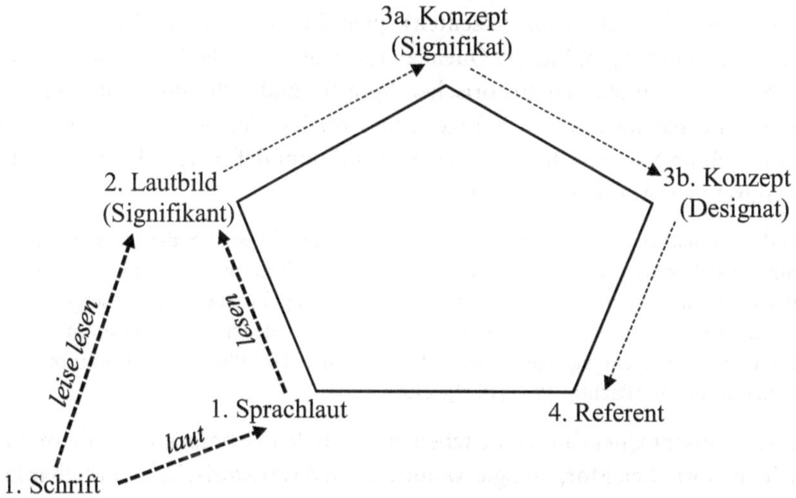

Fig. 1: Adaptiertes und erweitertes Modell nach Koch 1997.

Da wir als geübte Leser die Wörter holistisch erfassen und nur in Sonderfällen buchstabieren müssen (z.B. lange, unbekannte Fremdwörter), muss ein phonetisch-phonologisches (intuitives) Wissen angenommen werden, das mit dem Schriftbild korreliert. So schreibt Peter Koch: »In semiotischer Hinsicht [haben] wir die Signifikanten sprachlicher Zeichen als essenziell phonisch zu konzipieren« (Koch 1997, 48). Wir projizieren mental den *signifiant* (die dem Schriftbild entsprechende Lautvorstellung, 2.), die wiederum mit einem Konzept (Inhalt)

5 Vgl. hierzu auch Oesterreicher 1998; er übernimmt in leicht modifizierter Grafik das Schema von Koch.

verknüpft ist (*signifié*, 3a. und 3b.), der auf einen materiellen Referenten (4.) verweisen kann. Nach Andreas Blanks Ausdifferenzierung des Raible'schen Modells (Blank 2001, 9) wird das sprachliche Wissen als lexikalisches Wissen, das phonetische Realisierung, Grammatik und sememisches[6] Wissen impliziert (3a.), vom enzyklopädischen, also dem Weltwissen (3b.), getrennt: Wenn ich »Katze« höre/denke, weiß ich Sprachliches (feminin, das maskulin impliziert, Pluralbildung, Aussprache, Redewendungen etc.) und Enzyklopädisches (Säugetier, Haustier, Rassen, Verhalten etc.). Diese zwei Wissensbereiche sind zu trennen, da sie andere Domänen repräsentieren; und so wird auch bei sprachlichen Fragen ein Wörterbuch, bei Weltwissensfragen ein enzyklopädisches Lexikon benutzt.

2.1 Polyphonie im Sinne des »zweistimmigen Wortes«

In der Parodie (Imitation von Akzenten) spielt die Graphie, d.h. die Regeln der französischen Orthographie, bei Queneau die zentrale Rolle. Wobei man sicher zwischen den Imitationen historischer Sprech- und Schreibweisen und der Parodie unterscheiden bzw. sich fragen muss, ob der Witz bei Queneau wirklich parodistisch im Sinne Bachtins ist, der sie als Kampf definiert, d.h. eine Ablehnung durch den Autor voraussetzt:

> Anders verhält es sich bei der Parodie. Der Autor spricht wie bei der Stilisierung mit Hilfe eines fremden Wortes, aber im Unterschied zur Stilisierung führt er in dieses Wort eine Bedeutungsrichtung ein, die der fremden Richtung direkt entgegengesetzt ist. Die zweite Stimme [...] stößt hier feindlich mit seinem eigenen Herrn zusammen und zwingt ihn, genau entgegengesetzten Zielen zu dienen. Das Wort wird zur Kampfarena zweier Stimmen. (Bachtin 1985 [1929], 215)

Einerseits mischt Queneau die Zeitebenen durch den Gebrauch bzw. die Imitation der historischen Morphologie, wodurch sich das Historische unmittelbar im Aktuellen materialisiert (vgl. *é*to*ient* Schreibung 18./19. Jh. mit *é*ta*ient* heutige Form):

(9) Elle lisait Le Journal d'un Bourgeois de Paris, sous Charles VI et Charles VII : Item, en ce temps étoient les loups si affamés, qu'ils desterroient à leurs pattes les corps des gens qu'on enterroient aux villaiges et aux champs [...]. (*Saint Glinglin*, 168)

Andererseits gibt es wirklich »Kollisionen« bei der Repräsentation des französischen Akzentes im Englischen. In den Schreibungen der »Akzente« (englische

6 Mit sememischem Wissen ist die Kenntnis der Bedeutungsaspekte gemeint, die ein Lexem von einem anderen abgrenzen. Katze (f.) steht in Opposition zu Kater (m.), kann aber Kater implizieren: »Unsere Katze ist ein Kater«.

Sätze auf Französisch geschrieben) findet das Kollidieren der »zwei Stimmen« statt. Bachtin sagt:

> [...] eine ganze Reihe sprachlicher Phänomene (Intonation, Syntax o. a.) erklärt sich im skaz (bei der Ausrichtung des Autors auf die fremde Rede) gerade aus seiner Zweistimmigkeit heraus, dass sich zwei Stimmen und zwei Akzente in sich kreuzen. (Bachtin 1985 [1929], 215)

Beim Lesen der Beispiele (1) bis (5) erlebt der Leser unmittelbar diese Kollision mit zwei *codes* (z. B. »Zey lâffe bicose zey dou nott undèrstande« oder »Itt ouaze véri inntérestigne«).

Im Dekodierungsprozess des Lesens selbst treffen beide »Stimmen« aufeinander; die englische, wie sie sein soll (als Norm im Bewusstsein des Lesers) und die französische, die in der gefärbten (falschen) Aussprache erklingt.[7]

Queneau hört hin und will Gehörtes sinnlich veranschaulichen durch eine besondere Graphie, die den Klang, den *signifiant* (nicht als Norm oder System im Sinne Saussures, sondern den realen, materiell manifestierten) aufleben lässt und damit hörbar macht durch die *image graphique*.[8] Dies führt bei den Repräsentationen von Akzenten über einen *signifiant* (2. im Schema) der Sprache A (französische Dekodierungsregel, Ausspracheregel) ohne *signifié* in dieser Sprache zu einem *signifiant* der Sprache B, der erst hier mit einem *signifié* verbunden ist. Damit entwickelt der Leser eine neue Transformationsroutine, die zwei Codes kombiniert und dadurch Witz erzeugt, dass der Leser durch Code A in Code B eintaucht und das Nicht-Angepasste, also die Nichtübereinstimmung von Orthographie und Lautrepräsentation, zum Effekt des französischen Akzentes führt. Damit lenkt Queneau direkt den Blick des Lesers auf das Funktionieren von Lesen: als Dekodierungsprozess, der durch zwei Schichten geht: zum Lautbild (*signifiant*), das in der Muttersprache ins Leere läuft und den Leser zurück zum Dekodierungsprozess führt: Er muss buchstabieren (dechiffrieren), wird quasi neu alphabetisiert. Damit ist Queneau zwar Anarchist, der alle Normen bricht, aber auch Aufklärer, da er Routinen bewusst macht, indem er automatisierte Transformationsprozesse wieder in die Reflexion zurückholt.

---

7 »Außerdem kann die Parodie mehr oder weniger ausgeprägt sein: man kann nur **die oberflächlichen Wortformen**, kann aber auch die grundsätzlichen Prinzipien des fremden Wortes parodieren.« (Bachtin 1985 [1929], 216, (Hervorhebung im Original)

8 Oesterreicher (1998, 216) kritisiert an Saussures Zeichenkonzeption das Fehlen einer gleichberechtigten *image graphique* und weist in der Fußnote 9 auf die Besonderheiten der französischen Orthographie hin, die etymologisch ist und die ein hohes Schriftbild-Bewusstsein erwarten lässt. Gleichzeitig produziert sie viele Homophonien (*mère, mer, maire*, alle [mɛr] gesprochen), die sich besonders zum Kalauer eignen: A la mer ma mère est maire – Auf dem Meer ist meine Mutter Bürgermeister.

2.2 Zeichenfunktionen im Wortspiel

Im Falle der polyphonen Schreibungen Queneaus (Beispiele 1–8), in denen durch die Ausspracheregeln der französischen Orthographie englische Wörter mit französischem Akzent ausgesprochen evoziert werden, macht der Leser zunächst eine Fremdheitserfahrung, da er das Wort in geübter holistischer Weise nicht erkennt – es sieht »bizarr« aus, da es zwar französische Silbenkombinationen enthält, die aber kein französisches Pendant auf der *signifié*-Seite haben. Erst die lautliche Realisierung durch »Buchstabieren« – laut oder als Klang vorgestellt – führ zu einer Bedeutung (sofern man des Englischen mächtig ist). Das Besondere bei Queneau ist nun, dass dieser Prozess der Dekodierung von 1. zu 3a. bei seinen Worterfindungen (*brouchtoucaille, fifrequet*), also der Vorstellung eines Inhalts, zunächst ins Leere läuft, da der Inhalt (Konzept 3a.) unbekannt ist und nur durch den Kontext bzw. über weitere Motivierungsprozesse erschlossen werden kann, z. B. bei *fifrequet :*

(10) Dussouchel va dans le bistrot le plus voisin s'envoyer une jatte ou deux de fifrequet (*Saint Glinglin*, 186)

...ils voulaient boire un petit coup de blanc, du fifrequet de l'année quand Yves Albert Tranath gagna le Grand Prix de Printanier. (*Saint Glinglin*, 223)

›Dussouchel geht ins nächstgelegene Bistro, um sich einen oder zwei Schalen Fifrequet hinter die Binde zu kippen...‹

›Sie wollten eine kleinen Weißen trinken, den Fifrequet des Jahres, als Yves Alerbt Tranath den Großen Frühlingspreis gewonnen hatte.‹

Für diese Sinnkonstruktionen nutzt Queneau neben dem Kontext (die *brouchtoucaille* z. B. befindet sich in einem Topf, in dem herumgerührt wird und ist heiß) auch synästhetische, ikonische Mittel.[9] Am Beispiel des Wortes »fifrequet« aus dem gleichen Roman *Saint Glinglin* würde der Lese- und Dekodierungsprozess folgenden Ablauf haben (s. Fig. 2).

Anhand von Analogien, der metaphorischen Deutung – als Synästhesie – des hohen hellen Klangs des Blasinstruments bildet sich die Hypothese 2 heraus: »heller leichter billiger Weißwein«. Dies zeigen die Verwendungen des Wortes in Beispiel (10): »s'envoyer une jatte ou deux de fifrequet«, »boire un petit coup de blanc, du fifrequet de l'année« (Übersetzung s. o.). Das sprachliche Wissen (3a.) führt zu einer Hypothese, einem textimmanenten Konzept (hier Objekt), für das außer auf der Ebene der Oberbegriffe (Hyperonymie: Getränk) kein enzyklopädisches außertextuelles Wissen existiert, denn der Referent ist inexistent. Dies

9 In Zollna 2015 habe ich am Beispiel *brouchtoucaille* (ein Eintopf) den Prozess der Sinnkonstruktion bzw. der Assoziationshorizonte über Laut- und Schriftbild gezeigt.

1. Schriftbild: <fifrequet>
2 Lautbild, *signifiant* [fifrə'ke]
3a. lexikalisches Wissen

subs. mask.sg.;

Zeichenausdruck
Phonologisches Wissen
nur zu :

fifre
fifrelin[a]

Zeicheninhalt:
sememisches Wissen

=> Hypothese 1: aus Kontext ›*s'envoyer un ou deux*‹
(sich einen oder zwei hinter die Binde gießen)
»traditionelles alkoholisches Getränk«

3b. lautsymbolische Kombination bzw. Konstruktion
=> Hypothese 2: »heller (i), leichter und billiger (*fifrelin*) Wein«[b]

Fig. 2: Etappen des Dekodierungsprozesses von *fifrequet.*

[a] Da *fifrequet* nicht existiert, werden lautlich ähnliche Wörter assoziiert; im Wörterbuch Petit Robert findet man: *fifre* = »Petite flûte traversière en bois au son aigu (longtemps en usage dans les musiques militaires«); ›kleine Querflöte aus Holz mit schrillem Ton‹) (lange in der Militärmusik verwendet) (Übersetzung IZ.) und *fifrelin*, aus dem deutschen Pfifferling: »Petite chose, menue monnaie sans valeur. Cela ne vaut pas un fifrelin« (›kleine Sache, Kleingeld ohne Wert. Das ist keinen Pfifferling wert‹). Ich weiß nicht, ob diese Lexeme und der Phraseologismus allgemein bekannt sind.

[b] Das ›i‹ ist ein heller Vokal. Durch synästhetische Übertragungen kann mit »hell« neben »weißlich« auch »leicht« assoziiert werden. Durch den Kontext »aus dem Jahr« (Beispiel 10) schließt man »Jahrgang«, also Wein.

stellt sich allerdings bei allen virtuellen oder »Fantasy«-Produkten und auch abstrakten Begriffen so dar. Der Witz bei Queneau ist, dass es sich weder um einen Fantasy-Gegenstand noch um einen abstrakten Begriff handelt, sondern um einen als besonders alltäglich und normal charakterisierten Gegenstand innerhalb eines fiktiven Raums, aber nicht explizit fantastischen Romans. Damit führt Queneau den Leser mit seiner Neuschöpfung in die Irre, da der Referent im Grunde inexistent ist, aber existieren könnte, und dies im Text ja auch tut. Da es sich um Namen handelt, also eine spezielle Art des sprachlichen Zeichens, hat der Autor eine besonders große Freiheit (wie bei Produktnamen), sich einen »passenden« Ausdruck auszusuchen. Über die Lautform drängt Queneau zu Analogiebildungen und Vergleichen, ja zur Reflexion über die Sprache, den Signifikanten – zumindest lenkt er den Blick durch seine Lautwahl auf ihn – und ist insofern aufklärerisch (erkenntnisfördernd), weil der Leser über die Sprache nachdenkt und die Kraft der poetischen Funktion nach Roman Jakobson erahnt. Der Lautkörper mit seinen Anklängen an Bekanntes evoziert Assoziationen, die auf Silbenstruktur, Vokalqualitäten, Artikulationssymbolik und Lautsymbolik synästhetisch beruhen. Dadurch wird das Getränk »motiviert«; die Objekte erhalten durch ihren sprechenden Namen einen neuen Wert, der eine augenzwinkernde Solidarität zwischen Leser und Schreiber herstellt: Ich führe dir etwas Unbekanntes vor, das sich – so gut wie – von selbst erklärt oder das du dir selbst erklären kannst und darfst. Darin liegt ein Versprechen von Freiheit der Interpretation.

3 Verantwortungsübernahme

Die von Queneau verwendeten Ausdrücke (Zeichen) weisen neben der *fonction d'excitateur*, dem auffälligen, erregenden Moment des Zeichens, die bei Degérando die Idee (den Inhalt) stark hervorruft, auch die *fonction de conducteur* auf – die erkenntnissichernde oder -fördernde Funktion –, da das schnelle Hinübergleiten zum *signifié* durch das fremde Schriftbild blockiert bzw. verzögert wird. Degérando bezieht die *fonction de conducteur* eigentlich auf gute Metaphern, die bei ihm erkenntnisfördernd und nicht verdunkelnd sind, wie in so vielen Abhandlungen der Aufklärung zur Rhetorik. M.E. kann man diese Zeichenbewertung aber insofern auf die hier vorgestellten Zeichenkonstrukte anwenden, als der Effekt dieser Zeichen (Schreibungen) auf den Leser durch diese Funktionen beschreibbar wird. Das, was Degérando »Funktion« nennt, sind im Grunde Kriterien der Bewertung hinsichtlich des Erkenntnisgewinns. Ein Erkenntnisgewinn wird bei Queneau durch die besondere Adäquatheit von Zeichenausdruck und Zeicheninhalt ermöglicht, und dies auf zwei Ebenen: a) der metasprachlichen (Reflexion über Sprache(n) und Normen) und b) der repräsentativen: (perfekte) Nachahmung eines (typischen) Klanges. Gleichzeitig wird der Sprecher sozial markiert und als bemühter Englischsprecher vorgestellt, der aber entsprechend dem Klischee vom Franzosen eigentlich keine Fremdsprache(n) kann. Nicht anders ergeht es den deutschen Touristen in *Les fleurs bleues* (Beispiel 8). Auch wenn Degérando als Mensch des 18. / 19. Jahrhunderts mit Queneaus polyphonen Sprachspielen nichts hätte anfangen können, hat er doch ein Konzept der Rezeption der poetischen Funktion entwickelt, das das Unbefriedigende an Jakobsons Definition auflösen kann: Jakobson (1960, 92–94) definiert die poetische Funktion als auf die Botschaft zentriert, führt aber in seinen Beispielen vor allem Fälle von Klangqualitäten, Assonanzen und Alliterationen an (z. B. die Präferenz von ›*horrible Harry*‹ statt ›*awful Harry*‹ – in der deutschen Übersetzung: ›*ekliger Erich*‹), die den *signifiant* also die *image acoustique* betreffen, unabhängig vom Inhalt der Botschaft. Die Botschaft als die (geglückte) Kombination von *signifiant* und *signifié* bleibt bei Jakobson im Grunde außen vor. Zumindest fehlt bei Jakobson eine genauere Hinführung zur Wirkung oder zum Mehrwert der Botschaft, wenn sie in ein spezifisches Gewand gekleidet wird. Degérando hat 1800 versucht, diese Rückkoppelung von ästhetisch-poetischer Form und Inhalt, die zu einem höheren, besonderen Erkenntnisgewinn führt, im *signe analogue* (gute Metaphern und das richtig gewählte einfache »Wort«) zu verorten (vgl. Degérando 1800, vol I, 205 und Zollna 1990, 199–208). Queneau übernimmt meiner Leseerfahrung nach Verantwortung nicht für die Rede seiner Figuren, sondern für den Leser; d. h. eine Positionierung als Subjekte des Handelns mit Meinungen und Überzeugungen, mit denen man sich identifizieren kann, findet bei Queneau eigentlich nicht statt. Sie sprechen nicht »ihre Sprache«, sondern immer die der Anderen. Es ist wiederholte Rede »pur«, das, was man so alles hören kann, wenn Menschen ihren Mund aufmachen. Wenn im Roman Dostoevskijs (nach Bachtin) die verschiedenen Bewusstseine direkt zur Sprache kommen und sich vielstimmig ausdrücken, so bleibt bei Queneau eher nur eine leere, seelenlose Hülle, die die ganze Zeit vor sich hinplappert.[10] Das ist vielleicht das Anarchische bei Queneau. Man könnte von Prozessen oder Verfahren der Entsubjektivierung und Distanzierung bei Queneau sprechen, wie es z. B. beim Gebrauch des *imparfait* bei Redewiedergabe, d. h. der Verben des Sagens (disait-il / elle) der Fall ist. Es vollzieht sich ein Perspektivwechsel, in dem die angeführte direkte Rede zur Produktion von Stereotypen durch endlose Wiederholungen wird:

> Non, bien sûr, disait Valentin. Tu vois bien, disait Julia. Pourtant, disait Valentin, pourtant c'est de rigueur le voyage de noces. En principe, disait Julia, en principe je ndis pas. Tu vois bien, disait Valentin. Faut reconnaître, disait Julia, faut reconnaître qu'un mariage sans voyage de noces, ça n'existe pas. Non, disait Valentin, non, ça n'existe pas. Oui, disait Julia, oui mais la plaine saison c'est la pleine saison, et on ne peut rien changer aux saisons. On pourrait peut-être retarder le voyage de noces jusqu'aux vacances prochaines, suggéra Valentin. (*Le dimanche de la vie*, 59)

> ›Nein, sicherlich, sagte Valentin. Da siehst du's, sagte Julia. Aber, sagte Valentin, aber eine Hochzeitsreise ist obligatorisch. Im Prinzip, sagte Julia, im Prinzip sag ich nich. Da siehst du's, sagte Valentin. Man muss schon zugeben, sagte Julia, man muss schon zugeben, eine Hochzeit ohne Hochzeitsreise, das gibt's nich. Nein, sagte Valentin, nein, das gibt's nich. Tja, sagte Julia, tja, aber die Hauptsaison ist die Hauptsaison, und an denen kann man nichts ändern. Man könnte vielleicht die Hochzeitsreise bis zu den nächsten Ferien verschieben, schlug Valentin schließlich vor.‹ [Übersetzung IZ][11].

Die Gesprächspartner, frisch verheiratet, stehen vor dem Problem, dass sie denken, dass man jetzt eine Hochzeitsreise durchführen muss (»c'est de rigueur le voyage de noces«), obwohl das finanziell gerade gar nicht passt. Ihre Überle-

10 Es könnte sein, dass Queneau für Bachtin ein völlig monologischer Autor ist, in dem Sinne, dass die »Stimme des Anderen« nur oberflächlich hörbar ist, unterschwellig aber die Absicht des Autors allein dominiert. Der Leser wechselt nie die Perspektive, er bleibt auf seinem amüsiert distanzierten Beobachterposten.

11 Im Deutschen ist der Unterschied von Imperfekt und Perfekt als Perspektivenwechsel, wie er im Französischen funktioniert, schlecht zu übertragen, da in Erzählungen – zumal schriftlich – im Deutschen fast ausschließlich mit dem Imperfekt gearbeitet wird.

gungen kreisen in sich wiederholenden Äußerungen um das Dilemma, wie sie Normerwartung und persönliche Situation in Einklang bringen können. Das Imperfekt, das im Französischen für sich wiederholende, unabgeschlossen Handlungen eingesetzt wird, und das damit eigentlich nicht zur Einleitung von direkter Rede passt - denn diese ist immer eine abgeschlossene Handlung - verstärkt den Effekt des Auf-der-Stelle-Tretens und bildet durch die wiederholte Verwendung ikonisch die Wiederholung (die stereotype Vorstellung der Norm) ab.

4 Fazit: Verantworten als Aufklärung

Letztlich ist Queneau Aufklärer in einem strengen Sinne, denn er macht dem Leser das Lesen als Dekodierungsprozess bewusst, indem er den Blick auf den Wortkörper als materiellen Klang und als Zeichenkörper bzw. -träger lenkt. Er ist dabei »anti-identitär«, er produziert eigentlich keine Helden.[12] Er übergibt dem Leser im Grunde die Verantwortung und ist insofern »kalt«, intellektuell und distanziert, das Gegenteil von »Film«. Man taucht nicht in der Geschichte ab; damit ist er »erkenntnisfördernd« - und zwar hinsichtlich der Sinnlichkeit von Sprache, des Reichtums und der Musikalität und Ausdruckskraft von Wörtern bei gleichzeitiger Zurücknahme von jeder Form didaktisierten pädagogischen Aufklärergehabes.

Bibliographie

Ausgewählte Werke von Raymond Queneau

Queneau, Raymond:
- (2010): *Un rude hiver* [1939/1966], Paris: Gallimard.
- (2003): *Saint Glinglin*, [1948/1975], Paris: Gallimard.
- (2003): *Le dimanche de la vie*, [1952], Paris: Gallimard.
- (1992): *Les fleurs bleues*, [1965], Paris: Gallimard.

12 Siehe dazu das Spiel mit den Namen in *Le dimanche de la vie:* »On se promit de casser bientôt la graine ensemble. Chez les *Batruga.* [...] Les *Butraga* n'y firent aucune objection, c'était plus simple de trouver une excuse le soir même. Puis tout le monde se baisota. [...]. On entendit le pas des *Butagra* descendant l'escalier. Pas question, hein, dit Julia en se servant un verre de cognac. On entendit les *Bugrata* claquer la porte de la rue. [...]. On entendit le pas des *Batratra* qui s'éloignait« (*Dimanche de la vue,* 119, Hervorh. IZ.). Dazu und zur Verweigerung von Namensgebung in *Saint Glinglin* ausführlicher Zollna (2015): »Ils se trouvaient dans cette partie de la *Ville Natale* [Geburtsstadt] qui s'allonge et s'amincit le long de la *Route Extérieure*« (*Saint Glinglin,* 232f., Hervorh. IZ).

Sekundärliteratur

Bachtin, Michail (1985 [1929]): *Probleme der Poetik Dostoevskijs.* Frankfurt a.M., Berlin: Ullstein.

Blank, Andreas (1991): *Literarisierung von Mündlichkeit – Louis-Ferdinand Céline und Raymond Queneau*, Tübingen: Narr.

Blank, Andreas (2001): *Einführung in die lexikalische Semantik für Romanisten*, Tübingen: Niemeyer.

Degérando, Joseph-Marie (1800): *Des signes et de l'art de parler considérés dans leurs rapports mutuels* (I–IV), Paris: Goujon-fils.

Jakobson, Roman (1979): »Linguistik und Poetik [1960]«, in: Holenstein, Elmar (Hg.), *Poetik. Ausgewählte Aufsätze 1921–1971*, Frankfurt a.M.: Suhrkamp, 83–121.

Koch, Peter (1997): »Graphé. Ihre Entwicklung zur Schrift, zum Kalkül und zur Liste«, in: Koch, Peter / Krämer, Sybille (Hg.), *Schrift, Medien, Kognition: Über die Exteriorität des Geistes*, Tübingen: Stauffenburg, 43–81.

Koch, Peter / Oesterreicher, Wulf (1985): »Sprache der Nähe – Sprache der Distanz. Mündlichkeit und Schriftlichkeit im Spannungsfeld von Sprachtheorie und Sprachgeschichte«, in: *Romanistisches Jahrbuch* 36, 15–43.

Langenbacher, Jutta (1981): »Das ›Néo-français‹: Sprachkonzeption und kritische Auseinandersetzung Raymond Queneaus mit dem französischen der Gegenwart«, Frankfurt a.M., Bern: Peter Lang (Heidelberger Beiträge zur Romanistik 13).

Munske, Horst H. (1994): »Ist eine ›natürliche Graphematik‹ möglich?«, in: Werner, Otmar (Hg.), *Probleme der Graphie*, Tübingen: Narr, 9–23.

Oesterreicher, Wulf (1998): »Grenzen der Arbitrarietät. Zum Verhältnis von Laut und Schrift«, in: Kablitz, Andreas / Neumann, Gerhard (Hg.), *Mimesis und Simulation*, Freiburg i. Br.: Rombach, 211–233.

Raible, Wolfgang (1983): »Zur Einleitung«, in: Stimm, Helmut / Raible, Wolfgang (Hg.), *Zur Semantik des Französischen*, Wiesbaden: Steiner, 1–24.

Schroeder, Klaus-Henning (1981): »Schrifttheorie und Konnotationen der Schriftzeichen«, in: Kotschi, Thomas (Hg.), *Beiträge zur Linguistik des Französischen.* Tübingen: Narr, 123–140.

Söll, Ludwig (^{2}1980): *Gesprochenes und geschriebenes Französisch*, Berlin: Erich Schmidt.

Zollna, Isabel (1990): *Einbildungskraft (imagination) und Bild (image) in den Sprachtheorien um 1800. Ein Vergleich zwischen Frankreich und Deutschland.* Tübingen: Narr (KODIKAS/CODE Supplemente Band 19).

Zollna, Isabel (2015): »Die Stimmen der Anderen: Polyphonie und Polymorphie bei Raymond Queneau«, in: Rössler, Andra / Da Silva, Vasco (Hg.), *Sprachen im Dialog, Festschrift Gabriele Berkenbusch*, Berlin: Tranvía, 281–298.

Schnittstelle zwischen Literatur und Medizin

Julia Genz

Polyphonie in Texten von Mediziner-Schriftstellern. Sigmund Freud und Alfred Döblin

Für einen Brückenschlag zwischen der literarischen und der medizinischen Polyphonie-Thematik bieten sich als Beispiele Sigmund Freud und Alfred Döblin an, die nicht nur eine medizinisch-psychologische bzw. medizinisch-psychiatrische Ausbildung haben, sondern auch literaturaffin sind. Freud ist bekanntlich der Erfinder einer psychoanalytischen Redekur, die maßgeblich von literarischen Erzählmustern, z. B. der Gattung Novelle, geprägt ist, und Döblin ist ein Schriftsteller, dessen Texte von »psychiatrischen Schreibweisen« durchsetzt sind, d. h. von Stilen und Strukturen, die für das Abfassen von Texten in der Psychiatrie gängig sind (vgl. Schäffner 1995, Genz 2008).

Da Psychiatrie und Medizin bekanntermaßen der jungen Disziplin Psychoanalyse skeptisch gegenüberstanden und auch gegensätzliche Behandlungsmethoden verfolgten, möchte ich im Folgenden einen psychoanalytischen Umgang mit Polyphonie bei Freud herausarbeiten und vom psychiatrischen Umgang mit Polyphonie bei Döblin abgrenzen. Zunächst werde ich einige Aspekte der Polyphonie in Freuds grundlegendem Werk der Psychoanalyse *Die Traumdeutung* (1900) herausstellen. Danach werde ich Polyphonie in Döblins letztem Roman *Hamlet oder die lange Nacht nimmt ein Ende* (1956) beleuchten, in dem es u. a. um die Behandlung eines traumatisierten Kriegsheimkehrers geht. Dabei ist Döblins *Hamlet*-Roman besonders interessant als Vergleichsmaterial, denn neben psychiatrischen Behandlungsmethoden kommen in der medizinischen Behandlung des Kriegsheimkehrers auch Redekuren zum Einsatz, die von der Psychoanalyse inspiriert wurden.

Der Artikel verfolgt die These, dass Freud das rhetorische Mittel der Polyphonie benutzt, um seine Position als Autor und Erfinder der Psychoanalyse zu festigen, während Alfred Döblin Polyphonie einsetzt, um als Autor weitgehend unsichtbar zu bleiben und den Leser selbst urteilen zu lassen. Das klingt zunächst paradox, jedoch wird sich zeigen, dass sich diese Paradoxien mit dem Konzept der Polyphonie jeweils vereinbaren lassen, da Polyphonie als rhetorisches Mittel auch gegensätzlichen Zwecken dienen kann.

1 Polyphonie in der Traumdeutung

Sigmund Freud versucht bekanntlich, mit der Psychoanalyse eine neue wissenschaftliche Disziplin sowie eine neue Behandlungsmethode zu etablieren. Ein Kernstück dieser neuen Disziplin stellt die Traumdeutung dar. Das Problem des Unternehmens ist sein Gegenstand, der Traum: Ist im wissenschaftlichen Selbstverständnis der Gegenstand von Wissenschaft – verstanden als Naturwissenschaft – beschreibbar, so erfüllt der Traum diese Prämisse gerade nicht, denn er ist aus vielerlei Gründen nicht zugänglich. Problematisch ist bereits, dass der Traum als Untersuchungsgegenstand kaum verfügbar ist. Er ist flüchtig und kann nach dem Aufwachen zumeist, wenn überhaupt, nur bruchstückhaft erinnert werden. Er ist auch nicht sprachlich gegeben, sondern muss mittels einer Traumerzählung erst versprachlicht werden. Zudem ist er auch sehr privat, sodass man ihn, wie Freud selbst anmerkt, zu wissenschaftlichen Zwecken nicht gern preisgibt (Freud 2000 [1900], 21 f.). Freud ist sich ebenso im Klaren darüber, dass eine Beschäftigung mit Träumen darüber hinaus den Verdacht erweckt, unseriös zu sein, unversehens rückt man in dieser Beschäftigung in eine Reihe mit Wahrsagern, Astrologen und ähnlichen Berufen.

Um dies zu vermeiden, präsentiert er zu Beginn der *Traumdeutung* zunächst einmal so etwas wie einen Forschungsstand, um seine Prämisse, dass Träume grundsätzlich sinnvoll sein können bzw. dass bei Anwendung der richtigen Technik sich »jeder Traum [...] als ein sinnvolles psychisches Gebilde herausstellt« (Freud 2000 [1900], 29), zu stützen. Dazu gibt er Aussagen von Philosophen, Physiologen und antiken Autoren über die Beziehung des Traums zum Wachleben wieder. Dieses Vorgehen kann man mit Oswald Ducrot als *raisonnement par autorité* (›Argumentation durch Autorität‹) bezeichnen. Es dient dazu, Freuds Prämisse zu bestätigen (Ducrot 1984, 149–169) und legt die Schlussfolgerung nahe, dass sich die Beschäftigung mit Träumen lohnt: »La parole de X [...] est ainsi prise pour indice de la vérité de P« (Ducrot 1984, 167).[1]

Dies ist in der Wissenschaftspraxis natürlich Usus, allerdings ist weniger üblich, dass man überhaupt nicht mehr auf die anderen Positionen eingeht. Freud dagegen dienen die angerufenen Autoritäten nur dem Zweck der Etablierung seines Gegenstandes als wissenschaftlich, denn inhaltlich werden sie als unbedeutend eingestuft:[2]

1 »Das Wort von X [...] wird als Beweis der Wahrheit von P genommen.« (Übersetzung J.G.)

2 Dies ist ein gängiges Vorgehen des *raisonnement par autorité*, wie Ducrot anmerkt: »Comme toute forme de preuve, un raisonnement par autorité peut d'ailleurs être refusé. Ou bien on estime qu'en général la parole d'un homme ne prouve rien, ou bien on soutient que X en particulier, et sur tel point particulier, risque de s'être trompé« (Ducrot 1984, 167). »Wie jede Form des Beweises kann eine Argumentation durch Autorität übrigens zurückgewiesen werden. Entweder ist man der Meinung, dass das Wort eines Menschen im Allgemeinen nichts

> Eine Übersicht über die Leistungen früherer Autoren sowie über den gegenwärtigen Stand der Traumprobleme in der Wissenschaft stelle ich voran, weil ich im Verlaufe der Abhandlung nicht häufig Anlaß haben werde, darauf zurückzukommen. Das wissenschaftliche Verständnis des Traumes ist nämlich trotz mehrtausendjähriger Bemühung sehr wenig weit gediehen. (Freud 2000 [1900], 29)

Freud stellt sich also an das Ende einer illustren Reihe, um darauf zu verkünden, dass diese ernstzunehmenden Autoritäten den Traum als Untersuchungsgegenstand vielleicht erkannt, aber nicht angemessen erfasst haben.

Das Untersuchungsmaterial selbst, die Träume, sind nur polyphon gegeben. Sie werden als Erzählung präsentiert, als Ich-Erzählung für Freuds eigene Träume, in der 3. Person für die Träume seiner Patienten. Freud behandelt den Traum folglich nicht als ontologische Entität, seine Argumentation ist nicht extralinguistisch, sondern sprachlich motiviert. Daher unterliegt seine Argumentation bestimmten sprachlichen Zwängen, beispielsweise wenn er suggeriert, dass ein manifester Trauminhalt sich in der Deutung in eine sprachliche Redewendung auflösen lässt. Beispielsweise findet sich in der *Traumdeutung* der Traum eines Patienten, der von einem Unfall seines Vaters träumt, von dem er jedoch gleichzeitig weiß, dass er bereits vor sechs Jahren gestorben ist. In der Analyse stellt sich heraus, dass nicht der tote Vater verunglückt ist, sondern eine in Auftrag gegebene Büste des Vaters missglückt ist. Freud beendet die Analyse dieses Traums mit den Worten:

> Die Absurdität dieses Traums ist also bloß der Erfolg einer Nachlässigkeit des sprachlichen Ausdrucks, der die Büste [...] von der Person nicht unterscheiden will. Wir alle sind gewöhnt, so zu reden: Findest du den Vater nicht getroffen? (Freud 2000 [1900], 414)

Freuds Ziel ist daher nicht, zu untersuchen, was ein Traum ist, vielmehr versucht er, die Geltung zu beschreiben, die der Traum für den Träumenden besitzt.[3] Im Anschluss wird die Traumerzählung hermeneutisch in einen kohärenten Text überführt, der einzelne Abschnitte der Traumerzählung interpretiert und in Bezug zu einem bestimmten Problem der Patienten setzt. Um die besondere Struktur der Polyphonie in Freuds *Traumdeutung* zu verstehen, möchte ich zunächst kurz Ducrots Polyphoniekonzept sowie seine Unterscheidung zwischen *autorité polyphonique* und *raisonnement par autorité* erläutern:

---

beweist, oder man behauptet, dass sich X im Besonderen, und in diesem einen Punkt, geirrt haben muss.« (Übersetzung J.G.)

3 Damit ähnelt Freuds psychoanalytische Vorgehensweise einer philosophischen Richtung, die Peter Geach als Askriptivismus bezeichnet und kritisiert hat (Geach 1960) und mit der sich Anscombre und Ducrot in ihrem Buch über Argumentationsstrukturen auseinandersetzen, vgl. Anscombre / Ducrot (1988, 169ff.).

Ducrot (1984, 204f.) unterscheidet die Stimme, also die Produktion von Lauten durch einen Sprecher oder von Buchstaben durch einen Verfasser, vom Standpunkt, also der Meinung oder der Einstellungsbekundung einer Instanz, die der Sprecher, aber auch jemand anders sein kann. Die Stimme, also die Sprecherinstanz, kann dabei die verschiedenen Standpunkte in Szene setzen.

Die *autorité polyphonique* (polyphone Autorität) entspricht dem Normalfall der Verwendung von Polyphonie, diese Art von Polyphonie ist der Sprache laut Ducrot grundsätzlich eingeschrieben (Ducrot 1984, 153): Ein Sprecher L zeigt hierbei in der Regel zwei Äußerungsinstanzen E_1 und E_2, die als Quelle der Propositionen P und Q fungieren, wobei P ein Argument für Q ist und der Sprecher sich mit E_2 identifiziert (Ducrot 1984, 154).

Der *raisonnement par autorité* funktioniert dagegen wie folgt: Der Sprecher L zeigt eine bestimmte Äußerungsinstanz E, die sagt, dass eine bestimmte Person X eine Proposition P behauptet hat. Entscheidend dabei ist, dass Person X keine Äußerungsinstanz darstellt, sondern ein empirisches Wesen, dessen Autorität nicht in Zweifel gezogen werden kann (Ducrot 1984, 158).[4]

Zunächst einmal sieht es so aus, als ob sich Freud in der Wiedergabe der fremden Träume einem *raisonnement par autorité* bedient: Die Autoritäten sind in diesem Fall seine (historisch identifizierbaren) Patienten und es hat den Anschein, als müsse er sich als Wissenschaftler notgedrungen auf ihre Aussagen verlassen, da sie die Quellen seines Traummaterials sind. Tatsächlich aber handelt es sich um polyphone Autorität (*autorité polyphonique*) und nicht um Argumentation durch Autorität (*raisonnement par autorité*), denn Freud beruft sich nicht auf seine Patienten, indem er sie beispielweise wörtlich zitiert. Vielmehr ist es so, dass die Träume und ihre Interpretation in einer schriftsprachlichen, mehr oder weniger kohärenten Erzählung vorliegen, die maßgeblich von ihm kreiert wird. In diesen Traumerzählungen wird nicht markiert, welche Äußerungen von den Patienten stammen und welche Formulierungen die des Psychoanalytikers sind. Es ist also nicht klar, in wessen Sprache sie abgefasst sind. Die schriftsprachlichen Formulierungen des Autors Freud, die mündliche Sprache von Freud als Psychoanalytiker und die Stimmen der Patienten verschmelzen untrennbar miteinander und lassen sich nur an bestimmten Stellen auflösen.

Die Patienten, also die zitierten Autoritäten, sind nicht verantwortlich für das linguistische Material. Die Träume sind nicht in der mündlichen Sprache des Patienten abgefasst, sondern in der Sprache des Autors Freud. Zwar liefert laut Freud der Träumer die Assoziationen für die einzelnen Traumbestandteile, die Geltung des Traums kommt jedoch hauptsächlich durch den Psychoanalytiker

4 Ducrot nennt als Beispiel die Scholastiker, die Aristoteles anführen, um ihren eigenen Argumenten mehr Gewicht zu verleihen (Ducrot 1984, 168f.).

zustande, dessen Aufgabe es ist, bestimmte Elemente des Traums hervorzuheben und den Patienten zu deren Deutung aufzufordern:

> [Man darf] nicht den Traum als Ganzes, sondern nur die einzelnen Teilstücke seines Inhalts zum Objekt der Aufmerksamkeit machen […]. Frage ich den noch nicht eingeübten Patienten: Was fällt Ihnen zu diesem Traum ein? so weiß er in der Regel nichts in seinem geistigen Blickfelde zu erfassen. Ich muß ihm den Traum zerstückelt vorlegen, dann liefert er mir zu jedem Stück eine Reihe von Einfällen, die man als die ›Hintergedanken‹ dieser Traumpartie bezeichnen kann. (Freud 2000 [1900], 124)

Die durch Freud ausgewählten Deutungselemente des Traums erscheinen als Kursivierung im Interpretationsteil. Sein Einfluss geht sogar so weit, dass er Assoziationen des Patienten zurückweisen kann, beispielsweise kommentiert er einen Interpretationsversuch einer Patientin:

> Diese Begründung erscheint mir fadenscheinig. […] ich dringe nach Weiterem. Nach einer kurzen Pause, wie sie eben der Überwindung eines Widerstandes entspricht, berichtet sie ferner […]. (Freud 2000 [1900], 163f.)

Die Geltung des Traums ist zwar je individuell, kommt dabei aber hauptsächlich durch die Absegnung des Psychoanalytikers zustande. Die Begründung durch Autorität, dem *raisonnement par autorité*, ist also eigentlich nichts anderes als eine normale polyphone Äußerung, die ducrotsche *autorité polyphonique:* Freud sagt durch die Träume und die Interpretation seiner Patienten lediglich das, was er selbst als Meinung vertritt.[5] Aus Gründen der Wissenschaftlichkeit muss er verständlicherweise seine Propositionen als Reformulierung von Äußerungen seiner Patienten präsentieren. Mit Anscombre und Ducrot könnte man dieses Vorgehen mit den Worten paraphrasieren, dass Informativität für Freud sekundär im Verhältnis zur Argumentativität ist, d.h. der Vorwand, die Realität (der Träume) zu beschreiben, ist nur eine Verkleidung für einen tieferreichenden Zweck, nämlich auf die Meinungen der anderen einzuwirken (vgl. Anscombre / Ducrot 1988, 169).

2 Alfred Döblin – *Hamlet oder Die lange Nacht nimmt ein Ende*

Psychiater um 1900 standen bekanntlich der jungen Disziplin Psychoanalyse eher skeptisch gegenüber. Alfred Döblin, der in seinem bürgerlichen Leben Mediziner und Psychiater war, bildet in dieser Hinsicht auf den ersten Blick keine Ausnahme, ist er doch Schüler von Alfred Erich Hoche, der Freud und die Psychoanalyse auf das Schärfste kritisiert. In einer frühen programmatischen

5 Vgl. Ducrot (1984, 169), der für ein solches Verfahren ein Beispiel der scholastischen Zitierpraxis anführt.

Schrift, »An Romanautoren und ihre Kritiker«, lässt Döblin auch nur die Psychiatrie gelten und weist sogar die gesamte Psychologie für die Literatur zurück. Für den modernen Schriftsteller fordert Döblin, dass dieser sich zurückzunehmen habe:

> Man lerne von der Psychiatrie, der einzigen Wissenschaft, die sich mit dem seelischen ganzen Menschen befaßt: sie hat das Naive der Psychologie längst erkannt, beschränkt sich auf die Notierung der Abläufe, Bewegungen, – mit einem Kopfschütteln, Achselzucken für das Weitere und das ›Warum‹ und ›Wie‹. (Döblin 1963, 16)

Im gleichen Aufsatz fordert er:

> Die Hegemonie des Autors ist zu brechen; nicht weit genug kann der Fanatismus der Selbstverleugnung getrieben werden. Oder der Fanatismus der Entäußerung: ich bin nicht ich, sondern die Straße, die Laternen, dies und dies Ereignis, weiter nichts. (Döblin 1963, 18)

Dieses Ideal der »Entselbstung des Autors« benannte Döblin mit dem Neologismus »Depersonation« (Döblin 1963, 18). Der Ausdruck ist durch seine Verwandtschaft mit dem psychopathologischen Fachterminus »Depersonalisation« insofern interessant, als Depersonalisation sich auch durch eine sprachliche Verschiebung im Sprechen Betroffener vom »Ich« zum »Du« äußern kann (vgl. Hustvedt 2019, 290f.) und daher prinzipiell offen ist für die Polyphonie-Auffassung Bachtins, für den Sprache »auf der Grenze zwischen dem Eigenen und dem Fremden« liegt und ein in Sprache geäußerte Wort ein »halbfremdes Wort« ist, das »zum ›eigenen‹ [wird], wenn der Sprecher es mit seiner Intention, mit seinem Akzent besetzt« (Bachtin 1979, 185, vgl. auch Hustvedt 2019, 287). Polyphonie definiert er als Gerichtetheit der Rede »auf das andere Wort, die fremde Rede«, die »gleichzeitig zwei Sprechern [dient]« und »gleichzeitig zwei verschiedene Intentionen ausdrückt« (Bachtin 1979, 213, vgl. auch Bachtin 1985, 211).

Interessanterweise ist Döblin trotz seiner kritischen Einstellung von Anbeginn auf gewisse Weise von der Psychoanalyse fasziniert. So probiert er bereits in seinem literarischen Frühwerk psychoanalytische Verfahren und Schreibweisen aus (Genz 2008, 69–82). Die Literatur ist für ihn zu dieser Zeit, in der er hauptsächlich promoviert und als Psychiater arbeitet, der einzige Ort, die Psychoanalyse zu erproben, denn wie gesagt ist sein Doktorvater Hoche ein erklärter Gegner Freuds. Die ambivalente Faszination Döblins für die Psychoanalyse hält ein Leben lang an. Noch sein letzter Roman *Hamlet oder Die lange Nacht nimmt ein Ende* spielt zumindest vordergründig mit der psychoanalytischen Methode des therapeutischen Gesprächs. Bei einem Autor, dem es so sehr um »Entselbstung« geht wie Döblin, sollte es eigentlich nicht verwunderlich sein, dass sein Umgang mit Polyphonie insgesamt ein anderer ist als der von Freud, allerdings bleibt zu fragen, inwieweit Döblin in seiner Faszination für die Psychoanalyse nicht doch an bestimmten Stellen in seinen Romanen in Bezug auf die Polyphonie ähnlich verfährt wie Freud.

In *Hamlet* geht es zunächst darum, dass der Kriegsheimkehrer Edward Allison schwer traumatisiert und verstümmelt in seine Familie zurückkehrt, um dort seelisch zu gesunden. Er leidet an Gedächtnis- und Ichverlust und beginnt, Fragen nach der Schuld am Krieg zu stellen. Um ihm zu helfen, werden in der Familie Erzählabende veranstaltet, an denen Verwandte und Freunde der Familie das Wort ergreifen.

An diesen Abenden im Hause Allison werden eine Vielzahl von Geschichten erzählt, etwa Swinburnes Ballade über den französischen Troubadour Jaufré Rudel, der die Prinzessin von Tripoli in seinen Liedern verehrt und sich schließlich gezwungen sieht, nach Tripoli zu reisen (diese Geschichte erzählt Edwards Vater Gordon). Eine weitere Geschichte ist Shakespeares *König Lear*, die Edwards Onkel in eigenwilligen Varianten zum Besten gibt. Allerdings werden Swinburnes und Shakespeares Referenztexte von Edwards Vater und seinem Onkel nur anzitiert im Sinne eines *raisonnement par autorité*, um sie dann zurückzuweisen und die angeblich wahre Geschichte, die sich hinter diesen Geschichten verbirgt, herauszuschälen. Gordon sagt beispielsweise:

> Die Verse [Swinburnes] haben mich seit Jahrzehnten begleitet. Ich habe mich viel mit dem Stoff beschäftigt. Allmählich ist mir klargeworden: Es handelt sich um einen Bericht, der durch die Jahrhunderte lief und auf diesem Wege wie ein altes, echtes Bild übermalt, mit Lack und Firnis bedeckt wurde, so daß man Mühe hat, an das Original zu gelangen. Darum ging es mir [um die wahre Geschichte, Anm. J.G.]. […] Gefunden habe ich nichts. […] Ich ließ meiner Phantasie freien Lauf, ja der Phantasie, um die Wahrheit zu finden. (Döblin 2016 [1956], 50)

Im Gegensatz zu den erzählten Träumen in Freuds *Traumdeutung* handelt es sich hier um eine echte Argumentation durch Autorität (*raisonnement par autorité*). Es geht den Romanfiguren darum, zu zeigen, dass Swinburne und Shakespeare sich in ihren Erzählungen geirrt haben. Dies lässt sich als Hinweis auf die Absurdität der Gesprächskultur im Hause Allison verstehen. Historische Wahrheiten über den Krieg, die eigentlich diskutiert werden sollten, werden mit fiktiven Wahrscheinlichkeiten der Belletristik gleichgesetzt: Die romaninternen Erzähler diskutieren allen Ernstes über den empirischen Wahrheitsgehalt von Belletristik – was wiederum Rückschlüsse darauf zulässt, wie sie mit dem empirischen Wahrheitsgehalt von historischen Kriegsereignissen umgehen.

Der informative Gehalt ihrer Geschichten ist nichts weiter als Argumentation. Die Geschichten von Gordon Allison und den anderen Figuren dienen dementsprechend, anders als es die Thematik der Erzählabende zunächst vermuten lässt, nicht in psychoanalytischer Manier der Ich-Konstitution Edwards und seiner Heilung, sondern nur der Durchsetzung oder Verteidigung der jeweils eigenen Ansichten. Am Ende des Romans zerbricht über den Erzählabenden sogar die Familie Allison.

Die Erzählungen sind auch nicht als spezifischer Ausdruck der Innenwelt der Figuren zu lesen. Es geht Döblin nicht um das Erzählen, sondern um das je *anders* Erzählen (vgl. Genz 2015). Ausgang meines Ansatzes ist die Beobachtung, dass es im Roman nicht so sehr um Handlungen geht, sondern um das Beobachten und Kommunizieren von Handlungen sowie um die Einstellung zu dem Beobachteten und Kommunizierten (vgl. auch Genz 2018). Zu Romanbeginn geht es etwa gar nicht so sehr um Edwards Kriegserlebnisse, sondern um das Verhältnis der Mutter zu Edward, das aus Sicht des Arztes und Edwards Schwester Kathleen geschildert wird. Auffällig sind die Verdoppelungen des bereits Erzählten, etwa wenn etwas Erlebtes noch einmal als Gespräch geschildert wird oder wenn eine Figur einer anderen berichtet, was sie einer dritten mitteilen möchte und kurz drauf die zweite Person der dritten diese Unterhaltung nochmals wiedergibt. Zu Beginn wird beispielsweise der Leser, nachdem er von der Bombardierung von Edwards Schiff bereits durch den Erzähler erfahren hat, nochmals anhand einer Hypnosesitzung durch einen Arzt von den Vorgängen, die Edward traumatisiert haben, unterrichtet. Der Arzt gibt Edward die Szenerie, an die er sich erinnern soll, vor (allerdings wiederholt er lediglich, was er zuvor von Edward erfahren hat), und Edward wiederholt seinerseits die Wiederholung:

> Der Arzt erklärte dem träumenden Geschöpf auf dem Lager: man führe jetzt auf dem Meer, über den Stillen Ozean. (Er wiederholte, was er von Edward und anderen über die Unglücksfahrt erfahren hatte.) Man käme gut vorwärts, das Meer läge glatt. […] Edward wiederholte mit schläfriger, näselnder Stimme, sehr leise, langsam: ›Das Meer ist glatt. Wir kommen gut vorwärts.‹ (Döblin 2016 [1956], 22)

Der Leser erlebt in der Hypnoseerzählung nochmals scheinbar unmittelbar das Kriegsgeschehen, allerdings versprachlicht in Edwards Figurenrede. Somit handelt es sich eben nicht um unmittelbares Erleben der Bombardierung, sondern um eine nachträgliche Rekonstruktion, in die viele Stimmen (des Arztes, Edwards und seiner Kameraden) eingeflossen sind.

Das Problem der Person des Erzählers ist bei Döblin nun deshalb so interessant, weil er, wie gesagt, in seinem Aufsatz »An Romanautoren und ihre Kritiker« die Psychologie in der Literatur ablehnt und die Rücknahme des Autors und des Erzählers fordert (Döblin 1963), es aber gerade im *Hamlet* neben den verschiedenen Erzählern unter den Romanfiguren einen Erzähler auf der Rahmenebene gibt, der immer wieder wertend in das Erzählte eingreift. Um diese Paradoxie besser zu verstehen, soll an dieser Stelle wie bei der Untersuchung von Freuds *Traumdeutung* der linguistische Ansatz von Oswald Ducrot (Unterscheidung von Stimme und Standpunkt, s. o.) herangezogen werden. Wie eine

Stimme, also die Sprecherinstanz, verschiedene Standpunkte in Döblins Roman in Szene setzt, soll exemplarisch anhand eines Zitats gezeigt werden:

> ›Ich bin ein Eskapist‹, seufzte Gordon Allison und wischte sich die Stirn. [...] ›Hier bist Du, mein Sohn, zu meiner Freude bist Du aus dem Krieg heimgekehrt. Aber Dir fehlt ein Bein. Hier sitzt Kathleen, Deine Schwester, und trägt auf ihrer Schürze Kriegsauszeichnungen. Wie Mutter berichtet, trägt sie sie sogar nachts auf dem Pyjama. Aber vor meiner guten Kathleen steht auf dem Hocker keine kühle Limonade, wie wir anderen sie genießen, sondern heißer Tee und eine weiße Medizin. Sie will damit ihren Magen überreden, sie in Ruhe zu lassen. [...] Aber ich sage es offen: der Staat sollte Euch für Euren Eifer danken und sonst nichts geben, nein, nichts, damit Ihr es Euch ein für allemal merkt und ihn nicht wieder ins Unglück stürzt!‹ (Döblin 2016 [1956], 36)

Der übergeordnete Standpunkt der erzählenden Figur Gordon verkündet: »Hier bist Du, mein Sohn, zu meiner Freude bist Du aus dem Krieg heimgekehrt. [...] Hier sitzt Kathleen [...].« Der eingebettete Standpunkt von Edward ist durch »deine Schwester« und »Mutter« gekennzeichnet (denn für Gordon sind die beiden ja Frau und Tochter), im Standpunkt Edwards ist darüber hinaus noch der Standpunkt der Mutter eingebettet: »Wie Mutter *berichtet*«. Wir haben es hier mit drei Ebenen zu tun: der Erzählerebene, einer Figurenebene und einer weiteren Figurenebene. Aus linguistischer Sicht lassen sich anhand dieses Beispiels Hierarchien von Sprechakten und in sie eingebettete Äußerungen untersuchen.

Laut Gévaudan ergänzt Oswald Ducrot das Ausgangskonzept der ›Stimme‹, das ursprünglich von Michail Bachtin stammt, durch das Konzept des ›Standpunkts‹, der einer Äußerungsinstanz zugeordnet ist. Es handelt sich dabei um die Verantwortung eines Sprechers bzw. seine soziale Positionierung im Sinne der Sprechakttheorie (Gévaudan 2010, 31–66; Gévaudan 2013, 136f.; Austin 2002 [1962]).

Integriert man Polyphonie in ein semantisches Modell und untersucht sie auf den Ebenen der Sprechakttheorie von Austin und Searle, also auf den Ebenen der Lokution, der Illokution und der Proposition, wie es Gévaudan vorschlägt, so erhält man folgende Untersuchungsebenen:

- Lokution meint dabei das Produzieren von Äußerungen, das Sprechen an sich.
- Illokution umfasst den Bereich der sozialen Handlungen, die mit dem Sprechakt vollzogen werden.
- Proposition ist die Darstellung von Sachverhalten, also die Inhaltsebene. (Gévaudan 2010, 37 und 48–59)

Gévaudan interpretiert nun die ducrotsche Unterscheidung von ›Standpunkt‹ und ›Stimme‹ als zwei fundamentale Eigenschaften von Äußerungen. Unter Stimme fallen Gévaudan zufolge die materiellen und strukturellen Eigenschaften von Äußerungen als Produkte des lokutionären Sprechakts. Unter Standpunkt fallen die semantischen Eigenschaften einer Äußerung, die der Illokution zugerechnet werden können (Gévaudan 2013, 136–165).

Es geht also bei der Polyphonie um dreierlei: erstens um einen Sprecher, der auf seine kommunikative Aktivität verweist, indem er spricht, zweitens um den Inhalt dessen, was der Sprecher mitteilt, und drittens um die Verantwortungsübernahme des Sprechers von diesen Inhalten oder um die Zurückweisung dieser Verantwortung.

In dem oben zitierten Beispiel entwirft Gordon zu Beginn seiner Rede mit den Deiktika »Hier« und »Du« ein gemeinsames Zeigfeld, in dem scheinbar Evidenzen geäußert werden. Ohne dieses gemeinsame Zeigfeld könnte man Sätze wie »Hier ist Edward... hier sitzt Kathleen« als eine reine Beschreibung verstehen. In der direkten Anrede eines *Du* (»Hier bist Du«), muss es allerdings um mehr als um eine Beschreibung gehen, schließlich weiß Edward ja, dass er vor seinem Vater sitzt. Stattdessen wird auf der illokutionären Ebene ein Vorwurf mitkommuniziert: »Hier bist Du« wird in dieser Lesart zu einem »Du bist immer noch am Leben (im Gegensatz zu den vielen, die im Krieg gefallen sind)«.

Obwohl sich Gordon direkt an seinen Sohn wendet, stützt er sich in Bezug auf den extremen Eifer Kathleens, die Auszeichnungen auch im Bett auf dem Pyjama zu tragen, explizit auf eine andere Quelle (die Mutter). Er übernimmt dafür also nicht die volle Verantwortung, um zu suggerieren, dass er eine derartige Verrücktheit seiner Tochter selbst nicht glauben kann. Das scheinbar Evidente (der durch Auszeichnungen beglaubigte Mut) wird *ad absurdum* geführt, denn jemand, der sich seiner Tapferkeit ständig, auch nachts, durch Medaillen versichern muss, kann in seiner Logik nicht tapfer sein. Der Augenschein (die kränkliche Kathleen) soll in Gordons Strategie die nicht mehr sichtbare Tapferkeit und die Verdienste seiner Kinder während des Krieges, für die er ja in seiner Rede ausdrücklich nicht einsteht, widerlegen.

Gordon verwendet lokutionäre Polyphonie (»Ich sage es offen«), um seinen »Mut«, die Dinge auszusprechen, zu unterstreichen, den er gegen den von ihm bezweifelten Mut seiner Kinder, am Krieg teilzunehmen, ins Feld führt. Aus einer scheinbar neutralen Beschreibung ist unversehens eine Kette von Zweifeln und Vorwürfen geworden. Am Ende hat Gordon alle Werte mittels Polyphonie umgedreht: Nicht der Staat rekrutiert Soldaten für den Krieg, sondern die Kinder haben dem Staat den Krieg förmlich aufgedrängt und damit nicht sich, sondern den Staat ins Unglück gestürzt.

Es geht im Roman jedoch nicht um die Bloßstellung von Gordon beziehungsweise einer anderen Figur, es erfolgt auch keine Richtigstellung seitens des Erzählers, was über den Krieg gesagt werden sollte. Vielmehr bietet der Roman insgesamt keine Fixpunkte, an denen sich der Leser orientieren kann. Dies entspricht der bachtinschen Auffassung von Polyphonie im Roman, die sich von einer einstimmigen »Zwei- oder Mehrdeutigkeit des rein poetischen Symbols«

dadurch unterscheidet, dass ihre Dialoge ausgangslos sind (Bachtin 1979, 218). Auch die Erzählinstanz der extradiegetischen Ebene verwendet Polyphonie, um mal diesen, mal jenen Standpunkt einzunehmen: Im folgenden zweiten Beispiel gibt es zwar nur die Stimme des Erzählers, jedoch verschiedene Standpunkte:

> Gordon Allison besuchte seinen Sprößling selten auf seinem Zimmer, und niemals allein. Er wollte sich offenbar vor unbequemen Fragen schützen. Es gelang nicht. Man konnte Edward nicht ausweichen. [...] Mit einem unsicheren Ausdruck saß Edward, der Tyrann, irgendwo oder polterte an einen heran, [...] und schon sah man an seiner gerunzelten Stirn, daß sich in ihm eine Frage sammelte, und dann kam eine weithergeholte Sache heraus, die keinen etwas anging, auch ihn selbst nicht, und keine Antwort machte sein Gesicht heller. Er schoß offenbar mit jeder Frage an dem Ziel vorbei, aber legte den Bogen immer wieder an. (Döblin 2016 [1956], 34)

Im zweiten Satz dieses Abschnitts finden wir den übergeordneten Standpunkt im »offenbar« ausgedrückt. Der Erzähler hat nicht näher spezifizierte Gründe zur Annahme, dass der untergeordnete zweite Standpunkt richtig ist (Gordon wollte sich vor unbequemen Fragen schützen). Daher übernimmt der Erzähler auch für diesen Standpunkt die Verantwortung. Während er zu Beginn des Absatzes den Standpunkt von Edward einzunehmen scheint (der Vater will sich vor Edwards unbequemen Fragen schützen), wechselt er mit Beschreibungen wie »saß Edward, der Tyrann, irgendwo oder polterte an einen heran« in die Perspektive von Gordon. Gegen Ende des Absatzes benutzt der Erzähler dasselbe modale Adverb »offenbar«, um nun die Realität der Beziehung zwischen Vater und Sohn vom entgegengesetzten Standpunkt des Vaters zu schildern: »Er schoß offenbar [...] am Ziel vorbei«. Auch für diesen Standpunkt übernimmt der Erzähler die Verantwortung.

Der Leser bekommt keine eindeutigen Hinweise, welchen Standpunkt er selbst favorisieren soll. Damit kann man, wie Bachtin für die Romane Dostojewskis herausgestellt hat, von einer »Vielfalt selbstständiger und unvermischter Stimmen und Bewusstseine« und von »einer echte[n] Polyphonie vollwertiger Stimmen« (Bachtin 1985, 10) sprechen, die Döblins *Hamlet*-Roman hauptsächlich charakterisiert. Es geht im Roman weder um einen Heilungsprozess Edwards noch um die Aufarbeitung des Krieges oder die Klärung der Schuldfrage. Es wird deutlich, dass es nicht um Wahrheit geht, sondern um Kommunikationsverhalten, das nichts über die Ereignisse, sondern höchstens etwas über die Sprecher verrät.

Mittels der Analyse der Polyphonie im Roman lässt sich folglich zeigen, wie die Darstellung der Ereignisse jeweils manipuliert oder zumindest modifiziert werden. Da eine Verständigung über die Geschehnisse im Roman hauptsächlich sprachlich erfolgt, kann es nicht darum gehen, die »richtige« Version der Darstellung zu finden, sondern vielmehr darum, zu zeigen, dass es die eine Wahrheit nicht gibt. Stattdessen gibt es viele Versionen und Abweichungen in den Äußerungen, die der Leser zur Kenntnis nehmen soll. Die Stimmenvielfalt, die bereits ein Sprecher in sich vereinen kann, kann mikrostrukturell durch einen Wechsel der Standpunkte in einem Satz oder Absatz erreicht werden und setzt sich in der Makrostruktur der einzelnen Erzählungen fort, in die auch die Stimmen der Schriftsteller der Weltliteratur fließen, für die die Erzähler die Verantwortung zurückweisen.

3 Fazit

Die Ähnlichkeiten der Verwendung der Polyphonie von Freud und Döblin liegen einerseits auf der Hand: Beide verwenden, zumindest vordergründig, Argumentation durch Polyphonie, sie führen Autoritäten an, die bei beiden zurückgewiesen werden.

Warum erreichen sie dann geradezu entgegengesetzte Effekte, dass Freud mittels Polyphonie seine Position als alleiniger Erfinder der Psychoanalyse stärkt, Döblin dagegen mittels Polyphonie seine poetologischen Forderungen nach Entselbstung und Stärkung der Leserposition umsetzt?

Gerade anhand der Argumentation durch Autorität (*raisonnement par autorité*) lassen sich die Unterschiede besonders gut festmachen: Freud verwendet sie nur vordergründig, da er seine Patienten gar nicht als empirische Subjekte zitiert, sondern sich mittels der »normalen« polyphonen Vermischung von Sprecher und Äußerungssubjekt als Instanz generiert, die die Äußerungen der Anderen in Szene setzt. Freud geht es weniger um Information über den Traum und dessen Deutungsmöglichkeiten, sondern um Argumentation. Freud als Autor der *Traumdeutung* setzt die verschiedenen Stimmen und Standpunkte in Szene, der Leser hat jedoch nicht die Möglichkeit, zu verifizieren, an welchen Stellen Freud als Autor in die Äußerungen seiner Patienten eingegriffen hat.

Döblin dagegen lässt seine Figuren die Werke von historischen Autoritäten (z. B. Swinburne oder Shakespeare) anführen, die der Leser selbst überprüfen kann. Deren Äußerungen stehen neben den Äußerungen der Romanfiguren. Darüber hinaus handelt es sich um Belletristik, deren Wahrheitsgehalt nicht falsifizierbar ist. In Bezug auf die Frage nach der Schuld am Krieg präsentiert der Roman verschiedene Standpunkte, bei denen der Leser selbst entscheiden muss, welchen Standpunkt er favorisiert.

Auf den Punkt gebracht lässt sich festhalten, dass der Hauptunterschied zwischen Döblin und Freud darin besteht, dass Döblin Polyphonie als Gezeigtes verwendet, also ostentativ (er lässt seine Figuren und seinen Erzähler polyphon agieren, um zu zeigen, wie über den Krieg geredet wird); Freud dagegen verwendet Polyphonie als Gesagtes, als Prädikation, und baut sie argumentativ in sein System ein.

Bibliographie

Austin, John L. (2002 [1962]): *Zur Theorie der Sprechakte (How to do things with Words)*, Deutsche Bearbeitung von Eike von Savigny, Stuttgart: Reclam.

Anscombre, Jean-Claude / Ducrot, Oswald: ([2]1988): *L'argumentation dans la langue*, Bruxelles: Mardaga.

Bachtin, Michail (1979): »Das Wort im Roman«, in: Ders., *Die Ästhetik des Wortes*, hg. u. eingel. v. Rainer Grübel, aus d. Russ. übers. v. Rainer Grübel u. Sabine Reese, Frankfurt a.M.: Suhrkamp, 154–300.

Bachtin, Michail (1985): *Probleme der Poetik Dostoevskijs*, übers. v. Adelheid Schramm, ungekürzte Ausg., Frankfurt a.M., Berlin, Wien: Ullstein.

Döblin, Alfred (1963): »An Romanautoren und ihre Kritiker. Berliner Programm«, in: Ders., *Aufsätze zur Literatur*, hg. v. Walter Muschg, Olten und Freiburg i. Br.: Walter, 15–19.

Döblin, Alfred (2016 [1956]): *Hamlet oder Die lange Nacht nimmt ein Ende*, mit einem Nachwort von Christina Althen, neu hg. v. Christina Althen u. Steffan Davies, Frankfurt a.M.: Fischer.

Ducrot, Oswald (1984): *Le dire et le dit*, Paris: Éditions de Minuit.

Freud, Sigmund (2000 [1900]): *Die Traumdeutung*, Studienausgabe Bd. II., hg. v. Alexander Mitscherlich u. a. Frankfurt a.M.: Fischer.

Geach, Peter T. (1960): »Ascriptivism«, in: *The Philosophical Review* 69(2), 221–225. URL: https://www.jstor.org/stable/2183506.

Genz, Julia (2008): »Döblins Schreibweise der Evokation und Aussparung – psychoanalytische und psychiatrische Diskurse in Die Tänzerin und der Leib«, in: Becker, Sabina / Krause, Robert (Hg.), *Internationales Alfred-Döblin-Kolloquium Emmendingen 2007. »Tatsachenphantasie«. Alfred Döblins Poetik des Wissens im Kontext der Moderne*, Bern etc.: Peter Lang, 69–82.

Genz, Julia (2015): »Interkulturalität des Erzählens als Ausdruck der Depersonation – Alfred Döblins *Hamlet oder Die lange Nacht nimmt ein Ende*«, in: Brandt, Marion / Kwiecińska, Grażyna (Hg.), *Internationales Alfred-Döblin-Kolloquium Warschau 2013. Interkulturelle Aspekte im Schaffen Alfred Döblins*, Bern: Peter Lang, 263–275.

Genz, Julia (2018): »Viele Stimmen. Polyphonie in Alfred Döblins *Hamlet oder Die lange Nacht nimmt ein Ende*«, in: *Text und Kritik* H.13/14, 180–189.

Gévaudan, Paul (2010): »Sprachliche Modalität zwischen Illokution und Polyphonie«, in: *Romanistisches Jahrbuch* 61, 31–66.

Gévaudan, Paul (2013): *Sprachliche Modalität. Untersuchungen am Beispiel des Spanischen und Französischen*, Unveröff. Manuskript.

Hustvedt, Siri (2019): »Andere werden«, in: Dies.: *Eine Frau schaut auf Männer, die auf Frauen schauen. Essays über Kunst, Geschlecht und Geist*, aus d. Englischen v. Uli Aumüller u. Grete Osterwald, Hamburg: Rowohlt, 271–294.

Schäffner, Wolfgang (1995): *Die Ordnung des Wahns. Zur Poetologie psychiatrischen Wissens bei Alfred Döblin*, München: Wilhelm Fink.

Bibliographie

Daniel Teufel / Pascal O. Berberat

Eine gebührende Aufteilung des Stimmlichen. Polyphone Bewusstseinsentwicklung im Medizinstudium

1 Ausgangspunkt und Hintergrund

In seinem Debütroman *Frost* lässt Thomas Bernhard einen Medizinstudenten zu Wort kommen, der unter anderem Folgendes über sein eigenes Studium sagt:

> Die Leute sagen, ich mache eine »ganz gute Entwicklung« durch. Die Eltern sind froh, daß aus mir etwas wird. Aber ich weiß nicht, was aus mir werden wird. Ein Arzt? Das wäre unheimlich. (Bernhard 2003, 54)

In unserer Begrüßung der Medizinstudierenden im ersten klinischen Jahr nimmt dieses Zitat eine zentrale Rolle ein. Mit ihm wollen wir den Studierenden eine Art Spiegel vorhalten, in der Hoffnung, dass sie diese Sätze von Bernhards fiktivem Studenten als Anlass nehmen, um ihre eigene gegenwärtige Situation zu reflektieren – und um auf ihrer Seite ein ähnliches Zusammenkommen der Stimmen der »Leute«, der »Eltern«, des »ich[s]« und von möglichen anderen Stimmen zu erkennen.[1] Denn ungeachtet der konkreten inhaltlichen Aussagen sollte auch ihr Übergang von der Vorklinik in die klinische Studienphase von solchen Stimmen begleitet sein. Die Frage ist nur: *Nehmen sie diese Stimmen bewusst wahr?* Und wenn ja, nehmen sie sie auch tatsächlich *bewusst als Stimmen* wahr?

Im Zentrum dieses Zitates taucht die Stimme des Bernhard'schen Studenten als »Aber ich«, als Gegenüber und Gegenpart der »Leute« und der »Eltern« auf. Darauf wollen wir die Studierenden besonders aufmerksam machen – und sie damit anregen, auf ihrer Seite ihr jeweils eigenes, subjektives Pendant dieser Stimme wahr- und ernst zu nehmen: *Was hat ihr »ich« auf dem Herzen und auf*

1 Unter *Stimme* verstehen wir hier und nachfolgend nicht nur den Produzenten und das Produkt tatsächlich geäußerter Laut- und Sinneinheiten (*direkte Rede*), sondern auch die Zuschreibung einer Produktion potentieller Laut- und Sinneinheiten zu einzelnen Subjekten und Subjektgruppen (*was würde/könnte jemand sagen*). Die »Eltern« des Zitates sind insofern *stimmlich* präsent, als der ihnen zugeschriebene Standpunkt in Form möglicher konkreter Aussagen vorstellbar wird.

der Zunge? In welchen Aussagen spricht sich ihr »ich« implizit wie explizit aus? Und in welchen Beziehungen steht ihr »ich« zu den Stimmen der anderen? Denn – so lautet zumindest unsere Überzeugung – erst mit dem Wahr- und Ernstnehmen sowohl dieser eigenen subjektiven Stimme als auch der subjektiven Stimmen der Anderen wird die entscheidende Grundbedingung dafür erfüllt, dass Ärztinnen und Ärzte ihren Herausforderungen nicht nur medizinisch und vermeintlich objektiv, sondern auch menschlich und gebührend subjektiv gewachsen sind.

Unsere Überzeugung stützt sich dabei auf unsere Annahme, dass das menschliche Leben und damit auch die professionelle wie persönliche Dimension jedes Arztes[2] von drei zusammenhängenden Voraussetzungen bestimmt ist:

1.) Die *sprachliche und narrative Voraussetzung des Daseins* lautet, dass wir unser menschliches Dasein nicht unmittelbar erfassen können, sondern es in sprachlichen und narrativen Sinnstrukturen er- und verarbeiten müssen. Wir müssen uns selbst erzählen und erzählen lassen, wer wir sind, woher wir kommen und wohin wir gehen. Folglich ist unsere Lebenswelt ein *von* und *durch* Sprache und Erzählungen gemachtes Gebilde und sind die darin wohnenden Lebewesen und stattfindenden Lebensformen nicht zu isolierende Bestandteile dieses Gebildes.

2.) Die *stimmliche Voraussetzung der Sprache und Erzählung* lautet, dass Ursprung und Grundbedingung aller Sprache und Erzählung die Stimme ist, da mündliche wie schriftliche Aussagen nicht aus dem Nichts entstehen können, sondern erzeugt werden müssen und damit einer sie erzeugenden Instanz bedürfen. Was wir hier abstrakt und allgemein *Stimme* nennen, ist demnach einerseits die Fähigkeit dieser Erzeugung und andererseits die Rückbindung des Erzeugten zu jener Instanz, die für diese Erzeugung verantwortlich ist. So verstanden stellt die Stimme aber auch ganz konkret den Dreh-, Angel- und Ausgangspunkt der menschlichen Subjektivität dar, insofern Subjektivität die Konsequenz unserer Unmöglichkeit ist, als sprach-, gedanken- und bedürfnislose Objekteinheiten zu existieren. Als Subjekte sind wir sowohl Produzenten als auch Produkte unserer sprachlich-narrativen Wirklichkeit – und unsere Stimme ist dabei zugleich Bedingung und Konsequenz unserer Subjektivität.

3.) Die *soziale Voraussetzung der Stimme(n)* lautet, dass die subjektive Produktion unserer sprachlich-narrativen Wirklichkeit nicht omnipotent autonom stattfindet, sondern von einer sozialen Ordnung im Sinne des Philosophen Jacques Rancière bestimmt ist, d.h. von der

2 Wo immer in diesem Text aus Gründen der Lesbarkeit nur das Maskulinum verwendet wird, soll das Substantiv dennoch ausdrücklich geschlechtsneutral zu verstehen sein.

> Verfassung eines spezifischen Erfahrungsraumes, in dem bestimmte Objekte als gemeinsam gesetzt sind und bestimmte Subjekte als fähig angesehen werden, diese Objekte zu bestimmen und über sie zu argumentieren. (Rancière 2008a, 13)

Da diese Vor-Bestimmung direkten Einfluss darauf nimmt, was sinnlich erfahrbar ist, indem sie festlegt, »was man sieht und was man darüber sagen kann« und »wer fähig ist, etwas zu sehen, und wer qualifiziert ist, etwas zu sagen« (Rancière 2008b, 26), bezeichnet Rancière sie auch als »Aufteilung des Sinnlichen« (Rancière 2008b, 25). Als vereinfachtes Beispiel für eine solche Aufteilung kann ein medizinisches Lehrbuch dienen, da dieses festlegt, wie der menschliche Körper aussieht und funktioniert, und damit beeinflusst, wie Medizinstudierende den Körper wahrnehmen und behandeln. In Folge kann für den lehrbuchtreuen Studierenden etwas Körperliches, das *so* und *so* aussieht, nur *das* und *das* sein und umgekehrt etwas, das *das* und *das* ist, nur *so* und *so* aussehen. Die sinnliche Wahrnehmung sowie die sinnstiftende Reflexion dieses Studierenden finden nur im Rahmen dessen statt, was das Lehrbuch vorgegeben hat. Hinzu kommt, dass der Stimme eines Studierenden normalerweise nicht die Aussagekraft zugesprochen wird, das Wissen eines etablierten Lehrbuches in Frage zu stellen. Eine Aufteilung des Sinnlichen nach Rancière geht somit immer auch mit etwas einher, das wir als *Aufteilung des Stimmlichen* bezeichnen möchten, insofern sie festlegt, *welche* Stimmen *wie* wahrgenommen werden müssen, und welche ignoriert werden dürfen, d.h. *welche Subjekte ein Mitbestimmungsrecht an der gemeinsamen Wirklichkeitsproduktion haben und welche lediglich Produkte dessen sind, was die tatsächlich Stimmberechtigten aus ihnen machen.*

Wenn wir nun im Folgenden von *Polyphonie* sprechen, meinen wir damit eine *dialogische Aufteilung des Stimmlichen* im Sinne des Literaturwissenschaftlers Michail Bachtin, in der die »*Vielfalt selbstständiger und unvermischter Stimmen und Bewußtseine*« (Bachtin 1971, 10) und die »*Koexistenz und Wechselwirkung*« (ebd., 34) von subjektiven Stimmen und narrativen Standpunkten gebührend wahr- und ernstgenommen werden. Vor diesem Hintergrund stehen unsere Überzeugung und unser nachfolgender Vorschlag, dass und wie die nachhaltige Förderung einer solchen Polyphonie bzw. eines entsprechend polyphonen Bewusstseins in das Medizinstudium integriert werden kann – und sollte.

2 Vorbild Dostojewski und Lernziel professionelle Inter-Subjektivität

Die ersten und grundlegenden Schritte jeder ärztlichen Tätigkeit lauten: die Sachlage erkennen, das Problem feststellen, das Leiden ausmachen. Einem Patienten kann erst dann geholfen werden, wenn ausreichend klar ist, welche Hilfe er braucht. Die vorgeschriebene Antwort der ärztlichen Berufsordnung auf die Frage, was Ärztinnen und Ärzte grundsätzlich tun sollen, –

> Aufgabe der Ärztinnen und Ärzte ist es, das Leben zu erhalten, die Gesundheit zu schützen und wiederherzustellen, Leiden zu lindern, Sterbenden Beistand zu leisten und an der Erhaltung der natürlichen Lebensgrundlagen im Hinblick auf ihre Bedeutung für die Gesundheit der Menschen mitzuwirken. (Bundesärztekammer 2019; §1)

– kann keine Antwort darauf geben, was im einzelnen Fall »Leben«, »Gesundheit«, »Leiden«, »Beistand« und »Erhaltung der natürlichen Lebensgrundlage« bedeuten soll und umfassen kann. Jeder dieser Begriffe wird seine jeweils passende Bedeutung erst dadurch erhalten, dass die dazugehörigen subjektiven Geschichten befragt und die Stimmen gehört werden, die dazu etwas zu sagen haben. Dabei kann ein Patient *objektiv* noch so gesund sein, wenn er sich in seiner eigenen Erzählung als nicht gesund bestimmt, ist er es letztlich auch nicht (vgl. Teufel / Berberat 2019, 50). Um also genau zu wissen, was sie für ihre einzelnen Patienten tun können, müssen Ärzte deren individuelle Geschichten und Stimmen wahrnehmen und dabei in der Lage sein, das Subjekt des Patienten nicht mit dem stereotypen Musterpatienten und / oder dem eigenen Subjekt gleichzusetzen, egal wie sehr sich diese Ähnlichkeiten auch aufdrängen (vgl. Teufel / Dorner / Berberat 2018).

Mit Bachtins Worten könnte man paraphrasieren: Ärzte müssen »Vieles und Verschiedenartiges dort sehen, wo andere nur ein und dasselbe [sehen]« (Bachtin 1971, 37). Bachtin selbst hat mit diesen Worten jedoch nicht seine Erwartung an Ärzte beschrieben, sondern die »außerordentliche künstlerische Fähigkeit« des Autors Fjodor M. Dostojewski, »alles in Koexistenz und Wechselwirkung zu sehen« (ebd., 36). Denn diesem sei es als Erstem gelungen, die Figuren seiner Werke nicht zu bloßen »Objekt[en] des Autorenwortes« zu reduzieren, sondern zu vollwertige[n] und vollberechtige[n] Träger[n] des eigenen Wortes« (ebd., 9) bzw. zu »*Subjekte[n] des eigenen unmittelbar bedeutungsvollen Wortes*« (ebd., 10) zu erheben. In den Romanen Dostojewskis wird das Bewusstsein der einzelnen Figuren »als anderes, *fremdes* Bewußtsein dargestellt« und eben »nicht vergegenständlicht, nicht verdeckt« (ebd., 10). So entsteht eine »*Vielfalt gleichberechtigter Bewußtseine mit ihren Welten*« (ebd., 10), die »genau so viel Gewicht [haben] wie das gewöhnliche Autorenwort« (ebd., 11), und ein polyphoner Raum, »in dem verschiedene Bewußtseine in Wechselwirkung miteinander stehen, ohne daß eines von ihnen gänzlich zum Objekt eines anderen würde« (ebd., 23).

Was Dostojewski (nach Bachtin) damals in der Literatur gelungen ist, kann heutigen Ärztinnen und Ärzten in diesem Sinne als Vorbild dienen und in den professionellen Anspruch und das Lernziel medizinischer Aus- und Weiterbildung übersetzt werden: *ihr Umfeld aus Patienten, Angehörigen, Kollegen, Pfle-*

gekräften usw. als »Vielfalt gleichberechtigter Bewußtseine mit ihren Welten« (ebd., 10), mit jeweils eigener Stimme, mit jeweils eigener sprachlicher Aussagekraft und mit jeweils eigenem narrativen Standpunkt im Rahmen einer spezifischen Aufteilung des Sinnlichen und Stimmlichen wahr- und ernstzunehmen.

Um jedoch diesem Anspruch und Lernziel tatsächlich gerecht zu werden, darf der Arzt selbst nicht die Rolle und »Perspektive eines unbeteiligten ›Dritten‹« (ebd., 23) einnehmen, sondern muss auch selbst als Subjekt präsent sein. Denn das Wahr- und Ernstnehmen eines Subjekts als Subjekt ist nur *inter-subjektiv* möglich und die Bedingung für das Verständnis fremder Subjektivität liegt in der Anerkennung und Erfahrung der eigenen (Teufel / Berberat 2018). Zwar ist kein Subjekt wie das andere, aber jedes Subjekt unterliegt den sprachlichen, narrativen, stimmlichen und sozialen Grundvoraussetzungen des eigenen Daseins in einer geteilten Wirklichkeit. Eine in diesem Sinne verstandene professionelle ärztliche Subjektivität ist in der Lage, die Bedingungen und Konsequenzen eigener wie fremder Subjektivität für das Ausüben der eigenen Profession zu berücksichtigen und diese Profession in eine intersubjektiv gelingende Praxis umzusetzen.

3 Mittel und Zweck polyphone Bewusstseinsentwicklung

Das Aufstellen des Lernziels, das Ausrufen, Betonen und Begründen des Bedarfs *professioneller Inter-Subjektivität* ist das eine, das ohne das andere – die konkrete methodisch-didaktisch Umsetzung und Ausbildung dieser Inter-Subjektivität – allein diskursive Relevanz, aber keine praktischen Auswirkungen hat. An der TU München haben wir deshalb 2016 das Programm *LET ME* (kurz für *Lettered Medicine / Lettered Medical Education*) ins Leben gerufen, in dessen Zentrum die Praxis einer Kultivierung ärztlicher Professionalität und Subjektivität steht. Diese verfolgt LET ME *durch* und *als polyphone Bewusstseinsentwicklung* und ist dabei eng verwandt mit den *Critical Medical Humanities* (vgl. Bleakley 2015) und der *Narrativen Medizin* (vgl. Wohlmann 2016). Von letzterer hat LET ME den Dreischritt aus *Lesen – Schreiben – Diskussion* übernommen und um den vorangestellten Schritt *Irritation* ergänzt, der wiederum mit der Philosophie Rancières und den Critical Medical Humanities, die sich auf diese berufen, verbunden ist.

3.1 Irritation: Das Aufrütteln (der Aufteilung) des Stimmlichen

An erster Stelle setzt LET ME darauf, die Konfrontation mit Kunstwerken fest in das Medizinstudium zu integrieren, und teilt dabei die Überzeugung Rancières, dass künstlerische Erfahrung die etablierte »Ordnung der Wahrnehmung unterbricht und die sinnlichen Hierarchien erschüttert« (Rancière 2008c, 85). In unserem Fall bedeutet das, im Medizinstudium die Möglichkeit zu eröffnen, *andere Stimmen zu hören bzw. überhaupt (wieder) Stimmen zu hören.* Denn der medizinische Alltag ist oft nicht bloß monologisch, sondern gerade auch *stimmlos* im Sinne von *subjektlos* gehalten. Da Subjektivität (aus guten Gründen) als Störung und Fehlerquelle gilt, bevorzugt die Aufteilung des Sinnlichen des medizinischen Alltags die naturwissenschaftliche Objektivität. Dazu Bachtin:

> Der gesamte methodologische Apparat der Mathematik und der Naturwissenschaften ist auf die Beherrschung eines *dinglichen, stimmlosen Objekts* ausgerichtet, das sich nicht im Wort offenbart, *das nichts von sich selbst mitteilt.* Das Erkennen hängt hier nicht mit dem Empfangen und Deuten von Wörtern oder Zeichen des zu erkennenden Objekts selbst zusammen. (Bachtin 1979, 237)

Ein Patient, der seine Subjektivität mit in die Anamnese, Diagnose und Therapie bringt, stört diese naturwissenschaftliche Objektivität. Ein Lehrbuch, das die Subjektivität seiner Autoren erkennen lässt, trübt dessen objektiven Wahrheitsgehalt. Daher pflegt die Medizin in vielen Bereichen eine Art monologisch aussagekräftige, aber stimmlose Objektivität, d.h. die Aussagen der Objektivität finden überall Gehör, tauchen aber nicht in ihrer tatsächlich subjektiv stimmlichen Form auf.

Im Gegenzug zur Medizin erscheint die Kunst als ein radikal subjektives Feld. Kunstwerke sind erstens nicht nur Produkte subjektiver Produktionsprozesse, sondern werden auch unmittelbar als solche sichtbar. Jedes Kunstwerk ist eindeutig nicht einfach vorhanden und gegeben, sondern gemacht. Und jedes Kunstwerk expliziert oder impliziert die Ausstellung der eigenen Gemachtheit ausgehend von einem subjektiven Standpunkt bzw. einer subjektiven Stimme. Die Konfrontation mit Kunstwerken in das Medizinstudium einzubauen, heißt demnach, einen direkten Kontrast, eine Gegenstimme zum stimmlosen Monolog der medizinischen Objektivität zu eröffnen und zu hinterfragen, *inwiefern die Objektivität auch eine Stimme hat und worin sich die subjektive Stimme des Kunstwerkes eigentlich von der vermeintlich objektiven Stimme des Lehrbuches unterscheidet.*

Zweitens fordern Kunstwerke aber auch dadurch die Aufteilung des Sinnlichen eines monologischen und stimmlosen Medizinstudiums heraus, dass sie offene Fragen stellen, die sich nicht in Zahlen und Werten, nicht in kausalen

Schritten und Musterverläufen, nicht in Vergleichsfällen und in Regeln mit Ausnahmen beantworten lassen – in den Worten des Autors Adolf Muschg:

> Keine Antwort paßt genau auf die Frage, die sie stellen; und doch verwirft das Kunstwerk jeden, der sich mit *bekannten* Antworten davor zur Ruhe setzt. Der Reiz des Kunstwerkes ist untrennbar von seiner Irritation; [...] setzt im Betrachter eine Unruhe frei, die er sonst nicht kennt und ohne Kunstwerk nicht kennenlernen würde. Es stellt Fragen von Existenz zu Existenz [...]. (Muschg 1981, 51)

Entscheidend für den Nutzen von Kunstwerken im Medizinstudium ist es, diese Fragen und diese Unruhe in ein Wachrütteln der studentischen Stimme(n) zu überführen und die Studierenden gegenüber dem Kunstwerk dazu aufzufordern, Stellung zu beziehen und eigene Erklärungsversuche dazu abzugeben, was das jeweilige Kunstwerk ist, macht, sagt und / oder zeigt. Da diese Stellung und Erklärung zwangsläufig subjektiv ist und die Aktivierung der eigenen Stimme verlangt, tragen auch Unverständnis, Empörung und Abwertung gegenüber dem jeweiligen Kunstwerk zur Konstitution eines polyphonen Erfahrungsraumes bei. Und selbst wenn die Studierenden eine Stunde später wieder in die starre Aufteilung des Sinnlichen und Stimmlichen des Medizinstudiums zurückfallen, haben sie zumindest kurzzeitig die Erfahrung anderer Stimmen gemacht – und können Erfahrungen wie diese als Anlass dazu nehmen, eine kritische innere Stimme auszubilden, die ganz grundsätzlich fragt: *Wieso eigentlich ist die momentane Aufteilung des Sinnlichen so (gemacht) ist, wie sie (gemacht)?*

3.2 Lesen: Das Erfassen des Daseins in reinem Quelltext

Die Arbeit mit Kunstwerken im Rahmen von LET ME umfasst alle Kunstformen und schließt auch essayistische und geisteswissenschaftliche Texte mit ein. Der Königsweg polyphoner Bewusstseinsentwicklung liegt jedoch in der Arbeit mit literarischen Texten, da diese das menschliche Dasein unmittelbar im Medium seiner sprachlichen und narrativen Er- und Verarbeitung, quasi im *reinen Quelltext* seiner eigenen Programmierung erfahr- und analysierbar machen. Literatur führt vor Augen, *dass und wie menschliche Wirklichkeit sprachlichen und narrativen Produktionsbedingungen folgt* – und *dass und wie die Produktion dieser Wirklichkeit eine existentielle wie soziale Frage der subjektiven Stimme(n) ist.*

Eine zentrale Methode von LET ME ist demnach das gemeinsame Lesen, Nachvollziehen, Analysieren und Besprechen der jeweils in literarischer Textform vorliegenden Wirklichkeit. Dabei gibt es unter all den Geschichten, die das menschliche Leben in dieser Form schreibt, auch diejenigen, die die Wirklichkeit der ärztlichen Profession verarbeiten – und damit eine gezielte Analyse ärztlicher

Professionalität in ihren Stimmen und Stimmlagen eröffnen. In dem oben bereits erwähnten Roman *Frost* findet sich zum Beispiel folgende Stelle, in welcher der erzählende Student die Leiden eines anderen Menschen wiedergibt:

> Die Schmerzen, die er im Fuß hat und die in der Frühe plötzlich da waren, seien mit den Schmerzen in seinem Kopf verwandt. »Mir scheint, es sind dieselben Schmerzen.« Man könne an zwei verschiedenen, weit auseinander liegenden Körperteilen die gleichen Schmerzen haben, »ein und denselben Schmerz haben«. Wie man bestimmte Schmerzen der Seele (er sagt hin und wieder Seele!) in bestimmten Körperteilen haben könne. Und Körperschmerzen in der Seele! Jetzt jage ihm sein linker Fuß Angst ein. (Es handelt sich um nichts anderes als um eine Schleimbeutelentzündung an seinem linken Fuß, auf der Innenseite, unter dem Knöchel.) (Bernhard 2003, 51)

Die Stimme des Studenten kommt hier in unterschiedlichen Formen zum Einsatz, gibt einerseits sowohl in direkter als auch indirekter Rede die Standpunkte des Anderen wieder und streut dazwischen (in Klammern) seine eigenen Beobachtungen ein. Eine ähnlich spannende Stelle findet sich in Rainald Goetz' *Warum die Hose runter muß* bei der Darstellung einer Untersuchung eines Patienten:

> Ejakulat: Volumen, pH, Verflüssigungszeit, Farbe, Geruch. Alles kaputt. Bei dem ist ja alles kaputt. Bei Ihnen, äh, ja, das sieht also alles äh etwas schwierig äh nicht so gut aus, da müssen Sie Ihrer Frau äh. Aber wie soll ich denn meiner Frau das das. Sie können sich inzwischen wieder anziehen.« (Goetz, 2003, 28)

Die Stimme dieses Arztes wechselt von der nüchternen Analyse (»Ejakulat: Volumen, pH, […] Geruch.«) in ein subjektives Urteil (»Alles kaputt.«) und in ein intersubjektives Stottern beider Seiten (Arzt: »Bei Ihnen, äh, ja […].« Patient: »Aber wie soll ich denn meiner Frau das das.«) und zieht sich dann mit der routinierten Abschlussfloskel (»Sie können sich inzwischen wieder anziehen.«) aus der Affäre. Beide Textstellen geben Anlass, nach den Bedingungen professioneller Stimmlagen und Stimmwechsel zu fragen und zu beobachten, welche intersubjektiven Auswirkungen die »Wiedergabe und Erörterung fremder Reden« (Bachtin 1979, 225) und das »in den Kontext der Rede eingebettete fremde Wort« (ebd., 227) haben. Hinzu kommen die sichtbar nicht nur inter-, sondern auch intrasubjektiven Konsequenzen sinnlicher und stimmlicher Aufteilungen, also auch »die inneren Widersprüche und inneren Entwicklungsstufen eines Menschen« (Bachtin 1971, 35). Da die ärztliche Profession heutzutage als Zusammenführung verschiedener Rollen (vgl. MFT 2015) verstanden wird, sind und bleiben Rollenkonflikte – gerade auch als Stimmenkonflikte mit sich und anderen – eine zentrale Herausforderung professioneller ärztlicher Subjektivität, was sich an Texten wie diesen begreifen und weiter thematisieren lässt.

3.3 Schreiben: Die bewusste Wahrnehmung der eigenen Stimme

Durch die Konfrontation mit Kunstwerken und die gemeinsame Lektüre literarischer Texte soll eine grundsätzlich polyphone Aufmerksamkeit für fremde und andere Stimmen eingeübt werden. Beim Schreiben im Rahmen von LET ME geht es dagegen um die bewusste Wahrnehmung der jeweils eigenen Stimme. Zwar wird meist auch schon in der Auseinandersetzung mit Kunstwerken und Texten die jeweils eigene Stimme des einzelnen Studierenden herausgefordert, sich zu diesen und deren Fragen in Bezug zu setzen. Wirklich sicht- und greifbar wird diese eigene Stimme jedoch erst, wenn sie schwarz auf weiß festgehalten wird.

Das Schreiben in LET ME folgt meist im Anschluss an die Auseinandersetzung mit einem Kunstwerk, Text oder sonstigem Impuls und setzt diese Auseinandersetzung vor dem Hintergrund einer speziellen Schreibaufgabe fort, zum Beispiel:

- Wie verkörpert man glaubwürdig die eigene Arztrolle?
- Beschreiben Sie, wie Sie sich in dieser Szene verhalten hätten.
- Schreiben Sie eine E-Mail an einen fiktiven Kollegen, in der Sie diesem erklären, was Ihr Standpunkt zu diesem Thema ist.

Abgesehen von den dadurch entstehenden inhaltlichen Beiträgen soll das Schreiben zur *bewussten Wahrnehmung der eigenen Standpunkte und der eigenen Stimme als Produzent und Produkt subjektiver Äußerungen und (Selbst-) Darstellung* führen. Dabei kommt der Tatsache, dass die Schreibaufgabe zum Beispiel keine wirkliche, sondern nur eine fiktive E-Mail verlangt, insofern eine besondere Bedeutung zu, da man dadurch etwas, was man in Wirklichkeit oft beiläufig in einem gewissen Standardbewusstsein und in einer nicht bewussten Aufteilung des Sinnlichen macht (nämlich die eigene Stimme gebrauchen), durch den unwirklichen Rahmen der Aufgabe nun tatsächlich in seiner Gemachtheit bewusst erleben kann. Durch die Aufgabe, so zu tun, als würde man eine E-Mail schreiben, stellt sich die Frage, *was tue ich denn, wenn ich eine E-Mail schreibe*, und damit auch *die Frage nach der eigenen Stimme und deren Bedingungen* überhaupt erst.

Darüber hinaus zielen manche Schreibaufgaben auch auf ein spezifisches Erleben und einen spezifischen Gebrauch der eigenen Stimme ab. So bitten wir zum Beispiel die Teilnehmenden eines Empathie-Workshops, den subjektiven Leidensalltag einer fiktiven, chronisch kranken Person zu schildern – und diese Erzählung in der dritten Person zu verfassen. Ziel der Aufgabe ist es also, die Geschichte eines anderen Subjekts zu erzählen, ohne dieses Subjekt mit dem eigenen Subjekt zu verschmelzen (vgl. Teufel / Dorner / Berberat 2018, 80f.) – was zu der Frage führt, *was mit der eigenen Stimme passiert, wenn man mit ihr nicht die eigene Geschichte, sondern die eines anderen Subjekts erzählt, und was mit diesem anderen Subjekt passiert, wenn seine Welt durch eine andere und nicht dessen eigene Stimme erzählt wird?* Wird das andere Subjekt zum »stumme[n] Sklaven« des eigenen Wortes oder kann man es tatsächlich als »*freie[n]* Menschen« (Bachtin 1971, 10) sprechen lassen? (siehe oben, Abschnitt 3.2.).

3.4 Diskussion: Die bewusste Wahrnehmung stimmlicher Koexistenz

Wird beim Schreiben die eigene Stimme bewusst als eigene Stimme wahrgenommen, soll sie in der anschließenden Diskussion bewusst als eigene Stimme im Zusammenspiel mit anderen erlebt werden. Eröffnet wird diese Diskussion meist durch das Vorlesen des zuvor Geschriebenen. Bereits hier wird deutlich, dass sich die eigene Stimme – gerade als Ausdruck eigener Subjektivität – in einer anderen Aufteilung des Stimmlichen befindet, wenn sie nicht nur auf dem Papier, sondern laut in Gegenwart anderer wahrgenommen wird. (Ein interessanter Verfremdungseffekt dieser Erfahrung lässt sich erreichen, wenn der eigene Text von jemand anderem vorgelesen wird, um beide – Urheber und Leser – die Veränderung der eigenen Stimme durch die Verbindung mit einer anderen erfahren zu lassen.) Im Anschluss an das gegenseitige Vorlesen findet die eigentliche Diskussion statt, in der es zu keiner Zeit darum geht, die beste Bearbeitung der Schreibaufgabe auszumachen, sondern die *Stimmen der anderen als relevante Stimmen wahrzunehmen und die eigene Stimme inmitten dieser anderen Stimmen zu verorten.*

Eine besondere Sichtbarkeit erreicht die Diskussion und die gemeinsame Frage, in welchem Verhältnis sich die einzelnen Stimmen, die man gehört hat, befinden, wenn es möglich ist, die einzelnen Beiträge digital auf einem Bildschirm oder an einer Magnettafel anzuordnen. Auf diese Weise lässt sich das Verhältnis der einzelnen Stimmen in ihrer Koexistenz und Wechselwirkung für alle gleichermaßen sichtbar räumlich und dynamisch visualisieren.

3.5 LET ME: Das hierarchiefreie und spielerische Einüben von Polyphonie

Das Ziel dieser vier hier skizzierten Methoden, welches diese sowohl einzeln als auch in Kombination erreichen sollen, ist die polyphone Bewusstseinsentwicklung bei Medizinstudierenden. Um dieses Ziel zu erreichen, sind folgende zwei Grundsätze für LET ME das A und O.

1.) Bei keinem dieser vier Schritte sollte eine Hierarchie zwischen Lehrenden und Studierenden herrschen. Die einzelnen Einheiten werden deshalb zu keiner Zeit von Dozenten, sondern stets von Moderatoren durchgeführt, deren Aufgabe es ist, alle Anwesenden zum Einbringen ihrer eigenen Stimme anzuregen. Eine hierarchisch höhere und letztgültige Stimme im Raum zu haben, die für alle anderen bestimmt, was richtig und falsch ist, und damit die Aussagekraft der anderen Stimmen prinzipiell in Frage stellt, unterbindet jede Polyphonie, jede Entwicklung und Erfahrung unterschiedlicher gleichberechtigter Stimmen bereits im Ansatz.

2.) Alle vier Schritte gehen mit einem spielerischen Wesen einher. Sowohl in der Auseinandersetzung mit Kunstwerken als auch im Verfassen und Vortragen eigener Texte als auch in der nachfolgenden Diskussion sollen die Studierenden ihren Umgang mit fremden und eigenen Stimmen und mit deren subjektiver Ausdrucks- und sinnstiftender Gestaltungskraft vor allem spielerisch erproben. Sie sollen austesten und probehandeln, *was passiert, wenn man etwas so und so sieht, so und so sagt, so und so versteht; was passiert, wenn man sich selbst so und so positioniert, so und so erzählt, so und so subjektiv hervorbringt; was passiert, wenn man anderen so und so zuhört, ihnen so und so die eigene Stimme leiht, sie so und so subjektiv wahrnimmt.* Unsere Hoffnung ist, dass ein derart spielerisches Kennenlernen polyphoner Denk-, Seins- und Handlungsweisen entscheidend zur Einübung eines polyphonen Selbstverständnisses beiträgt, das sich dann wiederum entscheidend auf die intersubjektive Ausübung der ärztlichen Profession auswirkt.

4 Ausblick und Aufruf

Polyphone Bewusstseinsentwicklung im Medizinstudium ist kein Selbstläufer und muss aktiv gefördert werden. Unser Beitrag hat versucht, dazulegen, über welche Mittel und auf welchen Wegen eine solche Förderung unternommen werden kann. Dabei steht außer Frage, dass es noch andere Mittel und Wege dafür gibt und dass die Möglichkeiten der Entwicklung und Weiterentwicklung einer entsprechenden Methodik und Didaktik noch längst nicht erschöpft sind. (Stattdessen stellt sich die Frage, wie sich die Erfolge dieser Mittel und Wege nicht nur behaupten und argumentativ herleiten, sondern tatsächlich messen und belegen lassen.)

Ein weiteres Mittel außerhalb der Lehre könnte sein, den Begriff *Polyphonie* fest in das medizinische Studium und in den medizinischen Alltag einzuschreiben. Denn der Begriff ist letztlich ausreichend selbsterklärend, um allein mit ihm darauf aufmerksam zu machen, dass es Stimmen gibt – und zwar viele und nicht nur eine. Wenn der Begriff dann im Rahmen jeder Anamnese, jeder Diagnose, jeder Visite, jedes Arztbriefes usw. in Form der Frage *Polyphonie?* auftaucht und sich der einzelne Arzt allein deshalb bewusst darüber Gedanken machen muss, *wen und was er gerade alles gehört hat und wen und was vielleicht nicht*, dann ist dieser Arzt dem gebührenden Wahr- und Ernstnehmen des Patienten als individuelles Subjekt schon einen entscheidenden Schritt näher gekommen.

Neben diesen Erfolgsaussichten gibt es allerdings auch Risiken und Nebenwirkungen einer polyphonen Bewusstseinsentwicklung. Auch Bachtin betont, dass Dostojewskis »außerordentliche künstlerische Fähigkeit [...], alles in Koexistenz und Wechselwirkung zu sehen« nicht nur »seine größte Stärke«, sondern auch »seine größte Schwäche« (Bachtin 1971, 36) gewesen sei. Tatsächlich birgt eine ausgeprägte polyphone Wahrnehmung die Gefahr einer räumlich grenzen- und zeitlich endlosen, alles komplizierenden Reflexion von Koexistenz und Wechselwirkung sowie die Gefahr einer ausufernden Notwendigkeit, allen Stimmen gleichermaßen gerecht werden zu müssen. Beides steht der ärztlichen Praxis entgegen, da diese darauf angewiesen ist, das jeweils Entscheidende zu erkennen und das jeweils Entscheidende zu tun. Der richtige Umgang mit diesen Gefahren ist deshalb jedoch nicht, Polyphonie in der ärztlichen Praxis zu unterbinden – und damit den Anspruch auf ein gebührend intersubjektives Denken und Handeln aufzugeben. Vielmehr muss es in die Definition und das Lernziel professioneller Inter-Subjektivität integriert werden, *trotz und gerade aufgrund polyphoner Wahrnehmung angemessen entscheidungswillig und handlungsfähig zu sein.*

Daher richtet sich unser abschließender Aufruf zu einem an die deutsche Medizin(ausbildungs)landschaft, sich der Inter-Subjektivität und Polyphonie nicht zu verschließen, sondern offen zu sein für andere Stimmen – und den Sinn und Nutzen zu erkennen, wenn die eigene Aufteilung des Sinnlichen und Stimmlichen regelmäßig aufgebrochen und neu ein- und abgestimmt wird. Zum anderen wollen wir die Literatur- und Geisteswissenschaften sowie die Künste dazu aufrufen, die Medizin dabei zu unterstützen – sowohl mit wirkungsvollen Irritationen als auch mit gemeinsamen Überlegungen, ob und wie sich zum Beispiel aus der polyphonen Ästhetik Dostojewskis konkrete Methoden und Techniken ableiten lassen, um Polyphonie auch außerhalb der Kunstform ein- und ausüben zu können.

Bachtin hielt

> die Schaffung des polyphonen Romans für einen gewaltigen Fortschritt nicht nur in der Entwicklung der künstlerischen Romanprosa, sondern in der Entwicklung des künstlerischen Denkens des Menschen überhaupt. (Bachtin 1971, 303)

Unsere Überzeugung ist, dass dieser Fortschritt sich auch auf die Entwicklung des medizinischen und ärztlichen Denkens auswirken sollte. Denn so wie erst der polyphone Romanautor dem »denkende[n] menschliche[n] Bewußtsein« und der »dialogische[n] Seinssphäre dieses Bewußtseins« (ebd., 304) gerecht wird, so werden es auch erst die polyphone Ärztin und der polyphone Arzt sein.

Bibliographie

Bachtin, Michail (1971): *Probleme der Poetik Dostoevskijs*, München: Hanser.

Bachtin, Michail (1979): *Die Ästhetik des Wortes*, Frankfurt a.M.: Suhrkamp.

Bernhard, Thomas (2003): *Werke 1, Frost*, Frankfurt a.M: Suhrkamp.

Bleakley, Alan (2015): *Medical Humanities and Medical Education. How the medical humanities can shape better doctors*, Oxfordshire / New York: Routledge.

Bundesärztekammer (2019): »(Muster-)Berufsordnung für die in Deutschland tätigen Ärztinnen und Ärzte«, in: *Deutsches Ärzteblatt* 116(5), A1–A9.

Goetz, Rainald (2003): »Warum die Hose runter muß«, in: Ders.: *Hirn*, Frankfurt a.M.: Suhrkamp, 26–31.

Muschg, Adolf (1981): *Literatur als Therapie?*, Frankfurt a.M.: Suhrkamp.

MFT Medizinischer Fakultätentag der Bundesrepublik Deutschland e. V. (2015): *NKLM – Kompetenzbasierter Lernzielkatalog Medizin*, Berlin.

Rancière, Jacques (2008a): *Politik der Literatur*, Wien: Passagen.

Rancière, Jacques (2008b): *Die Aufteilung des Sinnlichen. Die Politik der Kunst und ihre Paradoxien*, Berlin: b_books.

Rancière, Jacques (2008c): *Ist Kunst widerständig?*, Berlin: Merve.

Teufel, Daniel / Berberat, Pascal O. (2018): »Arzt, nicht ›nur‹ Mediziner«, in: *Deutsches Ärzteblatt*, 115(47), 2172–2173.

Teufel, Daniel / Dorner, Max / Berberat, Pascal O. (2018): »Von Sick of … zu Sick with … zu Walk with … Die narrative Anerkennung individuellen Leidens und Lebens in der Medizin(ausbildung)«, in: *DIEGESIS* 7.1, 70–85.

Teufel, Daniel / Berberat, Pascal O. (2019): »Einem großen Teil des Materials verständnislos gegenüber … Was die moderne Medizin von der Freud'schen Psychoanalyse lernen kann – und sollte«, in: Frick, Eckhard / Hamburger, Andreas / Maasen, Sabine (Hg.), *Psychoanalyse in technischer Gesellschaft. Streitbare Thesen*, Göttingen: Vandenhoeck & Ruprecht, 45–56.

Wohlmann, Anita (2016): »Narrative Medizin: Theorie und Praxis in den USA und Deutschland«, in: Jansohn, Christa / Steger, Florian (Hg.), *Jahrbuch Literatur und Medizin* 8, Heidelberg: Winter, 181–204.

Bibliographie

[illegible]

Polyphonie in Arzt-Patienten-Gesprächen

Werner Vogd

Polyphonie in der Behandlung onkologischer Patienten. Gebrauch und Missbrauch der Kunst, mit verschiedenen Zungen zu reden

Michail Bachtin hat den Begriff Polyphonie in seinem 1929 erschienenen Buch zu Dostoevskijs Poetik eingeführt, um zu zeigen, wie in einer mehrstimmigen Kompositionsweise Erzählerstimme und Figurenrede miteinander verwoben sind, ohne dabei jedoch zu einer übergreifenden harmonischen Einheit finden zu müssen (Bachtin 1971 [1929]).

Warum sollte jetzt aber dieses Konzept auch in einer medizinanthropologischen oder medizinsoziologischen Untersuchung aufgegriffen werden? Was hat eine Krankenbehandlung mit polyphonen Arrangements zu tun, die sich zu harmonischen oder unharmonischen Anordnungen entwickeln?

Die Antwort ist einfach: Auch hier werden unterschiedliche Stimmen in eine Beziehung gebracht, die nicht im Einklang stehen müssen.

Es fängt schon damit an, dass der gesunde und erst recht der kranke Mensch nicht unbedingt mit sich selbst im Einklang stehen. Dies ist bereits seit der aus der philosophischen Anthropologie vertrauten Gegenüberstellung von *Leib sein* und *Körper haben* bekannt – und wird nochmals pointiert von Drew Leder (1990), dass selbst der Leib keine Einheit darstellt, sondern in eine Vielfalt von Präsenzen und Absenzen – Bewusstheiten und Unbewusstheiten – zerfällt.

Ebenso zeigen sich auf Seiten der Ärzte Mehrstimmigkeit und die hiermit einhergehenden Rollenkonflikte. Sie sind dem Patienten empathisch zugewandt, wollen ihn aber ebenso wieder loswerden, vor allem wenn psychische Dimensionen des Leidens zu stark in Erscheinung treten. Sie folgen einer medizinischen Logik, aber ebenso organisatorischen und ökonomischen Rationalitäten. Manchmal sind sie von dem, was sie tun, nicht so recht überzeugt. Doch wie auch immer, sie müssen die unterschiedlichen Aspekte in ihrem Berufsalltag irgendwie zu einer kohärenten Praxis zusammenbringen.

All dies wiederum ahnt der Patient und entsprechend sind auch für ihn in der Begegnung mit dem Arzt die unterschiedlichen Stimmen präsent, so dass sie ihn zugleich vertrauen und misstrauen lassen. Seine innere Unstimmigkeit im Hinblick auf sein eigenes Selbstverhältnis (Was ist mit mir los und welche

Konsequenzen hat dies?) beginnt sich in der einen oder anderen Weise mit der Vielstimmigkeit der ärztlichen Praxis zu verweben.

Wenn wir also im Folgenden mit Blick auf die Krankenbehandlung von Mehrstimmigkeit und Polyphonie sprechen, ist dies mehr als nur eine Metapher, sondern verweist auf einen *konstitutionslogischen Zusammenhang* komplexer Selbst- und Weltverhältnisse, die sich gerade dadurch auszeichnen, dass an verschiedenen (logischen) Orten unterschiedliche, jeweils unterschiedlich eigensinnige Prozesse auftreten, die jedoch auf die eine oder andere Weise miteinander verwickelt und verschränkt sind. Polyphonie erscheint damit aus soziologischer Perspektive nicht als Ursache, sondern als Ergebnis der Selbstorganisation sozialer und psychischer Prozesse, die *per se* multizentrisch verfasst sind, und sozialer und psychischer Welten, die schon immer damit umzugehen gelernt haben, dass unterschiedliche Rationalitäten und Subjektivitäten gleichzeitig existieren.

Der soziologische Fachausdruck hierfür ist der insbesondere in systemtheoretischen Diskurszusammenhängen recht verbreitete Begriff »Polykontexturalität«. In Kontrast zum ähnlich klingenden Wort »Kontextualität«, das den Zusammenhang zwischen Element und Ganzem bezeichnet, betont der Begriff *Kontexturalität* darüber hinausgehend, dass es gleichsam unterschiedliche subjektive Zentren gibt, die ihren jeweils eigenen Kontext haben und nicht in trivialer Weise zu einer Ganzheit verbunden werden können, da von jedem Ort aus gesehen gewissermaßen eine andere Welt erscheint.

In einer Reihe von Projekten haben wir bereits Gotthard Günthers Arbeiten zur Polykontexturalität (u.a. Günther 1979a; 1979b) für die empirische Forschung nutzbar gemacht und in eine Methodologie qualitativ-rekonstruktiver Forschung überführt, wobei sich bereits fruchtbare Verbindungen zur sprachwissenschaftlichen Forschung zur Polyphonie gezeigt haben (siehe einführend Vogd / Harth 2019; Jansen / v. Schlippe / Vogd 2015; Vogd 2018). In diesem Beitrag wird es jedoch nicht darum gehen, die methodologischen und hermeneutischen Fragen der Kontexturanalyse darzustellen, sondern es steht die konstitutionslogische Analyse der medizinischen Kommunikation in der Onkologie im Vordergrund.

Im folgenden Kapitel wird zunächst aus der Perspektive einer polykontexturalen Leiblichkeit, die ihrerseits nicht zur Einheit findet, auf die Besonderheiten der Krebserkrankung eingegangen. Anschließend wird es um Polyphonie in der Behandlung onkologischer Patienten gehen, also um die notwendige Kopräsenz divergierender und oftmals inkommensurabler Stimmen. Im letzten Kapitel wird die Frage der impliziten Ethik polykontexturaler Arrangements aufgeworfen. In den einzelnen Kapiteln finden sich Beispiele aus unterschiedlichen medizinsoziologischen Forschungsprojekten, wobei jedoch zu betonen ist, dass das Material, das diesen zugrunde liegt, nicht für den Zweck dieser Studie erhoben wurde und deshalb die Beispiele eher der Illustration dienen, als dass sie eine systematische und methodologisch ausgearbeitete komparative Analyse erlauben.

1 Besonderheiten der Krebserkrankung und die Folgen für die Arzt-Patient-Beziehung

Zunächst ist zu beachten, dass der Körper nicht im Medium »Sinn« operiert, er denkt und versteht nicht.[1] Die Beziehung von Leib und Bewusstsein ist im Falle von Krankheit nicht *per se* gegeben, sondern hochgradig sozial, d. h. durch Kommunikation, konditioniert. Bestimmte Empfindungsmuster können vom Bewusstsein als Krankheit wahrgenommen werden, aber dies muss nicht der Fall sein. Symptome werden erst dann zu Krankheitssymptomen, wenn sie entsprechend gedeutet werden, was wiederum sozial angelieferten Sinn voraussetzt. Gleiches gilt für die Einschätzung von heilenden oder krankheitsfördernden Faktoren. Ob etwa das Cholesterin in der Butter, Hormonersatzpräparate in der Menopause, Stress am Arbeitsplatz etc. gesundheitsschädlich sind oder nicht, ist nicht aus sich heraus evident, sondern erscheint erst innerhalb der gesellschaftlichen Kommunikationszusammenhänge bedeutsam.

Ein selbstevidenter medizinischer Interventionsbedarf ergibt sich nur im Falle einer unmittelbaren Krise der körperlichen Vollzüge. Nur im Falle starker Schmerzen, im Falle eines körperlichen Zusammenbruchs oder Unfalls bestehen kaum Zweifel an einem Arrangement, entsprechend dem der Patient den diagnostischen oder therapeutischen Vorschlägen und Handlungen dann nahezu blind Folge leisten wird.

Insbesondere bei der Krebsdiagnose stellt sich die Dynamik zwischen sinnlich erlebbarer Dringlichkeit und medizinischer Kommunikation jedoch oftmals anders dar. Eine Krebserkrankung wird bei den heutigen Möglichkeiten der Früherkennung vielfach zu einem Zeitpunkt entdeckt, zu dem der Patient noch nicht in einer sinnlich evidenten Form an ihr leidet bzw. entsprechende Symptome wahrnimmt. Mit der Diagnose Krebs tritt nun der Fall ein, dass das medizinische Rational drastische Körpereingriffe vorsieht, welche die Lebenswelt des Patienten stark verändern, ohne dass dieser hierfür eine Dringlichkeit als selbstevidente Implikation der unmittelbaren Gegenwart verspürt. Die Bedrohung durch den Tod und eine von schwerem Leiden geprägte Zukunft erscheinen für ihn hiermit oftmals zunächst ausschließlich als eine durch die Arzt-Patient-Beziehung kommunikativ hergestellte Faktizität. Die Dissoziation von Krank-

1 Die Ausführungen der folgenden zwei Seiten sind angelehnt an Vogd (2013), ohne jedoch Referenzen detailliert kenntlich zu machen.

heitserleben und medizinischem Handlungsbedarf wird zusätzlich dadurch verstärkt, dass erst die Durchführung der üblichen Therapieprozeduren (etwa Organentfernung und Chemotherapie) die Betroffenen als krank erscheinen lässt.

Die Krankenbehandlung geht dementsprechend oftmals mit einem Arrangement einher, in dem die Verbindung von Krankheitserleben, Kommunikation und Behandlungswirklichkeit auseinanderfällt. Insofern der Patient darüber hinaus dann noch mit den leiblich spürbaren Nebenfolgen der Therapie konfrontiert wird, können die unterschiedlichen Stimmen und Perspektiven kaum mehr zu einem harmonischen Arrangement finden.

Schauen wir auf die Aussagen einer Krebspatientin, die dies verdeutlichen:

> *[Frau] Becker:* Denn immer wenn ich nachfragte, was dies oder jenes bei Nebenwirkungen bedeutete, und auch nur eine leise Idee zu einer Chemotherapie, Alternative zur Chemotherapie anfragte, wurde mir gesagt: ›Sie wissen ja, dass Sie an dieser Krankheit sterben werden, wenn Sie sich nicht behandeln lassen. Stellen Sie nicht so viele Fragen, gehen Sie doch zur Psychoonkologie, das steht Ihnen zu. Dort gibt es Therapeuten, die Ihnen helfen können. […] Fangen Sie doch einfach nächste Woche mit der Chemotherapie an, dann sind Sie auch schneller fertig.‹ […]
>
> Die Entscheidung, der Chemotherapie zuzustimmen, war für mich die schwerste und bitterste in meinem Leben. Die kann man nicht einfach nächste Woche mal anfangen. Und was die Diagnose Krebs nicht geschafft hatte, schaffte dann die Chemotherapie. Zwischen der vierten und fünften Sitzung verlor ich den Lebensmut, die Lebenskraft, die Hoffnung. Ich wollte aufgeben. Und weil mich meine Familie gebeten hat, noch einmal mit der Ärztin zu reden, hab ich in der Klinik um Rat nachgefragt, und da wurde mir gesagt: ›Gehen Sie doch zur Psychoonkologie, dort können Sie Ihre Probleme besprechen.‹ Mit meiner Familie habe ich die Chemotherapie beendet. Und auch durchgehalten, denn sie hatten es verdient.
>
> (Vogd 2013, 463)

In diesem Interviewausschnitt werden unterschiedliche Aspekte deutlich:

Erst über die Arzt-Patient-Kommunikation wird eine nicht hinterfragbare Kausalität und Dramaturgie zwischen Behandlung und Krankheitsverlauf generiert (»… dass Sie an dieser Krankheit sterben werden, wenn Sie sich nicht behandeln lassen«). Hiermit entsteht gleichzeitig ein Arrangement, das durch den determinierten Verlauf des Behandlungspfades geprägt wird und in dem die Patientin als entscheidungsfähiges Subjekt weitgehend zurückgedrängt wird (als Patientin eben nur scheinbar entscheiden kann). Die problematischen Selbst- und Weltverhältnisse werden aus der Beziehung zum Arzt an außermedizinische Adressen (»… gehen Sie doch zur Psychoonkologie«). ausgelagert. Die Patientin erscheint hier als Es (Körper), nicht jedoch als Du im Sinne einer eigensinnig zu adressierenden Subjektivität.

Nicht zuletzt erscheint in der Beziehung der Patientin zu ihrem eigenen Körper erst mit der Behandlung die eigene Leiblichkeit problematisch – und zwar so sehr, dass für sie nicht einmal mehr das Überleben als künftiger Zeithorizont attraktiv erscheint. Selbst aus der retrospektiven Erzählerperspektive wird die Chemotherapie nicht als ein biographisch notwendiger Schritt gesehen, der ja schließlich zur Gesundung geführt hat, sondern wird auch jetzt noch als eine traumatische Entscheidung gewertet (»… war für mich die schwerste und bitterste in meinem Leben«). Selbst zum Zeitpunkt des Interviews erscheint kein Arrangement, das subjektive Erfahrung, Krise und Behandlungsrational und vor allem das Verhalten und die Rede der Ärzte widerspruchsfrei verbinden kann. Es bleiben dann nur noch die Angehörigen übrig, welche die Beziehung im Hinblick auf die Aufrechterhaltung der Behandlung moderieren.

Diese Dynamiken erschließen sich erst, wenn wir die Krankenbehandlung als ein polykontexturales Gefüge betrachten, in dem unterschiedliche Kontexturen vorkommen, die sich wechselseitig relationieren.

Die zentrale Relation stellt das Verhältnis der Patientin zu ihrem Körper dar, die andere – ebenso fundamentale – stellt die Kommunikation zwischen Arzt und Patientin dar, mittels derer dann jedoch auch wiederum die Beziehung zum Körper konfiguriert wird. Doch gerade in dem soeben vorgeführten Beispiel moderiert die Art der medizinischen Kommunikation das Verhältnis nicht in Richtung einer Einheit von Bewusstsein, Erleben und Kommunikation, sondern in Richtung einer Spaltung zwischen Denken, Verstehen und Krankheitserfahrung. Die hiermit einhergehenden Dissonanzen können jedoch – anders als im Fall einer Bagatellerkrankung wie der Behandlung eines hohen Blutdrucks – nicht so ohne weiteres durch Hinzunahme externer Reflexionsperspektiven geheilt werden, denn die Bedrohung durch die Krankheit ist zu existenziell, als dass sich die ärztlichen Anweisungen so ohne Weiteres seitens des Patienten rejizieren lassen.

Die polykontexturale Perspektive geht dabei nicht davon aus, dass deterministisch bestimmt ist, was geschieht, doch sie kann beschreiben, wie sich die Positionen – und was dort jeweils als Wahrnehmung und kommunikative Handlungsoptionen möglich und wahrscheinlich ist – wechselseitig konditionieren. In bestimmten Konstellationen werden andere Anschlüsse wahrscheinlicher als andere.

Hiermit deutet sich aber auch schon an, dass es unterschiedliche Formen geben kann, wie im Hinblick auf Eigensinn und Eigenlogik divergierende Kontexturen in Beziehung gesetzt werden können. So kann etwa der Arzt zunächst schlichtweg die Patientenperspektive im Sinne eines eigensinnigen Lebensvollzugs ignorieren. Alternativ kann er sie wahrnehmen und so tun, als ob er die Du-Perspektive ernst nehmen würde, dann aber dennoch weiterhin primär seiner eigenen Rationalität folgen. Schließlich kann er auch versuchen, ein gemeinsames Arrangement zu entwickeln, in dem sich beide Perspektiven verzahnen. Letzteres ist das Ziel des sogenannten *shared decision making* – ein gesundheitspolitisches Desiderat, das jedoch faktisch in der Praxis kaum entsprechend der Idealvorstellung realisiert wird.

2 Polyphonie in der Behandlung onkologischer Patienten

Kommen wir zum eigentlichen Gegenstand dieses Beitrags: der Polyphonie in der onkologischen Behandlung. Hier ergibt die musikalische Metaphorik nochmals in besonderer Weise Sinn, denn gerade hier geht es mit Blick auf die vorangehenden Ausführungen darum, unterschiedliche, teils sich widersprechende Stimmen in ein Arrangement zu bringen.

Allein schon die Vielfalt der beteiligten Kontexturen und (Beobachter-)-Perspektiven lassen erahnen, dass im Behandlungsalltag Arrangements gefunden werden müssen, die inkommensurable Stimmen in einer Praxis zusammenbringen, die trotz der Widersprüche harmonisch erscheint.

Ein Beispiel ist das Wechselspiel der medizinischen Einsicht, dass dem Patienten nicht mehr zu helfen ist, der Erwartung der Angehörigen, dass ihm dennoch geholfen werde, der im Hintergrund mitschwingenden strafrechtlichen Drohung einer unterlassenen Hilfeleistung (noch schlimmer der aktiven Sterbehilfe), wobei bei all dem noch die ökonomische Vorgabe gilt, dass im Krankenhaus nur Therapie, nicht aber nur Pflege bezahlt wird. Schauen wir zur Illustration auf ein Beobachtungsprotokoll, das auf einer onkologischen Station angefertigt wurde:

Der diensthabende Pfleger der onkologischen Station kommt freitagnachmittags in den Personalaufenthaltsraum und fragt den Stationsarzt, was geschehen solle, falls sich bei Herrn Zadek oder bei Herrn Paul der Gesundheitszustand verschlechtern sollte. Der Stationsarzt gibt daraufhin die Anweisung, dass bei dem einen auf jeden Fall die Maximaltherapie versucht werden solle, man bei dem anderen jedoch verhalten reagieren könne:

> 15:10 Personalaufenthaltsraum
>
> *Pfleger* (kommt herein und schließt die Tür): Wie sind unsere Optionen … Zadek, Paul … springen wir? … verhalten? … oder schauen wir weg?
>
> *Dr. Kringe:* Bei Zadek springen wir verhalten … bei Paul ziehen wir alle Register … wenn da stärkere Blutungen sind, bis zur Chirurgie …
>
> (Vogd 2004b, 152)

Solche ausgefeilten Arrangements im Umgang mit potenziell sterbenden Patienten sind auf onkologischen Stationen oft zu beobachten. Der Tod hat offiziell keine eigene Stimme und doch ist er ständig präsent und wird manchmal sogar, wie in diesem Beispiel, mehr oder weniger deutlich eingeladen. In Form abgestufter Antwort- und Reaktionsmuster, welche zwischen Pflegern und Ärzten arbeitsteilig institutionalisiert sind, kann zwischen den ethisch problematischen Alternativen Maximaltherapie und unterlassene Hilfeleistung eine Balance gefunden werden – etwa wenn im Falle einer Krise erst einmal ein wenig abgewartet wird, bevor die Bereitschaftsärzte oder gar das Reanimationsteam gerufen werden.

Wenngleich hier nicht explizit artikuliert, sitzen unter anderem auch das Recht und die Angehörigen mit im Arrangement. Es muss damit gerechnet werden, dass sie auch im weiteren Verlauf angerufen werden. Entsprechend sind die medizinischen und pflegerischen Stimmen so auszutarieren, dass die in der Folge zu erwartenden Anschlüsse weder die Organisation noch das Behandlungsteam in ihrer Identität gefährden.[2] Selbstredend können im Hinblick auf den richtigen Modus des Sterbens dann auch mal Dissonanzen auftreten. In der Regel sind erfahrene Teams jedoch in der Lage, mit Hilfe polyphoner, mehrdeutiger Rede die hiermit einhergehenden Probleme in einer Weise aufzufangen, dass es zumindest nicht in rechtlicher oder ökonomischer Sicht zu größeren Missklängen kommt.

3 Offene und geschlossene Bewusstheitskontexte

Insbesondere der Umgang mit Sterbenden geht mit komplexen professionsethischen Lagen einher. Wie bereits aus der Studie *Awareness of Dying* von Glaser / Strauss (1965) bekannt, wird die Beziehung vom Krankenhauspersonal zum Sterbenden durch die aktive Gestaltung offener und geschlossener Bewusstheitskontexte formatiert. Das Konzept der unterschiedlichen Bewusstheitskontexte beinhaltet, dass Ärzte und Pflegekräfte von einem terminalen Zustand des Patienten ausgehen, dies aber teilweise gegenüber den Angehörigen und Patienten nicht offen kommunizieren. Ebenso können Arrangements beobachtet werden, in denen die Patienten um ihre Lage wissen, dies aber nicht den Angehörigen mitteilen wollen und deshalb zusammen mit den Ärzten und Pflegern ein Arrangement der Hoffnung (Hermann 2005) vorleben möchten.

Schauen wir diesbezüglich auf ein kurzes Beispiel aus einer chirurgischen Station aus dem Jahr 2001:

2 Siehe hierzu etwa die ausführliche Dokumentation des Falls Mohn in Vogd (2004a, 339ff.).

8:20 Oberarztvisite, im Patientenzimmer

Oberärztin (zu einem Patienten, der ein paar Tage zuvor aufgrund eines Rektumkarzinoms operiert wurde):

Eigentlich sind Sie geheilt … die Chemotherapie, das ist nur das Tüpfelchen auf dem ›i‹.

Patient: Ja, danke.

(Vogd 2004b, 144)

Die kurze Ansage der Oberärztin weist auf eine hochgradige Professionalität im Umgang mit den Ambivalenzen der Krebserkrankung hin. Bezeichnet wird nur die Seite der Hoffnung (geheilt), während mit dem Wort ›eigentlich‹ zugleich die andere Seite angedeutet wird. Die Problematik der Chemotherapie – nämlich die Notwendigkeit, sich weiterhin einer körperlich belastenden therapeutischen Prozedur zu unterziehen, um die tödliche Krankheit abzuwehren oder zumindest zurückzudrängen –, wird hier durch die Verniedlichung (Tüpfelchen auf dem ›i‹) in den Hintergrund gedrängt.

Der Bewusstheitskontext wird hier also zugunsten der Eindeutigkeit der Heilung geschlossen – so, als ob mit dem chirurgischen Eingriff schon alles getan sei. Auf der kommunikativen Ebene der Ich-Du-Beziehung wird der Patient hier im Arrangement der Heilung angesprochen, während auf der operativen medizinischen Ebene, der Ich-Es-Relation, der noch nicht endgültig gewonnene Kampf gegen die Krankheit zugleich weitergeführt wird. Hier erscheint die Chemotherapie absolut notwendig und stellt nicht nur ein schmückendes Beiwerk dar. Die Oberärztin aus diesem Beispiel beherrscht die Kunst der ärztlichen Kommunikation: Mit nur wenigen Worten gelingt es ihr, beiläufig beide Seiten zu adressieren.

Der Patient wird in Situationen wie dieser zunächst geneigt sein, das Kommunikationsangebot anzunehmen, also auch auf der positiven Seite zu bleiben. Ob diese Rahmung dann auch später vom Patienten in Form eines homologen Arrangements geteilt oder aufrechterhalten wird, stellt ein anderes Thema dar. Möglicherweise wird der Patient später in einem anderen Gesprächskontext dann andere Klänge anstimmen, vielleicht wie Frau Becker in dem einige Absätze vorher angeführten Beispiel.

Die Temporalisierung von Stimmungen, Tonalitäten und Harmoniearten – ihre zeitliche Organisation – gehört, um in der musikalischen Sprache zu bleiben, ihrerseits zum Arrangement der Krankenbehandlung. An bestimmten Stellen gilt es, den Bewusstheitskontext zu öffnen, etwa indem die Schwere der Krankheit pointiert wird, damit der Patient bereit ist, sich drastischen therapeutischen Maßnahmen zu unterziehen. An anderen Stellen gilt es jedoch, den Bewusstheitskontext zu schließen, etwa um zu vermeiden, dass sich der Patient defätistischen Neigungen hingibt und womöglich gar den Arzt mit dem Gefühl der Sinnlosigkeit ansteckt. In diesem Sinne wird der erfahrene Arzt – allein schon um seine professionelle Identität als potenter Helfer aufrechtzuerhalten – den Patienten nur so weit aufklären, wie es der nächste medizinisch indizierte Therapieschritt gebietet. Die existenziell-bedrohliche Dimension kann durch diese ›Salamitaktik‹ der Gesprächsführung weitgehend abgeblendet werden.

4 Implizite Ethik polykontexturaler Arrangements

Ein Arzt, der nur eine Rationalität kennt und adressieren kann, also nicht vielstimmig wahrnehmen, denken und agieren kann, wird den komplexen Lagen onkologischer Behandlungen kaum gerecht werden können. Damit stellt sich auch die Frage der ethischen Bewertung der hiermit einhergehenden Arrangements.

Die erste professionsethische Weichenstellung ergibt sich im Hinblick auf die Frage, ob Ärzte in der Lage sind, im Umgang mit ihren Patienten polykontextural zu agieren, also unterschiedliche Stimmen zu adressieren und zu artikulieren, oder ob sie einer monokontexturalen Handlungsorientierung folgen. Im letzteren Sinne würden sie dann nur eine Rationalität zum Ausdruck bringen können und entsprechend die anderen Stimmen nicht nur situativ zurückweisen, sondern deren Legitimität, ja vielleicht sogar deren Existenz abstreiten. Dies – wenngleich möglicherweise gut gemeint – erscheint aus medizinethischer Perspektive hochgradig problematisch, da hiermit zugleich der Patient als eigensinniges (und zugleich vielstimmiges) Subjekt negiert wird.

4.1 Gesellen der einen Rationalität

Es folgt ein Beispiel, das auf der onkologischen Station eines Universitätsklinikums im Jahre 2003 beobachtet wurde:

Herr Bernd leidet unter einer akuten myeloischen Leukämie. Durch die bisher durchgeführten Chemotherapien konnte die Krankheit jedoch nur leicht in Schach gehalten werden. In der Oberarztvisite erklärt der Oberarzt dem Patienten die von ihm in Betracht gezogene Therapieoption der Transplantation von Stammzellen durch einen Fremdspender:

9:40 Oberarztvisite (im Patientenzimmer)

Prof. Krause: … ist ja jetzt so gewesen, dass nach 3 Monaten die Leukämie wieder da war … jetzt können wir ja sagen, »haben wir schon ein 3/4 Jahr bei Ihrer schweren Krankheit gewonnen« … aber dann müssen wir auch ernsthaft sagen, »mit dreimal Chemo können wir die Leukämie nicht ernsthaft besiegen« ... jetzt müssen wir überlegen mit der Fremdtransplantation ...

Herr Bernd: Geschwister habe ich ja keine und von der Fremdtransplantation habe ich jetzt nur Schlechtes gehört ... habe es ja auch hier gesehen, wie es den Patienten geht ... [...]

Prof. Krause: ... ist ja jetzt, dass hier nur die Patienten sind, wo das nicht klappt ... die, bei denen das geklappt hat, sind dann zu Hause ... Sie wissen ja, dass die Leukämie eine tödliche Krankheit ist ... ist dann ein Risikoabwägen ...

Anschließend auf dem Gang

Dr. Kringe (anschließend auf dem Gang zum Beobachter): Herr Bernd ... der hat dann keine Einsicht in das, was er hat ... wenn wir jetzt eine Fremdtransplantation machen, dann hat er zu einem Drittel eine gute Chance, geheilt zu werden, zu einem Drittel ist er dann chronisch krank und zu einem Drittel verstirbt er während der Therapie ... ist eine gute Chance ... jetzt ist das natürlich altersabhängig ... in seinem Alter ist die Chance dann nicht mehr so gut ... mit 60 ist das dann schlechter als bei jungen Patienten ... hat er einfach ein höheres Risiko ... die Nebenwirkungen einer Hochdosischemotherapie sind ... er wird dann ja alle denkbaren Infektionen bekommen ... ist ja dann 3 Wochen aplastisch bei der allogenen Transplantation ... die Jungen verkraften das dann ... aber bei den Älteren hängt das dann doch sehr von dem Allgemeinzustand ab ... er verdrängt das einfach, dass er jetzt in einem Jahr tot sein wird.

(Vogd 2004a, 149f.)

Der Oberarzt wie auch der Assistenzarzt betrachten die Entscheidung des Patienten gegen die von ihnen vorgeschlagene Therapiemaßnahme weder als Akt einer autonomen und entscheidungsfähigen Persönlichkeit noch als Ausdruck einer legitimen Stimme, die Lebensverlängerung und Maximaltherapie eher als leidvoll denn als segensreich ansieht. Dem Patienten werden vielmehr fehlende Krankheitseinsicht und gar psychologisierend Todesverdrängung attribuiert. Alle Therapiechancen auszuschöpfen gilt für die Ärzte hier als das einzig vernünftige Rational. Demgegenüber erscheint im ärztlichen Orientierungsrahmen der Verzicht auf die äußerst leidvolle und keineswegs in jedem Fall Erfolg versprechende Therapieoption der Fremdtransplantation als hochgradig unvernünftig.

Entsprechend kann die insbesondere in onkologischen Behandlungen immer mitschwingende Ebene des Scheiterns in der Arzt-Patient-Kommunikation nicht integriert werden. Auch die vom Patienten angeführten Stimmen anderer Patienten, bei denen die Therapie versagt hat, müssen entsprechend zurückgewiesen werden.

Medizinethisch erscheint dies, wie bereits gesagt, problematisch, da hiermit zugleich die Du-Position des Patienten negiert wird und die wichtige Ich-Du-Beziehung in der Krankenbehandlung nicht mehr adressiert werden kann. Die Ärzte verlieren die Möglichkeit, beim Patienten das Verhältnis zwischen Bewusstsein und Körper zu moderieren. Sie erscheinen hiermit nicht mehr als Ärzte, die *per definitionem* den ganzen Menschen zu behandeln haben, sondern nur als technokratische Mediziner, die nur noch den Patientenkörper im Sinne des therapeutisch Machbaren adressieren können. Eine polyphone, die Perspektiven des Patienten einbeziehende Antwort könnte demgegenüber etwa darin bestehen, im Gespräch spontan palliative Behandlungsoptionen anzubieten und damit die Bereitschaft zu dokumentieren, auch den Sterbeprozess ärztlich zu begleiten, um damit zugleich zu demonstrieren, dass die Entscheidung des Patienten akzeptiert wird.

4.2 Polykontexturale Kompetenz – Meister der Ambivalenz

Schauen wir auf ein weiteres Beispiel, das auf der gleichen Station beobachtet wurde. Im Anschluss an die chemotherapeutische Behandlung einer Leukämie, die den Laborwerten nach erfolgreich verlaufen ist, erklärt der Chefarzt dem Patienten gegenüber, dass dieser nun als geheilt entlassen werden könne:

> 9:40 Chefarztvisite (im Patientenzimmer)
>
> *Prof. Wieners:* Sie können wir jetzt als geheilt entlassen … es geht ja heute nach Hause.
>
> *Patient:* Jetzt muss ich Ihrem Team ausdrücklich noch mal das Lob aussprechen … Sie haben sich hervorragend um mich gekümmert … auch um die Kleinigkeiten, die kleinen Probleme, die ich so hatte […]
>
> *Prof. Wieners* (wendet sich zum nächsten Patienten, dreht sich aber nochmals zu Herrn Schulz zurück):
>
> Auch wenn ich jetzt sage ›geheilt‹, kann es dann doch sein, dass die Krankheit noch mal wiederkommt.
>
> *Patient:* Ja, das weiß ich ja, wusste ich auch schon, als ich mit der Therapie angefangen habe.
>
> (Vogd 2004a, 145)

Bemerkenswert erscheint hier im Gegensatz zu den vorangehenden Beispielen, dass die für die Krebserkrankung konstitutionelle Spannung zwischen dem Arrangement der Hoffnung und dem wahrscheinlichen Krankheitsverlauf durch den Chefarzt expliziert wird. Zunächst wird homolog zum Beispiel von der Chemotherapie als dem Tüpfelchen auf dem ›i‹ der Bewusstheitskontext in Richtung eines Arrangements der Hoffnung gewendet. Die überschwängliche Reaktion des Patienten – sein Lob an das Team – lässt den Chefarzt jedoch stutzen, der sich daraufhin noch zu einer Bemerkung hinreißen lässt, die den geschlossenen Bewusstheitskontext durchbricht. Die Gefahr eines wirklichen Missverständnisses, das dann vielleicht zu einem leichtsinnigen Verhalten führen könnte, erscheint dem erfahrenen Arzt hier wohl zu groß zu sein. Der Patient gibt jedoch durch seine Antwort seinerseits zu erkennen, dass er um die unterschiedlichen Stimmen – den polyphonen Charakter – seiner Krankheit weiß und dass er das sich hierum entspinnende kommunikative Arrangement sehr wohl versteht. Er weiß, dass geheilt auch nicht geheilt bedeuten kann. Entsprechend kann das Arrangement der Hoffnung nun guten Gewissens im Einverständnis aller Beteiligten weitergespielt werden.

Der Rahmenwechsel zwischen den beiden sozial erzeugten Realitäten, einerseits dem beruhigenden ›So-tun-als-ob‹ und andererseits dem verunsichernden ›medizinisch durchaus Wahrscheinlichen‹, kann hier gleichsam in spielerischer Leichtigkeit hin und zurück vollzogen werden. Aus diesem Grunde kann der Chefarzt, der diesen Prozess kommunikativ moderiert, als Meister der Ambivalenz betrachtet werden.

4.3 ›Mit verschiedenen Zungen reden‹ – Gebrauch und Missbrauch polyphoner Kunst

Die angeführten Beispiele weisen darauf hin, dass die Fähigkeit zur Polyphonie eine Bedingung der Möglichkeit professioneller ärztlicher Interaktion darstellt – und zwar allein schon deshalb, weil der Patient gerade auch in Anbetracht einer existenziellen Erkrankung keine Einheit repräsentiert. Mit verschiedenen Zungen zu reden ist deshalb notwendig und im medizinethischen Sinne durchaus als gut zu betrachten, insofern auf diese Weise die unterschiedlichen, logisch nicht zur Einheit zu bringenden Stimmen in angemessener Form adressiert werden können.

Mit verschiedenen Zungen zu reden kann jedoch auch problematisch sein, wenn diese Fähigkeit ausschließlich dazu genutzt wird, den Patienten in eine falsche Sicherheit einzulullen, wenn die Ärzte sich dabei primär an organisationsökonomischen Rationalen orientieren und die innere Komplexität (bzw. Mehrstimmigkeit) des anvertrauten Patienten ignorieren.

Ob und wie dies geschieht, kann eine Untersuchung, die auf einer polykontexturalen Hermeneutik beruht, sehr wohl eruieren, insofern hinreichend gehaltreiches empirisches Material in Form von Gesprächen und Reflexionen von Ärzten und Patienten vorliegt. Freilich kann dies anhand der hier vorgelegten kurzen Beispielfälle noch nicht geleistet werden, zumal die Exempel aus unterschiedlichen Forschungskontexten stammen und nicht gezielt im Hinblick auf eine solche Fragestellung erhoben worden sind.

Sehr wohl wird aber deutlich, was eine polykontexturale Hermeneutik für das Verständnis der Arzt-Patient-Beziehung leisten kann. Ihre ethischen Dilemmata und der angemessene Umgang mit ihnen werden aus der alltagspraktischen

Logik heraus rekonstruierbar. Ein auf diese Weise generiertes Verständnis ist viel näher an den Lebenspraxen dran, als eine Normativität, die auf abstrakten philosophischen Modellen beruht. Letztere werden in Anbetracht der komplexen Polyphonie der Praxis nicht nur scheitern müssen, sondern einen guten Umgang mit den Verhältnissen oftmals eher behindern als fördern.

Bibliographie

Bachtin, Michail M. (1971 [1929]): *Probleme der Poetik Dostoevskijs. Aus dem Russischen von Adelheid Schramm*, München: Carl Hanser.

Glaser, Barney G. / Strauss, L. Anselm (1965): *Awarenes of dying*, Chicago: Aldine.

Günther, Gotthard (1979a): »Die Theorie der ›mehrwertigen‹ Logik«, in: Günther, Gotthard (Hg.), *Beiträge zur Grundlegung einer operationsfähigen Dialektik*, 3 Bde., Hamburg: Meiner, Bd. 2, 181–202.

Günther, Gotthard (1979b): »Life as Polycontexturality«, in: Günther, Gotthard (Hg.), *Beiträge zur Grundlegung einer operationsfähigen Dialektik*, 3 Bde., Hamburg: Meiner, Bd. 2, 283–306.

Hermann, Anja (2005): *Das Arrangement der Hoffnung. Kommunikation und Interaktion in einer onkologischen Spezialklinik während der chirurgischen Behandlung von Knochen- und Weichgewebesarkomen*, Frankfurt a.M.: Mabuse.

Jansen, Till / Schlippe, Arist von / Vogd, Werner (2015): »Kontexturanalyse – ein Vorschlag für rekonstruktive Sozialforschung in organisationalen Zusammenhängen«, in: *FQS Forum: Qualitative Sozialforschung* 16, Art. 4, 68 Absätze.

Leder, Drew (1990): *The Absent Body*, Chicago: University of Chicago Press.

Vogd, Werner (2004a): »Ärztliche Entscheidungsfindung im Krankenhaus bei komplexer Fallproblematik im Spannungsfeld von Patienteninteressen und administrativ-organisatorischen Bedingungen«, in: *Zeitschrift für Soziologie* 33, 26–47.

Vogd, Werner (2004b): *Ärztliche Entscheidungsprozesse des Krankenhauses im Spannungsfeld von System- und Zweckrationalität: eine qualitativ rekonstruierte Studie unter dem besonderen Blickwinkel von Rahmen und Rahmungsprozessen*. Berlin: VWF.

Vogd, Werner (2013): »Arzt-Patient-Interaktion aus medizinsoziologischer Perspektive«, in: Nittel, Dieter / Seltrecht, Astrid (Hg.), *Krankheit: Lernen im Ausnahmezustand. Brustkrebs und Herzinfarkt aus interdisziplinärer Perspektive*, Berlin / Heidelberg: Springer, 455–468.

Vogd, Werner (2018): *Selbst- und Weltverhältnisse. Leiblichkeit, Polykontexturalität und implizite Ethik*, Weilerswist: Velbrück Wissenschaft.

Vogd, Werner / Harth, Jonathan (2019): »Kontexturanalyse: eine Methodologie zur Rekonstruktion polykontexturaler Zusammenhänge, vorgeführt am Beispiel der Transgression in der Lehrer/in-Schüler/in-Beziehung im tibetischen Buddhismus«, in: *Forum Qualitative Sozialforschung / Forum: Qualitative Social Research* 20, 92 Absätze.

Barbara Frank-Job

Aushandlungen von Wissenszuständen in Gesprächen mit jugendlichen Anfallspatienten

1 Einleitung

Die hier untersuchten konversationellen Verfahren werden von jugendlichen Anfallspatienten[1] in Anamnesegesprächen dazu genutzt, in der Aushandlung verschiedener Wissenszustände gegenüber dem Krankheitsgeschehen eine eigene Position einzunehmen bzw. diese Positionierungsaktivität gerade zu vermeiden. Im Rahmen dessen, was Gévaudan 2008 unter dem (linguistischen) Konzept der Polyphonie zusammenfasst, geht es im Folgenden also um die *strikt interne Polyphonie*, in der ein Sprecher seine Verantwortung gegenüber seiner eigenen Aussage sprachlich kenntlich macht:

> Der empirische Sprecher übernimmt die kommunikative Regresspflicht für den Teil seiner Äußerung, der seinem eigenen Standpunkt entspricht, d. h. bei dem der Enunziator mit ihm gleichzusetzen ist. (Gévaudan 2008, 4)

Aus der Perspektive der linguistischen Gesprächsanalyse sollen diese Verfahren im Folgenden als jeweils lokal gültige Elemente der interaktiven Aushandlung von Wissenszuständen und der Anzeige eines entsprechenden Wissensanspruches, des sog. *epistemic stance* (Jucker et al. 2003; Heritage 2012a/b; Deppermann 2015) betrachtet werden:

> [E]pistemic stance includes qualities of one's knowledge, such as degrees of certainty as to the truth of a proposition and sources of knowledge, including perceptual knowledge, hearsay knowledge, commonsense knowledge, and scientific knowledge, among other phenomena. (Ochs 1996, 422)

Während das Konzept der *Polyphonie* vor allem die Sprecherperspektive in den Blick nimmt (»in wessen Namen geschieht Sprechen, wer übernimmt jeweils Verantwortung für das Gesagte«), erweitert das Konzept des *epistemic stance* den

1 Hier und im Folgenden sind stets Personen männlichen und weiblichen Geschlechts gleichermaßen gemeint; aus Gründen der einfacheren Lesbarkeit wird im Folgenden das Maskulinum als generische Form verwendet.

Blick auf die interaktive *Aushandlung* von Verantwortung für das Gesagte entsprechend der wechselseitigen Zuschreibung von Wissenszuständen durch die Gesprächsbeteiligten:

> Stance-taking is essentially interactively organized. It is an emergent interactive activity, an interactional practice engaged in by coparticipants in conversation, rather than an isolated mental position of an individual speaker. Displaying stance is engendered by what happens between the coparticipants in prior discourse [...]. (Kärkkäinen 2003, 16)

Für die Beschreibung und Interpretation der Verfahren zur Darstellung eines epistemischen Anspruches gegenüber der eigenen Aussage nimmt die Gesprächsanalyse die sequenzielle Verankerung dieser Verfahren im konkreten Interaktionskontext in den Blick. Sie betrachtet also die sprachlich und paraverbal im Gespräch zum Ausdruck gebrachte Sprecherhaltung zu dem Geäußerten in Zusammenhang mit fundamentalen gesprächskonstituierenden Methoden (wie z. B. Positionierungsaktivitäten, Lucius-Hoene / Deppermann 2004) und ihren sequenziellen Implikationen und ermöglicht auf diese Weise die Analyse lokal eingesetzter einzelsprachlicher Techniken (wie direkte und indirekte Rede, Modusgebrauch, Abtönung oder Vagheitsindikation) als Elemente komplexerer konversationeller Verfahren.

Im Folgenden soll zunächst geklärt werden, welche Arten von Wissenszuständen in Arzt-Patient-Interaktionen allgemein und in unseren Anamnesegesprächen im Besonderen verhandelt werden, bevor einige der wiederkehrenden Verfahren, die bei der Aushandlung von Wissenszuständen genutzt werden, an Fallbeispielen aus unserem Projektkorpus exemplarisch dargestellt werden. Die untersuchten Gesprächsausschnitte sind einem Korpus von Anamnesegesprächen entnommen, die in der Kinder- und Jugendneurologie des Evangelischen Krankenhauses Oberhausen aufgezeichnet wurden. Ziel dieser Gespräche ist die diagnostische Abklärung von Krampf- und Ohnmachts-Anfällen.[2] Alle hier vorgestellten Gesprächsausschnitte entstammen den ersten Gesprächsminuten, der Phase der Beschwerdenexploration (Spranz-Fogasy 2005). In dieser Phase ist es die gemeinsame Aufgabe der Interaktionspartner, das Anfallsgeschehen

2 Seit 2013 widmet sich unsere Arbeitsgruppe (Chefarzt Dr. J. Opp, Evangelisches Krankenhaus Oberhausen, Dr. Heike Knerich, Dr. Birte Schaller-Birkenhake, Justine Kohl) der gesprächslinguistischen Analyse von Arzt-Patient-Interaktionen. Anamnesegespräche mit Kindern und Jugendlichen, die sich zur Abklärung noch nicht klar diagnostizierter, möglicherweise neurologisch bedingter Störungen vorstellen, werden mit einem Aufnahmegerät aufgenommen und von der Bielefelder Arbeitsgruppe mit Hilfe der Software EXMaRALDA (Schmidt 2009) als GAT2-Basistranskripte transkribiert (Selting et al. 2009). Unser Projekt wurde bis 2017 gefördert von der *Wagener Stiftung – Stiftung für Sozialpädiatrie* und wird derzeit gefördert durch die *Deutsche Gesellschaft für Epileptologie*. Wir danken allen Patienten sowie deren Erziehungsberechtigten für die Einwilligung zur Verwendung ihrer Gesprächsdaten für gesprächslinguistische Untersuchungen und für deren Publikation.

möglichst detailliert zu rekonstruieren. Dies geschieht mithilfe von Frage-Antwort-Sequenzen und Erzählaufforderungs-Narrations-Sequenzen. Um den Patienten möglichst viel Raum für die Darstellung ihres subjektiven Anfallserlebens zu geben, bemühen sich die am Projekt beteiligten Ärzte besonders darum, die Jugendlichen nicht zu unterbrechen und ihnen zu vermitteln, dass genügend Zeit zu ausführlicheren Gesprächsbeiträgen zur Verfügung steht. Hierzu dienen u. a. offene Einstiegsfragen und direkte Erzählaufforderungen bzw. Bitten um Detaillierung.[3] In diesem Aspekt weichen unsere Gesprächsdaten vom typischen Setting eines klinischen Anamnesegesprächs ab.

2 Die Rekonstruktion von Anfallsereignissen als kommunikative Aufgabe

Die gemeinsame Rekonstruktion der Anfallsereignisse zu Beginn der Gespräche dient der Herstellung einer gemeinsamen Wissensbasis, die eine Diagnose erst möglich macht (Spranz-Fogasy 2005, 35 f.). Bei der interaktiven Erledigung dieser kommunikativen Aufgabe spielen komplexe Konstellationen von sozial vorgegebenen und lokal aktualisierten gegenseitigen Zuschreibungen von Wissenszuständen einerseits und lokal angezeigten Wissensansprüchen bezüglich dem zu rekonstruierenden Geschehen andererseits eine wichtige Rolle.

Die Anfallserlebnisse, die Gegenstand der Rekonstruktion sind, sind als solche nicht mehr direkt zugänglich (Gülich 2005, 74). Sie sind als Schilderungen von Symptomen, subjektiven Wahrnehmungen und Berichten zu Beobachtungen Dritter oder als Narrationen (typisch wiederkehrender oder beispielhaft-individueller Episoden) das Ergebnis der Interpretation des Patienten. Im Moment der verbalen und multimodalen Darstellung des Patienten werden sie zum Objekt der Aushandlung der gemeinsamen Wissensbasis der Gesprächsbeteiligten (Gülich 2005, 74).

Da es sich in unseren Fallbeispielen um Vorfälle und Beschwerden handelt, die noch nicht eindeutig diagnostiziert wurden, ist diese Interpretationsleistung der Jugendlichen für den Arzt von besonderer Relevanz (Birkner / Burbaum 2013, 2). Für die Jugendlichen bewirkt diese besondere Relevanz ihrer Beschreibungen einen besonders hohen »Zugzwang«, auf die Fragen des Arztes zu antworten und seinen Erzählaufforderungen Folge zu leisten. Mit der Beschreibung oder Nar-

3 Ausführlich zu dieser Art der Gesprächsführung, die auf das sog. EpiLing-Projekt unter der Leitung von Elisabeth Gülich und Martin Schöndienst zurückgeht sowie für weitere Informationen über das EpiLing-Projekt und seine Folgeprojekte siehe Gülich / Schöndienst 1999, Schwabe et al. 2008 sowie die URL: http://www.uni-bielefeld.de/lili/forschung/projekte/epiling/.

ration eines Anfalls gibt der jugendliche Patient dem Gesprächspartner jedoch gleichzeitig seine Perspektive auf das Anfallsgeschehen preis. Er positioniert sich diesem Anfallsgeschehen gegenüber und offenbart damit nicht nur seine subjektive Krankheitstheorie (Birkner / Burbaum 2013), sondern immer auch identitätskonstituierende Aspekte (Ochs 1996, 419) seines Umgangs mit der Krankheit:

> Im Erzählen von Selbsterlebtem muss der Erzähler sich selbst als Handlungsträger der Geschichte, [...] als durch Erfahrungen geprägter Akteur kenntlich machen. Er muss sein vergangenes Ich der Erzählung mit bestimmten Eigenschaften und Handlungsweisen in Szene setzen und diese Selbstoffenbarung unter Beachtung hörer- und situationsbezogener Aspekte gestalten. [...] In der Art und Weise, wie der Erzähler also seine vergangene Person in der Geschichte aufscheinen lässt und an die imaginierten oder tatsächlichen Reaktionen des Hörers anpasst, werden Facetten und Strategien von Identitätsarbeit sichtbar, in denen personale und soziale Aspekte des erzählten wie des erzählenden Ich in der Situation selbst verhandelt werden. (Lucius-Hoene / Deppermann 2004, 167–168)

Der besondere Zusammenhang der hier vorgestellten Gesprächsausschnitte mit dem Rahmenthema des vorliegenden Bandes ergibt sich nun aus dieser zentralen kommunikativen Aufgabe, welche die Kinder und Jugendlichen zu Beginn der Anamnesegespräche zu leisten haben. Denn die Vorgänge zu beschreiben und narrativ zu rekonstruieren, die den Anlass für das Anamnesegespräch gegeben hatten, stellt für das Selbstbild der Kinder und Jugendlichen in mindestens zweierlei Hinsicht eine besondere Herausforderung dar. Zum einen bewirken das Anfallsgeschehen selbst und die damit zusammenhängende potenzielle Diagnose (in erster Linie Epilepsie bzw. psychogene Störungen) eine beträchtliche Verunsicherung (Brünner / Gülich 2002a, 7f.). Zum andern ist die Wahrnehmungsfähigkeit während der Anfälle in aller Regel stark oder gänzlich eingeschränkt, so dass der Patient das Anfallsgeschehen gar nicht vollständig aus eigener Anschauung schildern kann. Die Patienten geraten daher häufig in die schwierige Lage, sich entsprechend der sozialen Normen, die für ein Arzt-Patient-Gespräch gelten, verhalten zu wollen, die kommunikative Aufgabe, die ihnen in der Explorationsphase dieses Gesprächs aber zukommt, nicht erfüllen zu können oder nicht erfüllen zu wollen. In dieser Situation setzen die Patienten vielfältige Mittel und Verfahren der Einschränkung und Ablehnung des ihnen vom Arzt zugeschriebenen Wissensstatus ein.

3 Gesprächsrollen als Experte / Laie, Wissenszustände und Wissensansprüche[4]

Der epistemische Zustand eines Interaktionsbeteiligten ist zunächst einmal mit der sozialen Rolle verbunden, die er im Gespräch einnimmt und in Bezug auf welche er beurteilt wird.

> [W]e can consider relative epistemic access to a domain or territory of information as stratified between interactants such that they occupy different positions on an epistemic gradient (more knowledgeable [K+] or less knowledgeable [K-]). (Heritage 2012a, 4)

In der institutionell vorgegebenen Situation des Arzt-Patient-Gesprächs ist der Arzt der medizinische Experte (relevanter Wissenszustand K+), der Patient der medizinische Laie (relevanter Wissenszustand K-)[5]. Aus dieser Grundkonstellation der Wissensasymmetrie ergeben sich zahlreiche Prämissen für die Gesprächsorganisation bis hin zu spezifischen sequenziellen Implikationen (wer verteilt das Rederecht, wer setzt die Themen usw.) und der Präferenzorganisation (welche Art von Anschlusshandlungen werden erwartet und als präferiert / dispräferiert behandelt usw.) (Gill 1998; Spranz-Fogasy 2005). Weiter gehört zum Wissensstatus der Interaktionspartner aber auch das für die aktuelle Interaktion als relevant gesetzte Wissen. Neben dem Umfang dieses Wissens (K+/K-) haben sich als weitere wesentliche Elemente der Aushandlungen von Wissenszuständen im Gespräch der Zugang (*access*) und die Berechtigung zu Wissen (*rights*) und die sich daraus ableitenden Verpflichtungen (*responsibilities*) herausgestellt (Stivers et al. 2011, 9).

Durch seine Rolle als Experte obliegt es dem Arzt, im Verlauf des Anamnesegesprächs festzulegen, welches Wissen gerade relevant ist und welchen für das aktuelle Gespräch relevanten Wissensstatus er dementsprechend sich selbst und dem Patienten zuweist (Spranz-Fogasy 2005, 35f.). Dies geschieht in der Eingangsphase der Beschwerdenexploration insbesondere dadurch, dass er Fragen stellt und damit dem Patienten den Status K+ zuweist, dass er also zum Ausdruck bringt, dass dieser relevantes Wissen bezüglich des Anfallsgeschehens besitzt. Gleichzeitig gibt der Arzt durch seine Anschlusshandlungen an die Anfallsbeschreibungen der Patienten selbst immer wieder seinen Anspruch auf Expertenstatus für die übergeordnete Gesprächsaufgabe der Diagnosestellung zu erkennen: indem er eine Wissensstatusänderung von K- zu K+ anzeigt und damit die Sequenz abschließt (Heritage 2012b, 40) oder indem er ein Element dieser

4 Die Aushandlung und interaktive Gestaltung von Wissen im Gespräch hat die ethnomethodologisch orientierte Gesprächsanalyse seit ihren Anfängen als zentralen Bestandteil der gemeinsamen Sinnkonstitution im Gespräch betrachtet (vgl. etwa Sacks 1984; Ochs 1996; Forschungsüberblicke geben Kärkkäinen 2003 und Drew 2018).

5 Ausführlich zu Expertenrolle und Laienrolle in Arzt-Patient-Interaktionen vgl. Brünner 2005.

Beschreibung als offensichtlich diagnoserelevant herausgreift und eine Detaillierung dazu erbittet. Da nur er in der Lage ist, das ihm Mitgeteilte einem vordefinierten Krankheitsbild zuzuordnen, kann nur er entscheiden, ob die Darstellung das benötigte Wissen enthält bzw. was daraus als relevantes Thema weitergeführt werden muss.[6]

Zwischen der Rolle des Arztes als sozial vorbestimmtem Experten und seiner Rolle als Fragendem, der auf die Darstellungen des Patienten als für die Diagnose notwendiges Wissen angewiesen ist, entsteht also eine Diskrepanz. Diese wird in unseren Anamnesegesprächen zusätzlich dadurch verstärkt, dass der Arzt dem Patienten in der Explorationsphase besonders viel Zeit lässt für seine Darstellungen und durch Detaillierungsnachfragen und wiederholte Bitten, noch mehr zu erzählen, die Relevanz des Wissens, über das nur der Patient verfügt, für die gemeinsame Gesprächsaufgabe betont. Im Gegensatz zur Orientierung an Listen diagnoserelevanter Aspekte, die beim »klassischen« Anamnesegespräch relativ knappe Antworten der Patient/innen vorsehen (Lalouschek / Menz 2002; Lalouschek 2005, 53 ff.), sind die Fragen des Arztes hier so offen formuliert, dass die antwortende Person das Format ihrer Antwort frei gestalten kann bzw. muss. Vielfach stellt der Arzt auch gar keine Frage, sondern fordert den Patienten zu einer Beschreibung oder Erzählung auf, indem er dem Patienten explizit das Rederecht für eine frei auszugestaltende Sequenz erteilt, in der der Arzt auch für längere Zeit die Hörerrolle beibehält. In allen Fällen weist der Arzt dem Patienten in dieser Phase der Beschwerdeschilderung jedoch die Expertenrolle hinsichtlich seiner subjektiven Krankheitserfahrung und Krankheitstheorie zu und damit den Wissensstatus K+. Gleichzeitig überträgt der Arzt dem Patienten aber damit auch einen großen Teil der Verantwortung für den Erfolg des Anamnesegesprächs. Ob die jugendlichen Patienten diese epistemischen Rechte und Pflichten, die sich aus ihrem spezifischen Wissen ergeben (Deppermann 2015, 3), für das aktuelle Gespräch übernehmen, entscheidet sich lokal und immer wieder aufs Neue. Während also der Wissensstatus durch die Fragen und Aufforderungen des Arztes zugeteilt wird, liegt die Entscheidung über dessen Annahme für jede neue Frage und Aufforderung des Arztes beim Patienten: Dessen Wissensanspruch (*epistemic stance*) gegenüber dem Anfallsgeschehen wird lokal Redezug um Redezug verhandelt (Heritage 2012a, 7). Auf diese Weise verbindet sich auf lokaler Ebene die Frage der Akzeptanz des Wissensstatus als »Experte für die eigene Krankheit« mit der Übernahme des persönlichen Wissensanspruches bei der Darstellung der Anfallsereignisse und damit auch der Übernahme der kommunikativen Regresspflicht für diese Darstellung.

6 Zu den verschiedenen Strategien von Patienten, auf Fragen nach Symptomen zu antworten, ohne einen Wissensanspruch zu erheben, der der vorgegebenen asymmetrischen Wissensverteilung im Arzt-Patient-Gespräch zuwiderläuft, ausführlich Gill 1998.

Im Folgenden sollen nun einige der Strategien betrachtet werden, derer sich die Interaktionspartner in unseren Anamnesegesprächen bedienen, um ihren Wissensanspruch in Bezug auf das Anfallsgeschehen und seine Interpretation darzustellen.

4 Fallbeispiele

4.1 Annahme des Wissensstatus K+ bezüglich des Anfallsgeschehens

In unserem Korpus zeigen die jugendlichen Anfallspatienten in der Phase der Beschwerdenexploration zwei grundsätzlich unterschiedliche Typen von Positionierung: Eine erste Gruppe von Patienten positioniert sich als jemand, der mit den Anfällen gut umgehen kann, sie in seinen Alltag integriert hat, m. a. W. eine tragfähige Coping-Strategie entwickelt hat, die es ihm erlaubt, trotz der wiederkehrenden Anfälle weitgehend unbeeinträchtigt den Alltag zu meistern. Diese Patienten übernehmen die ihnen vom Arzt lokal zugewiesene Expertenrolle und zeigen sich darum bemüht, die Frage(n) des Arztes zu beantworten und bei nachfolgenden Präzisierungsfragen Detaillierungen vorzunehmen, selbst wenn ihnen dies hörbar schwer fällt, da sie Teile der Vorgänge nicht bewusst erleben (Opp et al. 2015; Opp / Frank-Job 2017).[7] Der hier immer wieder auftauchende *epistemic stance* ist die Übernahme der kommunikativen Regresspflicht für die Beschreibung aller selbst wahrgenommenen Anfallsphasen unter Hervorhebung ihrer schweren Beschreibbarkeit, wie etwa in folgendem Beispiel:

Fallbeispiel 1: SPZ-A-02 (0:01ss.)[8]

A02: °hhh hhh° (---) SO
(0.4) vielleicht (-) f::ANgen wir einfach mal mit (0.6) GEStern AN ?
(1.3) (sie können) mal erZÄHLen ;
P02: (1.7) ja HAlt <<all> ich stand> an der HALTEstelle Halt , UNd ähm (0.9)
Ja <<all> gestern is eben so viel SCHNEE gefalln> und so -
die BUSse die kamen alle zu spät -
es war s:o (0.8) gegen sieben UHR ?
A02: h_hm

7 Diese Art der Positionierung konnte auch bei erwachsenen Patienten beobachtet werden. Ausführlich zu den Formulierungsanstrengungen bei erwachsenen Anfallspatienten Gülich / Furchner 2002.

8 A=Arzt; P=Patient. Transkriptionen nach GAT2 Rohtranskript (Selting et al. 2009); vgl. die Transkriptionskonventionen im Anhang. Sämtliche Personen- und Ortsnamen sind anonymisiert worden (z. B. A-STADT, ARZT 1, SOHN 1).

P02: (0.6) also 20 minuten da geWARTET ,
u:nd ich STAnd auch die ganze ZEIT, (-)
auf_einmal hab ich zuRÜCKgeguckt ,
un_mir wurd son bisschen (.) SCHWINdelig ,
und_ich hab dann son ((macht aufsteigende Bewegung mit beiden Händen))
(0.6) ich weiß AUch nicht -
son (.) richtig MERKwürdiges geFÜHL bekommen ;
aber_das KENN ich schon; (-)
ich wusste da dann schon [beSCHEID] ,

Auf die Erzählaufforderung des Arztes hin setzt die Patientin nach kurzer Pause mit einer episodischen Rekonstruktion des letzten Anfalls ein. Sie beschreibt zunächst die Situation vor Anfallsbeginn, fügt erläuternde Hintergrundinformationen ein (Schneefall, langes Warten auf Bus) und gibt den ungefähren Zeitpunkt sowie die Dauer des Wartens präzise an. Diese erläuternden Angaben stehen im Imperfekt. Mit der Zeitangabe »Auf einmal« markiert die Patientin dann den plötzlichen Beginn des Anfallsgeschehens und wechselt dabei ins Perfekt. Das Folgende wird nun in kurzen, mit »und« eingeleiteten Sätzen als schnelle Abfolge von Ereignissen präsentiert. Die Patientin artikuliert hier klar und deutlich. Mitten in der Beschreibung (»und_ich hab dann son«) bricht sie ab und hält inne. In diesem Moment nutzt sie zunächst ihre Hände, um eine aufsteigende und gleichzeitig sich öffnende Bewegung auszuführen. Das Fehlen der Möglichkeit, diese aufsteigende Bewegung sprachlich zu fassen, kommentiert sie in einer metadiskursiven Äußerung (»ich weiß AUch nicht«). Mit der Wiederaufnahme des Vagheitsindikators »son« setzt sie dann zu einer Rekonstruktion ihrer subjektiven Wahrnehmung des aufsteigenden Anfalls an, die sie durch Akzentuierung, das Modaladverb »richtig« und das Adjektiv »merkwürdig« relevant setzt. Während sie bei der Schilderung des aufsteigenden Anfalls (markiert durch den metadiskursiven Kommentar »ich weiß auch nicht« und den Vagheitsindikator »son«) also ihren epistemischen Status zunächst einschränkt, markiert das folgende »aber« eine ganz neue Perspektivierung des Anfallsbeginns: Hier betont die Patientin nun explizit ihren (rekonstruierten) Wissensstatus gegenüber dem Geschehen als Expertin: Der Anfall stellte ein Ereignis dar, das sie bereits kannte, einzuordnen wusste und – dieser Eindruck wird beim Zuhörer erzeugt – mit dem sie auch umzugehen wusste. Diese Art von *epistemic stance* gegenüber dem Anfallsgeschehen ist nun typisch für jugendliche Anfallspatienten mit Epilepsie.

Patienten mit nicht epileptischen (in ihren Ursachen psychogenen) Anfällen positionieren sich dagegen als in ihrem Alltag durch die Anfälle stark beeinträchtigt und gestört, oft auch hilflos im Umgang mit den immer völlig überraschend über sie hereinbrechenden Anfallsepisoden (Opp et al. 2015; Opp /

Frank-Job 2017).[9] Mit dieser Art von Positionierung gehen nun typischerweise verschiedene konversationelle Verfahren einher, die der Vermeidung der Übernahme eines eigenen *epistemic stance* gegenüber dem Anfallsgeschehen dienen. Diese Verfahren werden in den folgenden Kapiteln vorgestellt.

4.2 Ablehnung des Wissensstatus K+ bezüglich des Anfallsgeschehens

4.2.1 Positionierungsverweigerung

Dass es sich während der Explorationsphase um regelrechte Aushandlungsgefechte über den Wissensstatus handeln kann, zeigt das folgende Beispiel, in welchem es zur kompletten Verweigerung einer Positionierung gegenüber dem Anfallsgeschehen kommt. Auf die offene Eingangsfrage des Arztes verweigert Patientin 03 (w., 16,4 J.) zunächst eine Antwort, indem sie auf ihren Wissensstatus K- verweist:

FALLBEISPIEL 2: SPZ A-03 (00:45.0ss.)
A03: (1.0) <<p> hm> (.) was DEnken SIE DEnn (.) was was heute RUMkommen soll; ==oder was:/was (.) ihnen HElfen würde;
→ P03: <<pp> was weiß ich> (3.3) hab_ICH doch KEIne ahnung;
A03: (0.7) hm_hm;

Auch die zweite Frage des Arztes, die als Suggestivfrage eine Interpretation des Abwehrverhaltens anbietet, wird mit einem »nee« abgewehrt. Diesmal liefert die Patientin jedoch mit dem Hinweis auf ihre Müdigkeit einen *account* für ihre nicht präferierte Reaktion:

(01:16.2ss.)
A03: (1.5) hm_hm. (0.8) sie haben GARnicht die HOFFnung dass man ihnen HElfen kann.
P03: (1.8) ne ich bin nur gerade SEHR MÜde und ich habe überhaupt KEIne lust zu reden.

Im weiteren Verlauf der Explorationsphase verfolgt der Arzt seine Strategie des Nachfassens weiter und erhält ähnlich knappe Antworten. Schließlich fasst der Arzt die Wissenselemente über das Anfallserleben, die er den knappen Antworten der Patientin entnommen hat, selbst zusammen, fügt eigene (hypothetische) Vergleiche hinzu und bewertet dies insgesamt bezüglich der gemeinsamen kommunikativen Aufgabe des Abgleichens von Wissenszuständen als un-

9 Im sog. EpiLing-Projekt von Elisabeth Gülich, Martin Schöndienst u.a. (s.o. Fußnote 3) konnten ähnliche Beobachtungen für (vorwiegend) erwachsene Anfallspatienten gemacht werden (Furchner 2002, 139).

zureichend. Daraufhin fasst auch die Patientin ihre wesentlichen Angaben zusammen und setzt ihre eigene Einschätzung des bis dahin gemeinsam verhandelten Wissenszustands als ausreichend dagegen. Schließlich ergreift sie selbst das Rederecht und stellt klar, dass sie nicht bereit ist, weitere Informationen über das Anfallsgeschehen preiszugeben:

(06:23.4ss.)
A03: (16.5) <<p> gut> (--) ich versuch IMmer noch ein_BIld zu kriegen wie das SO ABläuft; also das_ist (-) äh_eh wie/wie wenn jemand den STROM AUSschaltet; (-) also man LÄUft und DAnn; (-) also wie wenn man (.) am comPUTer (.) auf/ auf reSET DRÜckt;(1.8) und das/oder (1.0) und dann ist DUNkel oder; (--) ich_äh (-) KAnn (-) ich hab überhaupt_noch kein so gutes BIld;
P03: <<f> ich lauf !EINFACH! IRGENDwo über_eine STRAsse;mir wird schWINDelig mir wird schWARrz vor AUgen und ich kipp UM;>was kann man sich DAran nicht VORstellen; kann doch JEder DRItteder hier i/ (.) im krankenhaus ARBEItet.
A03: hm.
A03: (-) hm_hm,
P03: (2.0) ich wiederho/WIEDERhol das jetzt nicht noch HUNdert mal;
A03: hm_hm okay,
P03: ich_bin doch KEIne schallPLAtte;

Derartige deutliche Weigerungen von Patienten, in der Explorationsphase mit dem eigenen Expertenwissen zum Anfallsgeschehen zum erfolgreichen Aufbau einer gemeinsamen Wissensbasis beizutragen, sind eher selten. Die meisten Patienten verhalten sich kooperativ und sind bemüht, auf die Fragen des Arztes zu antworten.

4.2.2 Zuschreibung des Wissensstatus K+ an den Arzt

Wie oben erläutert stellt in unseren Gesprächen der Arzt zu Beginn der Explorationsphase durch Fragen und Erzählaufforderungen seinen eigenen Wissensstatus als K- dar. Dass dies die Vorannahmen der jugendlichen Patienten zunächst irritiert, die sich an den sozialen Normerwartungen des Experten(=Arzt)-Laien(=Patient)-Status orientieren, wird in vielen unserer Gespräche deutlich erkennbar. Gleichzeitig kann dieses Wissen um die sozial vorgegebene Wissensverteilung im Arzt-Patient-Gespräch aber auch dazu genutzt werden, im Rahmen des Wissensabgleichs während der Explorationsphase die Verantwortung für das notwendige Wissen ganz dem Arzt zuzuschreiben und sich selbst davon zu befreien. So antwortet Patient 14 (m., 17,2 J.) im folgenden Gesprächsausschnitt auf die offene Frage des Arztes, indem er den epistemischen Anspruch des Arztes auf K-, zurückweist und diesem explizit den Status des Wissenden zuschreibt, den er als Arzt qua sozialer Norm, aber auch aufgrund eines Vorgesprächs mit der Mutter des Patienten innehat:

Fallbeispiel 3: SPZ-A-14 (00:39.6ss.)

A14: (2.3) WArum sind sie HIER (.) heute.

→ P14: (2.8) <<:-)> das WIssen sie ganz geNAU>

A14: das weiß ich geNAUja_a aber JA hh°ich äh ich WEIß dass deine mutter ange/ oder ihre mutter angeRUfen hat, (--) aber ich WEIß ja nicht genau (---) ich kenn nur die schilderung ihrer MUtter und_äh nichT

P14: <<:-)> ja al/ ja ALso> <<:-)>ja_a>

P14: (--) (ja ich stand/WAr ja)(daneben)(.) hat alles genau RICHtig gesagt;

Im weiteren Verlauf dieser Sequenz wird deutlich, dass die Zuschreibung des Experten-Status an den Arzt in Bezug auf das aktuelle Gesundheitsproblem (»das WIssen sie ganz geNAU«) von Patient 14 Teil einer (unbewussten!) Strategie ist, sich nicht selbst zum Thema äußern zu müssen und damit den vom Arzt zugewiesenen Wissensstatus nicht zu bestätigen. Denn auf den ausführlichen *account* des Arztes, der seine Frage damit rechtfertigt, dass er vorab (in einem Telefonat mit der Mutter des Patienten) nur indirekte Informationen über die Anfälle erhalten habe, dass sein *epistemic stance* als nicht (genug) Wissender also berechtigt war, reagiert Patient 14 wiederum ausweichend, indem er die Informationen der Mutter einfach als korrekt ratifiziert und damit den Wissenszustand des Arztes als mit seinem eigenen ausgeglichen kategorisiert. Auf diese Weise vermeidet der Patient erneut, einen eigenen Wissensanspruch bezüglich seiner Anfälle formulieren zu müssen.

4.3 Verwischungsverfahren[10]

Die bisherigen Beispiele zeichneten sich dadurch aus, dass die Patienten ihren Wissensstatus gegenüber dem Anfallsgeschehen sehr explizit als K+ oder K- darstellen. Im Folgenden beschäftigen wir uns mit komplexeren konversationellen Verfahren, in denen die Patienten zunächst die Zuschreibung ihres Status als Experten für ihre Krankheit zu akzeptieren scheinen und auf die Fragen und Aufforderungen, dieses Wissen mitzuteilen, eingehen. Danach aber setzen sie verschiedene Strategien der »Verwischung« ein, mittels derer Zug um Zug der eigene Wissensstatus K+ gegenüber dem Krankheitsgeschehen zurückgenommen wird.

10 Die Verwischungsmetapher zur Bezeichnung derartiger konversationeller Verfahren wurde im Zusammenhang mit dem interdisziplinären Forschungsprojekt EpiLing (s. o. Fußnote 3) eingeführt.

Diese Verwischung kann auf unterschiedlichen Ebenen stattfinden. So kann z. B. die syntaktische, lautliche und semantische »Verwischung« eine Aussage, die zu Beginn des Turns gemacht wird, während des Turns sukzessive aufheben, sodass nach Beendigung des Turns für den Gesprächspartner kein fortsetzungsrelevanter Gesprächsbeitrag mehr erkennbar ist. Dies soll im Folgenden an einem umfangreicheren Gesprächsausschnitt aufgezeigt werden.

Fallbeispiel 4: SPZ-A 12 (00:18.9ss.)

A12: °hh <<ausatmend> ja> äh::m (-) was KÖnnte denn RUMKOmmen heut oder was/ was/ (.) was KAnn ich denn [00:25.4] GUTES TUN? (0.6) °hhh hhh° i/ (.) also Ich SOll die staTION will (.) bisschen eine idee HAben, (--) °h äh:_WAS es mit den (.) anFÄllen und diesem ding GEstern auf sich HAtte.

P12: <<p> hm_ja ich auch,> ((leises Lachen/Ausatmen))

A12: GUT (.) und/ und_KÖnnen Sie da was zu erZÄHlen?

Der Arzt stellt zu Gesprächsbeginn zunächst eine offene Eingangsfrage. Nachdem die Patientin (w., 16,6 J.) nicht sofort antwortet, schiebt er ein *account* für seine Frage ein, die deren Bedeutung nachträglich höherstuft (Die Station verlangt vom Arzt eine Erklärung). Dabei führt der Arzt explizit das Thema Anfälle und speziell einen sehr vage als »dieses ding gestern« kategorisierten konkreten Anfall ins Gespräch ein. Die Patientin ratifiziert daraufhin die Erklärung, indem sie sich dem Interesse der Station, eine Erklärung für die Anfälle zu finden, anschließt. An dieser Stelle entsteht also für die Patientin eine besonders ausgeprägte konditionelle Relevanz, ein hoher Zugzwang, der Aufforderung des Arztes Folge zu leisten. Der hier erwartete präferierte Einsatz einer Erzählung wird jedoch zunächst durch eine Vergewisserungsfrage zurückgestellt:

(00:39.5ss.)

P12: (1.2) zu dem: (.) ANfall gestern,

A12: (1.4) [hm_hm?

Erst dann setzt die Patientin zu einer narrativen Sequenz im Format einer generalisierenden Rekonstruktion[11] an:

(00:42.2)

P12: (1.4) [also (.)ich WEIß HAlt von den ANfällen NACHher nicht mehr viel, (.) ich weiß nur HAlt (.)

P12: so aus erZÄHLungen immer was dann

A12: [hm_hm,

P12: [passiert weil ich das dann meisten halt kurz (danach) wieder verGESSE,

11 Zur Unterscheidung zwischen episodischen, iterativen und generalisierenden Rekonstruktionen vgl. Gülich 2017, 144.

Was hier als Beginn einer generalisierenden Erzählung auftritt, ist ein *account*, der die Funktion hat, die kommunikative Regresspflicht der Erzählerin für die gesamte folgende Erzählung einzuschränken. Die hierfür verwendeten Indikatoren sind Abtönungspartikel (»halt«, 3x) und Vagheitsmarker (»so«), gleichzeitig wird der eigene *epistemic stance* explizit auf ein nicht eindeutig zu quantifizierendes Maß eingeschränkt (»ich weiß nicht mehr viel«, »ich vergesse das dann meist kurz danach wieder«). Die einzige Instanz, die für das im Folgenden zu Erzählende als Gewähr angeführt werden kann, bleibt unpersönlich, ohne Agens: »aus Erzählungen«. Dieser recht hohe Formulierungsaufwand, der die Aussagekraft des Folgenden einschränkt, v.a. aber die Erzählerin von jeglicher Verantwortung gegenüber dem Erzählten befreit, positioniert die Patientin gleichzeitig als jemanden, der im Gespräch kooperativ ist, der aber nicht in der Lage ist, die kommunikative Regresspflicht für das Gesagte zu übernehmen. Mit anderen Worten: Die Patientin entlässt sich selbst aus der in einer Erzählung von selbst Erlebtem normalerweise obligatorischen Selbstpositionierung, indem sie dieses Erlebte nur aus Erzählungen anderer berichten kann und damit nur Fremdpositionierungen ihres eigenen Verhaltens im Anfall wiedergeben kann. Erst danach setzt die präferierte Anschlusshandlung zur Frage / Aufforderung des Arztes ein, nämlich die episodische Rekonstruktion des letzten Anfalls:

(00:52.9ss.)
P12: (0.8) Ähm es_ist also, ich hatte eigentlich UNterricht geHABT, und dann WOllt ich vorher noch ähm auf toilette gehen, (.) das WEIß ich noch, damit ich nicht mitten im unterricht auf toiLETTE gehen muss,°h (0.9) u:nd Ähm (-) daNAch bin ich wohl, (--) auf?/ (.)auf der toilette zuSAMMENgebrochen und hab (.) DAnn halt angefangen so (.) zu KRAMpfen, und mich hat DAnn WOHL, (---) ° hh hab_ich/ <<pp> äh> HAT mich HAlt_aber_ein SCHÜLER (.) dann geSEHen, und einen (.) LEHRer gerufen, und (--) <<ausatmend> ja;> die HAben dann HAlt
A12: [hm_hm,
P12: [einen KRAnkenWAgen geholt <<pp> und (.) ja;>
A12: (4.9) ((schreibt)) hm_hm?
P12: (1.8) hm_ja, (.) DAnn war ich hier, (-) h°
A12: (0.8) hm_hm;
P12: (0.7) <<ausatmend> ja,>

In ihrer Erzählung unterscheidet die Patientin deutlich zwischen den dem Anfall vorausgehenden, von ihr bewusst wahrgenommenen und klar erinnerten Handlungen und Handlungsmotiven (im Plusquamperfekt und Imperfekt) und den nicht durch sie selbst wahrgenommenen und daher durch sie selbst nicht verbürgbaren Handlungen: Letztere werden durch den Modalmarker »wohl«, die Abtönungspartikel »halt« und den Vagheitsindikator »so« markiert und stehen im Perfekt. Das Ende der knapp erzählten Episode ist dann wieder in der ersten

Person als Handlungsträgerin formuliert als dem Modus der selbst übernommenen Regresspflicht und steht im Imperfekt »dann war ich hier« [gemeint ist die Klinik]. Auf Interaktionsebene hat die Patientin hier also die präferierte Anschlusshandlung ausgeführt, sie liefert auf Nachfrage eine Schilderung der letzten Anfallsepisode. Gleichzeitig bleibt die Instanz, die die Verantwortung für die Richtigkeit des Erzählten trägt, was den Kern der Erzählung betrifft, nämlich die Phase der eingeschränkten Selbstverfügbarkeit (ich bin zusammengebrochen, habe angefangen zu krampfen) maximal vage und für den Interaktionspartner »außer Reichweite«. Auf diese Weise kann der Anfall rekonstruiert werden, ohne dass sich die Patientin in ihrem subjektiven Anfallserleben positionieren muss.

Ähnliches wiederholt sich als Reaktion auf das knappe, prosodisch markierte »MEHR« des Arztes, das in seiner maximal elliptischen Äußerungsform als Retraktion auf die vorangegangene Frage / Aufforderung zurückverweist. Dieses Äußerungsformat erzeugt einerseits eine erhöhte konditionelle Relevanz, andererseits ist die dadurch projizierte Anschlusshandlung relativ offen: Erwartbar und damit auch präferiert ist hier zunächst sicherlich eine Detaillierung der vorangegangenen Erzählung; ebenso ist jedoch auch ein »Mehr« an erzählten Anfallsepisoden denkbar und dies ist die Wahl der Patientin:

(01:33.1ss.)
A12: (3.6) MEHR,
P12: (1.4) ja ich HAtte haltDOnnerstag schon einen KRAmpfANfall gehabt, in::_ähm (.) bei NAchhilfe,(0.9) da: (--) hm (.) (WUrde) ich dann (.) musste ich einmal mit_dem KRAnkenwagen ins KRAnkenhaus, aber ins ähm [KLINIKNAME1], (-) weil die NAchhilfe im [ORT1] war, und das (--) weil [KLINIKNAME1] grad um_die Ecke war, und ähm (---) <<p> ja;>(1.3) da KAnn ich mich <<pp> jetzt> so ziemlich GARnicht dran erinnern weil die mir irgendein medikament gegeben haben was ich (.) <<:-)> NIcht> so gut verTRAGE, Also ich reaGIER da ZIEMlich speziell drauf desWEgen; (0.8) weiß_Ich NIcht mehr so geNAU was da passiert ist; (1.1) ich war auf JEden fall (ne woche im) KRAnkenhaus und ähm (---) ja dann KAM meine MUTTer auch, und_ein (.) beKANNter von uns, <<pp> und dann> DURfte ich auch IRgendwann nach hause;
A12: (1.4) hm_hm; =
P12: =ich_war ZIEMlich neben <<:-)> der spur> damals; (.) also, (3.0) <<nuschelnd> wahrscheinlich (3.8) bei diesem KOmischen medikament;>
A12: <<pp> hm_hm.>
P12: oder durch unter ZUCKer Oder so weil ich nicht viel geGESSen
A12: [hm_hm,
P12: [HAtte an dem tag <immer leiser werdend> kann auch sein ich weiss nicht genau

Nach einer einleitenden Ratifizierung setzt die Patientin also hier mit der episodischen Rekonstruktion eines weiteren Anfalls ein. Auch hier beginnt sie im Plusquamperfekt, diesmal ist jedoch das gesamte Anfallsgeschehen in die Vorvergangenheit verlegt, also zu Beginn des Erzählten bereits abgeschlossen. Erzählt wird ausführlicher (wiederum im Imperfekt) die Einlieferung ins Krankenhaus, die jedoch von der Patientin selbst nicht erinnert wird (»kann ich mich jetzt so ziemlich gar nicht daran erinnern«). Grund für das Nicht-Erinnern ist hier allerdings nicht ein anhaltender Verlust der Wahrnehmungsfähigkeit, sondern die (Neben-)Wirkung eines Medikaments. Die Erzählung wird hier – begründet durch die fehlende Erinnerung – vage und unklar. Metadiskursive Kommentare (»Ich weiss nicht mehr so genau«), Vagheitsindikatoren (»durfte ich auch *irgendwann* nach hause«) und Abtönung (»*ziemlich* neben der spur«) markieren hier wiederum den Wissenszustand als nicht K+ und damit die eingeschränkte kommunikative Regresspflicht. Das Erzählte verschwimmt beim Erzählen wie in der Erinnerung. Schließlich mündet die Anfallsepisode in eine Aufzählung möglicher weiterer Ursachen für die Vagheit des Erinnerns und – infolgedessen – des Erzählens und wird am Ende bei immer undeutlicher werdender Artikulation und immer leiser werdender Prosodie vollends verwischt, bis außer dem ›nichts- mehr-genau-Wissen‹ nichts mehr vom zuvor Erzählten übrig bleibt.

Ähnlich »verschwimmt« der Inhalt der Anfallsbeschreibung bei Patientin 15 (w., 15,3 J.), die versucht, der impliziten Detaillierungsaufforderung des Arztes Folge zu leisten:

Fallbeispiel 5: SPZ-A-15 (01:23.0ss.)

A15: (1.1) also ich hab geHÖrt (.) du kippst UM:, (0.9) ich KAnns Also <<p> äh>(mir nicht) richtig VORstellen, °hh
P15: hm:: (.) na es ist dann MEIstens äh:: (1.0) ja schwierig zu sagen KOmmt (.) MEIstens ziemlich plötzlich
A15: (- - -) hm_hm,
P15: (3.4) ich hab AUch schonmal drauf geACHtet also äh_verSUcht drauf zu ACHten auch_in welchem ZEITraum das so ist aber das: (- -) eigentlich immer unterschiedlich,(8.7) ja so richtig beSCHREIben KAnn ich das nicht,(14.1) h° (- - -) weiß ich jetzt grad nicht,

Patientin 15 setzt zunächst zu einer generalisierenden Rekonstruktion an (»es ist dann MEIstens«), bricht nach einem Verzögerungssignal ab, um nach kurzer Sprechpause in einem metadiskursiven Kommentar zur schweren Beschreibbarkeit neu anzusetzen und den unerwarteten Beginn der Anfälle relevant zu setzen (»KOmmt (.) MEIstens ziemlich plötzlich«). Nach einer etwas längeren Pause stellt sie ihr Unvermögen dar, Zeitpunkte zu identifizieren, zu denen die Anfälle einsetzen, indem sie das bis dahin einzig thematisierte Element der

Anfallsbeschreibung (die Plötzlichkeit des Auftretens) als Element ihres Nicht-Wissens bestimmt. Schließlich mündet ihre Beschreibung wieder in einen metadiskursiven Kommentar zur schweren Beschreibbarkeit. Nach einer sehr langen Sprechpause und einem Seufzen endet ihr Gesprächsbeitrag mit leiser werdender Stimme in einer Bestimmung ihres *epistemic stance* als K-. Durch die zahlreichen metadiskursiven Kommentare, die ihr eigenes Darstellungs- und Analysevermögen einschränken, die Sprechpausen und Verzögerungssignale entsteht der Eindruck eines stark zurückgenommenen, beim Rekonstruieren selbst abnehmenden Wissenszustands gegenüber den Anfällen, bis hin zum abschließenden *epistemic stance* des kompletten Wissensverlusts.

Derartige Reaktionen auf Fragen oder Aufforderungen des Arztes zur Anfallsbeschreibung oder deren Detaillierung bewirken ein Verwischen auch bereits getätigter Aussagen: Deren Gegenstand ist verloren gegangen, selbst die zunächst unter uneingeschränkter Regresspflicht vorgenommene Aussage »es kommt meistens ziemlich plötzlich« ist am Ende aufgehoben durch die mehrfache Relevantsetzung des Nicht-beschreiben-Könnens und Nicht-Wissens, sodass eine erneute Detaillierungsnachfrage des Arztes keine rationale Anschlusshandlung darstellen würde.

Verwischung auf semantischer, syntaktischer und prosodischer Ebene wirkt sich also direkt auf die Aushandlungsprozesse der Wissenszustände und der Pflichten zur Wissensdarlegung aus. Dabei treten Wahrnehmung und Definition von Wissen zum Anfall und von dem, was an Wissen im aktuellen Gespräch an den Gesprächspartner übermittelt werden soll und kann, zwischen Arzt und Patient deutlich auseinander.

5 Abschließende Überlegungen

Verwischungsverfahren, wie sie hier beispielhaft vorgestellt wurden, lassen sich zusammenfassend als komplexe – weil interaktionell wirksame – Form des sprachlichen Ausdrucks von Vagheit zuordnen:

> Vagueness is not only an inherent feature of natural language but also – and crucially – it is an interactional strategy. Speakers are faced with a number of communicative tasks, and they are vague for strategic reasons. (Jucker et al. 2003, 1739)

Sie dienen in der Interaktion dazu, unter Beibehaltung des Kooperationsprinzips (indem die konditionelle Relevanz einer Frage oder Handlungsaufforderung zunächst durch Ausführung einer präferierten Anschlusshandlung eingelöst wird), den Gehalt dieser Anschlusshandlung auf allen möglichen Strukturebenen (lautlich, syntaktisch, lexikalisch und semantisch) aufzulösen. Dadurch wird gleichzeitig die kommunikative Regresspflicht (»Autorschaft«) für die Äußerung aufgehoben und eine Positionierung der Sprecherin/des Sprechers vermieden. Vom Redezug des Sprechers bleibt am Ende die reine sequenzielle Kooperativität übrig.

Die Analysen der Aushandlungsprozesse von Wissenszuständen und der Strategien zur Darstellung von Wissenszuständen als Elemente interaktiver Positionierungsaktivitäten im Arzt-Patient-Gespräch stellen einen wichtigen gesprächslinguistischen Beitrag dar zur Diskussion um einzel- und übereinzelsprachliche Techniken zum Ausdruck der Sprecherhaltung gegenüber dem Gesagten. Sie eröffnen den Blick auf umfassendere sequenzielle Implikationen und Präferenzstrukturen in der Interaktion, die mit den lokal gültigen gegenseitigen Zuschreibungen von Wissenszuständen der Gesprächsbeteiligten zusammenhängen, aber sie lassen auch deren Beziehung zu den globalen kommunikativen Aufgaben von Gesprächen erkennen. Verantwortung für das Gesagte anzuzeigen, einzuschränken oder abzuweisen, erweist sich im Arzt-Patient-Gespräch als wesentliches Element der Positionierungsaktivitäten von Patienten gegenüber dem Krankheitsgeschehen. Wie bereits erwähnt, ergibt sich aus unseren Beobachtungen, dass sich die Betrachtung der Ebene des *epistemic stance-taking* in unseren Anamnesegesprächen dazu nutzen lässt, um daraus wertvolle Hinweise für die Differentialdiagnose von Anfallserkrankungen zu gewinnen. Insbesondere Verwischungsverfahren wie die oben beschriebenen weisen jedoch darüber hinaus auf die spezifischen Ursachen und Charakteristika nicht-epileptischer Anfallserkrankungen hin:

> Für Patienten mit dissoziativen Anfällen scheint nicht nur der Anfall selbst, sondern alles was das subjektive Erleben des Anfalls betrifft, nicht in einem schwer zu durchdringenden Dunkel zu liegen, sondern im Nirgends. Das innere Erleben rund um den Anfall scheint eine bedrohliche »No-Go-Area«. [...]
> Wir werten diese Beobachtungen als Hinweis darauf, dass innerhalb der vielen psychodynamischen Faktoren, die für die Entstehung dissoziativer Anfälle verantwortlich gemacht werden, die Verdrängung der zentrale Vorgang ist [...], auch wenn er in der Literatur eine untergeordnete Rolle spielt. (Opp / Frank-Job 2017, 37)

Derartige komplexe kooperative Verfahren werden jedoch nur dann erkennbar, wenn Arzt-Patient-Gespräche den Patienten genügend Zeit lassen, ihre Antworten auf Fragen ausführlich zu gestalten und gleichzeitig genügend lange bei der Anfallsbeschreibung zu verharren, um die Besonderheiten der sprachlichen und parasprachlichen Äußerungen der Patienten offensichtlich werden zu lassen. Der dabei erhöhte zeitliche Aufwand scheint sich jedoch darin auszuzahlen, dass die Äußerungen des Patienten wertvolle Hinweise auf mögliche (psycho-)therapeutische Ansätze eröffnen (Gülich / Schöndienst 1999; Schöndienst 2004).

Bibliographie

Birkner, Karin / Burbaum, Christina (2013): »Suchbewegungen im Therapiegespräch. Formen der interaktiven Bearbeitung von Kausalattributionen bei körperlichen Beschwerden ohne Organbefund«, in: *InList* 53. URL: http://www. inlist.uni-bayreuth.de/issues/53/inlist53.pdf.

Brünner, Gisela (2005): »Arzt-Patient-Kommunikation als Experten-Laien-Kommunikation«, in: Neises et al (Hg.), 90–109.

Brünner, Gisela / Gülich, Elisabeth (Hg.) (2002): *Krankheit verstehen. Interdisziplinäre Beiträge zur Sprache in Krankheitsdarstellungen*, Bielefeld: Aisthesis (Reihe Bielefelder Schriften zu Linguistik und Literaturwissenschaft 18).

Brünner, Gisela / Gülich, Elisabeth (2002a): »Einleitung«, in: Brünner / Gülich (Hg.), 7–15.

Brünner, Gisela / Gülich, Elisabeth (2002b): »Verfahren der Veranschaulichung in der Experten-Laien-Kommunikation«, in: Brünner / Gülich (Hg.), 17–93.

Deppermann, Arnulf (2015): »Wissen im Gespräch: Voraussetzung und Produkt, Gegenstand und Ressource«, in: *InLiSt – Interaction and Linguistic Structures* 57. URL: http://www.inlist.uni-bayreuth.de/issues/57/index.htm.

Drew, Paul (2018): »Epistemics in social interaction«, in: *Discourse Studies* 20(1), 163–187.

Furchner, Ingrid (2002): »›keine absence gleicht der anderen‹. Die Darstellung von Bewusstseinslücken in Anfallsbeschreibungen«, in: Brünner / Gülich (Hg.), 121–141.

Gévaudan, Paul (2008): »Das kleine Einmaleins der linguistischen Polyphonie«, in: *Philologie im Netz* 48, 1–10. URL: http://web.fu-berlin.de/phin/phin43/p43t1.htm.

Gill, Virginia T. (1998): »Doing Attributions in Medical Interaction: Patients Explanations for Illness and Doctors' Response«, in: *Social Psychology Quarterly* 61(4), 342–360.

Gülich, Elisabeth (2005): »Krankheitserzählungen«, in: Neises et. al. (Hg.), 73–89.

Gülich, Elisabeth (2012): »Conversation analysis as a new approach to the differential diagnosis of epileptic and non-epileptic seizure disorders«, in: Egbert, Maria / Deppermann, Arnulf (Hg.), *Hearing aids communication. Integrating social interaction, audiology and user centered design to improve communication with hearing loss and hearing technologies*, Mannheim: Verlag für Gesprächsforschung, 146–158.

Gülich, Elisabeth (2017), »23. Medizin«, in: Martínez, Matías (Hg.), *Erzählen – Ein interdisziplinäres Handbuch*, Stuttgart: Springer Nature/ J. B. Metzler Verlag, 140–148.

Gülich, Elisabeth / Schöndienst, Martin (1999): »›Das ist unheimlich schwer zu beschreiben‹. Formulierungsmuster in Krankheitsbeschreibungen anfallskranker Patienten: differentialdiagnostische und therapeutische Aspekte«, in: *Psychotherapie & Sozialwissenschaft: Zeitschrift für qualitative Forschung und klinische Praxis* 1, 199–227.

Gülich, Elisabeth / Furchner, Ingrid (2002): »Die Beschreibung von Unbeschreibbarem. Eine konversationsanalytische Annäherung an Gespräche mit Anfallskranken«, in: Keim, Inken / Schütte, Wilfried (Hg.), *Soziale Welten und kommunikative Stile. Festschrift für Werner Kallmeyer zum 60. Geburtstag*, Tübingen: Narr, 161–186.

Heritage, John (2012a), »Epistemics in Action: Action Formation and Territories of Knowledge«, in: *Research on Language and Social Interaction* 45(1), 1–29.

Heritage, John (2012b): »The epistemic Engine: Sequence Organization and Territories of Knowledge«, in: *Research on Language and Social Interaction* 45(1), 30–52.

Jucker, Andreas H. / Smith, Sara W. / Lüdge, Tanja (2003): »Interactive aspects of vagueness in conversation«, in: *Journal of Pragmatics* 35, 1737–1769.

Kärkkäinen, Elise (2003): *Epistemic stance in English conversation: a description of its interactional functions, with a focus on I think*, Amsterdam: Benjamins (Pragmatics & Beyond, New Series, 115).

Lalouschek, Johanna (2005): »Medizinische Konzepte und ärztliche Gesprächsführung – am Beispiel der psychosomatischen Anamnese«, in: Neises et al. (Hg.), 48–72.

Lalouschek, Johanna / Menz, Florian (2002): »Empirische Datenerhebung und Authentizität von Gesprächen«, in: Gisela Brünner / Reinhard Fiehler / Walther Kindt (Hg.), *Angewandte Diskursforschung*, 2 Bde., Radolfzell: Verlag für Gesprächsforschung, Bd.1, 46–68.

Lucius-Hoene, Gabriele / Deppermann, Arnulf (2004): »Narrative Identität und Positionierung«, in: *Gesprächsforschung. Online Zeitschrift zur verbalen Interaktion* 5, 166–183. URL: http://www.gespraechsforschung-online.de/heft2004/ga-lucius.pdf.

Ochs, Elinor (1996): »Linguistic resources for socializing humanity«, in: Gumperz, John J. / Levinson, Stephen C. (Hg.), *Rethinking Linguistic Relativity*, Cambridge: Cambridge University Press, 407–437.

Opp, Joachim / Frank-Job, Barbara / Knerich, Heike (2015): »Linguistische Analyse von Anfallsschilderungen zur Unterscheidung epileptischer und dissoziativer Anfälle«, in: *Neuropädiatrie in Klinik und Praxis* 14(1), 2–10.

Opp, Joachim / Frank-Job, Barbara (2017): »Hypothesen zur Genese dissoziativer Anfälle anhand der Anfallsschilderungen«, in: *Zeitschrift für Epileptologie* 30(1), 34–38.

Neises, Mechthild / Ditz, Susanne / Spranz-Fogasy, Thomas (Hg.) (2005): *Psychosomatische Gesprächsführung in der Frauenheilkunde. Ein interdisziplinärer Ansatz zur verbalen Intervention*, Stuttgart: Wissenschaftliche Verlagsgesellschaft.

Sacks, Harvey (1984): »On doing ›being ordinary‹«, in: Atkinson, J. Maxwell / Heritage, John (Hg.), *Structures of Social Action: Studies in Conversation Analysis*, Cambridge: Cambridge University Press, 413–429.

Schmidt, Thomas (2009): »Creating and Working with Spoken Language Corpora in EXMARaLDA«, in: Lyding, Verena (Hg.), *Proceedings of the Second Colloquium on Lesser Used Languages and Computer Linguistics*, Bozen: Europ. Akad., 151–164.

Schöndienst, Martin (2004): »Zur differenzialdiagnostischen Bedeutung diskursiver Stile bei dissoziativen vs. epileptischen Patienten – ein klinisch-linguistischer Ansatz«, in: Eckart-Henn, Annegret / Hoffmann, Sven O. (Hg.), *Dissoziative Bewusstseinsstörungen. Theorie, Symptomatik, Therapie*, Stuttgart / New York: Schattauer, 328–342.

Schwabe, Meike / Reuber, Markus / Schöndienst, Martin / Gülich, Elisabeth (2008): »Listening to people with seizures: how can conversation analysis help in the differential diagnosis of seizure disorders?«, in: *Communication and Medicine* 5, 59–72.

Selting, Margret et al. (2009): »Gesprächsanalytisches Transkriptionssystem 2 (GAT 2)«, in: *Gesprächsforschung. Online-Zeitschrift zur verbalen Interaktion* 10, 353–402. URL: http://www.gespraechsforschung-ozs.de/heft2009/px-gat2.pdf.

Spranz-Fogasy, Thomas (2005): »Kommunikatives Handeln in ärztlichen Gesprächen«, in: Neises et al. (Hg.), 17–47.

Stivers, Tanja / Mondada, Lorenza / Steensig, Jakob (2011): »Knowledge, morality and affiliation in social interaction«, in: Stivers, Tanja / Mondada, Lorenza / Steensig, Jakob (Hg.), *The Morality of Knowledge in Conversation*, Cambridge: Cambridge University Press, 3–26.

Anhang: Transkriptionskonventionen nach GAT2

[ ]	Überlappungen und Simultansprechen
°h, °hh, °hhh	deutliches Einatmen, je nach Dauer
h°, hh°, hhh°	deutliches Ausatmen, je nach Dauer
(.)	Mikropause
(-)	kurze Pause (ca. 0.25 Sek.)
(--)	mittlere Pause (ca. 0.50 Sek.)
(---)	längere Pause (ca. 0.75 Sek.)
(2.0)	gemessene Pause in Sek.
_	Verschleifungen innerhalb von Einheiten, z. B. und_äh
äh öh äm	Verzögerungssignale, sog. »gefüllte Pausen«
<<lachend> na ja>	sprachbegleitende para- und außersprachliche Handlungen mit Reichweite
((lacht))	para- und außersprachliche Handlungen/Ereignisse
( )/(das)	unverständlicher/vermuteter Wortlaut
(das/was)	schwer verständlicher Wortlaut: mögliche Alternativen
((...))	Auslassung im Transkript
=	schneller, unmittelbarer Anschluss
: :: :::	Dehnung, Längung, je nach Dauer
?	Abbruch durch Glottalverschluss
akZENT	Primär- bzw. Hauptakzent
ak!ZENT!	extra starker Akzent
?	hoch steigende Intonation, Frageintonation
,	mittel steigende Intonation
;	mittel fallende Intonation
.	fallende Intonation
-	gleichbleibende Intonation
hm_hm ja_a	zweisilbige Rezeptionssignale
?hm?hm	Rezeptionssignal mit Glottalverschluss, meist verneinend
<<erstaunt>>	interpretierende Kommentare mit Reichweite
↑	auffälliger Tonhöhensprung nach oben
↓	auffälliger Tonhöhensprung nach unten
( )/(das)	unverständlicher/vermuteter Wortlaut
(das/was)	mögliche Alternativen

Vera Vogel

Medizinische Freundschaft: eine Theorie von Pedro Laín Entralgo

»Das Bündnis, das Arzt und Patient miteinander verbindet, ist die Liebe, eine als *medizinische Freundschaft* bezeichnete Form der Liebe.« (Laín 1964, 21)

Im Jahr 2015 erschien auf der Website des Nachrichtendienstes CNN ein Artikel mit dem Titel »Why your doctor won't ›friend‹ you on Facebook« (Luthra 2015). Hinter dieser Anspielung auf neue, medial vermittelte Formen zwischenmenschlicher Kommunikation verbirgt sich ein uralter Topos: der der Freundschaft zwischen Arzt und Patient. Eine aus heutiger Sicht kaum praktikable Vorstellung, die sich nur schwer mit den dominierenden wissenschaftlichen Grundeinstellungen vereinbaren lässt und die dennoch die Menschheit seit Urzeiten begleitet.

Bereits Platon nennt den Arzt des Kranken Freund und seine Idee einer *φιλία ἰατρική*, einer medizinischen Freundschaft,[1] blieb durch die Antike und das Mittelalter über die Moderne bis hin zur Gegenwart erhalten. Jenseits medizinischer Fachkreise scheint im Arzt häufiger als vermutet der Freund gesucht zu werden: Als Beispiel seien an dieser Stelle nur der Titel des Kriminalromans »Der Arzt, dein Freund und Mörder«[2] und die bekannte Fernsehserie »In aller Freundschaft« genannt.

Wie lässt sich dieses Phänomen erklären?

Eine direkte Spur führt zu dem spanischen Arzt und Philosophen Pedro Laín Entralgo, hierzulande noch recht unbekannt, in Spanien jedoch eine der zentralen Figuren der Medizingeschichte des 20. Jahrhunderts. Er beschäftigte sich intensiv mit dieser Frage und verfasste eine Geschichte und Theorie der medizinischen Freundschaft. Seiner Analyse sei der folgende Beitrag gewidmet.[3]

1 Zur Problematik der Übersetzung der Begriffe *φίλος* und *φιλία* in Platons *Lysis* vgl. Heitsch (2004, 111ff.).

2 Gebhardt / Gutmann (2013).

3 Sämtliche aufgeführte Zitate wurden von der Autorin aus dem Spanischen übersetzt.

1 Pedro Laín Entralgo: Einführung in Leben und Werk

Pedro Laín Entralgo (1908–2001) wurde in der spanischen Provinz Teruel als Sohn eines Landarztes geboren. Er studierte Chemie und Humanmedizin an der Universität von Zaragoza, siedelte hiernach als Doktorand nach Madrid um und begann dort seine medizinische Weiterbildung im Fach Psychiatrie. In den 1930er-Jahren reiste er nach Österreich und Deutschland, wo er mit der sogenannten Heidelberger Schule und der von ihr gegründeten *Medizin in Bewegung* in Berührung kam. Das Konzept einer ganzheitlichen Medizin, wie es von ihren Vertretern entwickelt wurde,[4] übte eine starke Wirkung auf ihn aus. Neben den deutschen Denkern Wilhelm Dilthey, Max Scheler und Martin Heidegger sowie den Spaniern José Ortega y Gasset, Eugenio d'Ors und Xavier Zubiri prägte vor allem das Werk Sigmund Freuds Laíns Denken.

Dank seiner langjährigen Tätigkeit als Professor an der Universität von Madrid trug Laín entscheidend dazu bei, dass dem akademischen Stellenwert der Medizingeschichte in Spanien größere Bedeutung beigemessen wurde. Er gründete das *Instituto de Historia de la Medicina y de la Ciencia »Arnau de Vilanova«* sowie 1949 die Zeitschrift *Archivos de Historia de la Medicina y Antropología Médica* und wurde Mitglied der Königlichen Akademien für Medizin, Sprache und Geschichte (vgl. de Lorenzo-Cáceres 2010, 159).

Während sich Laín in seinen frühen Werken hauptsächlich mit Themen der Medizingeschichte und der spanischen Politik auseinandersetzte, wandte er sich im Laufe der Zeit zunehmend mehr der Anthropologie und der Philosophie zu. Dabei beschäftigte er sich vor allem mit dem menschlichen Körper (*El cuerpo humano. Teoría actual*, 1989) und dessen Verhältnis zur Seele (*Cuerpo y alma*, 1991) sowie mit dem Wandel, dem die Analyse des Körpers im Laufe der Geschichte unterlag (*El cuerpo humano. Oriente y Grecia antigua*, 1987), was ihn schließlich zu der großen Frage führte: Was ist der Mensch? (*Qué es el hombre*, 1999) (vgl. Gracia 2010, 629ff.).

Dabei zog sich der Freundschaftsbegriff wie ein roter Faden durch sein gesamtes Schaffen. Über sechzig Jahre hinweg arbeitete er an der Erfassung dieses Konzepts, zuletzt in dem Spätwerk *El problema de ser cristiano* aus dem Jahr 1997. Von besonderer Bedeutung für die folgende Analyse sind die Monografien *La relación médico – enfermo*[5] (1964) und *Sobre la amistad*[6] (1972).

4 Zu ihnen zählten u.a. Ludolph von Krehl, Richard Siebeck und Viktor von Weizsäcker.

5 Übersetzt: »Das Arzt-Patient-Verhältnis«.

6 Übersetzt: »Über die Freundschaft«.

2 Laíns Theorie der Freundschaft

Bereits in der Einleitung von *La relación médico - enfermo* fällt der Schlüsselbegriff der *amistad médica*. Bevor wir näher auf die Besonderheiten einer *medizinischen* Freundschaft eingehen, vorab noch ein Blick auf Laíns allgemeine Freundschaftstheorie.[7] In *Sobre la amistad* heißt es:

> Freundschaft ist die liebevolle Kommunikation zweier Personen, in der, zum gegenseitigen Wohlergehen und gemäß der menschlichen Eigenheiten jedes Einzelnen, die Natur des Menschen sich verwirklicht und vollendet. (Laín 1985 [1972], 157)

Die Definition »liebevolle Kommunikation« ist innerhalb seines Werkes die zutreffendste, da sie zwei wesentliche Aspekte, die in anderen Schriften getrennt voneinander betrachtet werden, miteinander verknüpft:[8] Freundschaft ist Kommunikation und Liebe zugleich. Dabei handelt es sich hier keineswegs um Liebe im erotischen Sinne: Anders als Freud versteht der Autor Freundschaft nicht als unterdrückten erotischen Impuls,[9] sondern als Ausdruck einer kategorisch anderen Form der Liebe. Diese beschreibt er als allgemeine Liebe zum Menschen, nicht unähnlich der *ἀγάπη* der christlichen Tradition. Kommunikation sei dementsprechend die konkrete Manifestation jener ursprünglichen Liebe. So schreibt er:

> Die wahrhaft erfüllte Liebe zu einem anderen Menschen verlangt Gegenseitigkeit und Kommunikation; eine Kommunikation, die sich *de facto* aus Taten, Worten und Schweigen zusammensetzt. (Laín 1985 [1972], 159)

Ein nicht weniger zentraler Aspekt für das Verständnis des laínschen Konzepts der Freundschaft ist der Begriff der *Person*. Zwei Menschen - und wohlgemerkt, nur zwei können es sein[10] -, die eine freundschaftliche Beziehung eingehen, nennt der Autor bewusst *Personen:* Auf die Begrifflichkeit Kants zurückgreifend, versteht er hierunter »Wesen, zu deren individuellem Dasein das Leben, die Intimität, die Intelligenz, die Freiheit und die Fähigkeit zur Aneignung gehören«

---

7 Von besonderer Bedeutung für Laíns Freundschaftstheorie sind die Reflexionen von Platon, Augustin, Thomas von Aquin, Michel de Montaigne, Immanuel Kant und Max Scheler (vgl. Laín 1985 [1972]).

8 So heißt es in *En este País:* »Freundschaft ist eine Form der interpersonellen Beziehung, die auf *Wohlwollen* (das Wohlsein des Freundes wünschen), *Wohlsagen* (Gutes über ihn sagen), *Wohltun* (Gutes für ihn tun) und *Wohlvertrauen* (ihm zum gegenseitigen Wohl etwas zutiefst Persönliches anvertrauen) basiert« (Laín 1986, 17). In *Teoría y realidad del otro* schreibt er hingegen: »Freundschaft - die Liebe zum Freund - ist die liebevolle Zuneigung zu einer anderen Person, die sich durch das reale oder imaginäre Zusammenleben mit ihr ergibt.« (Laín 1968 [1961], 281).

9 Freud spricht diesbezüglich von »zielgehemmter Liebe« (Freud 2010 [1930], 67).

10 »In der Freundschaft *in actu* kommunizieren dementsprechend zwei und nur zwei Personen.« (Laín 1985 [1972], 185).

(Laín 1964, 237). Anders als der eher naturwissenschaftlich geprägte Begriff des *Individuums*, der den einzelnen Menschen lediglich als Beispiel seiner Spezies fasse, wie es die Pflanze für den sammelnden und klassifizierenden Botaniker sei, verweise der Begriff *Person* vielmehr auf die Einzigartigkeit jedes Menschen, auf die Essenz, die *einen* Menschen zu *jenem* Menschen mache (Laín 1964, 238ff.).

Zweifellos stellt die kantianische Freundschaftstheorie eine der Säulen der laínschen Analyse dar: Ihr entnimmt er auch den Begriff der *Achtung*, unter dem Laín die auf Respekt und Wertschätzung basierende Wahrnehmung des Gegenübers versteht und die er mit dem spanischen Begriff *benevolencia* (›Wohlwollen‹) umschreibt. In ihr sieht er die erste grundlegende Zutat der reinen Freundschaft.

Dieser wohlwollenden Grundhaltung fügt er eine zweite, unentbehrliche Komponente hinzu: die Wohltat oder *beneficiencia*. Auf diese bezieht er sich, wenn er im obigen Zitat von »gegenseitigem Wohlergehen« spricht. Die Wohltat ist gewissermaßen die konkrete Umsetzung des Wohlwollens, eine *benevolencia in actu*. Doch reichen *benevolencia* und *beneficiencia* tatsächlich aus, um eine wahre Freundschaft zu definieren?

Zur Erläuterung zitiert Laín das Gleichnis des barmherzigen Samariters und wirft hiernach die Frage auf: Ist der Samariter allein aufgrund der Tatsache, dass er dem Verletzten hilft, nun dessen Freund? Laíns Antwort: »Der Samariter hat barmherzig *eine* Person geliebt, nicht *jene* Person, und dies ist keine echte Freundschaft« (Laín 1985 [1972], 66). So habe sich der Samariter dem armen Manne gegenüber zwar wohlwollend gezeigt und ihm durch eine gute Tat geholfen, aber beide Figuren seien sich als namenlose Menschen begegnet und als solche auch wieder auseinandergegangen, ohne eine persönliche Beziehung zueinander aufzubauen. Was hätte jedoch geschehen müssen, um von einer tatsächlichen Freundschaft sprechen zu können? Beide hätten sich, laut Laín, etwas anvertrauen müssen und sei es nur den eigenen Namen. Allein durch diese Begrüßung wäre aus der Interaktion zweier anonymer Menschen eine persönliche Beziehung erwachsen (Laín 1964, 114ff.).

Hieraus leitet nun Laín die dritte und wesentliche Zutat der wahren Freundschaft ab: die Vertraulichkeit (*confidencia*). Unter Vertraulichkeit versteht er das, was einen Freund von einem Kameraden, einem Weggenossen – um die Begrifflichkeit Viktor von Weizsäckers aufzugreifen –, unterscheidet. Indem man einem Freund etwas zutiefst Persönliches anvertraue, gewähre man ihm Einblick in das innerste Erleben des Selbst. Laín formuliert es wie folgt: »Ich bin meines Freundes Freund, da ich ihm auf eine bestimmte Weise und in einem bestimmten Ausmaß mein eigenes Sein anvertraue« (Laín 1985 [1972], 162). An dieser Stelle greift der Autor erneut auf das Konzept der *Person* zurück: Es seien die intimsten Gedanken und Gefühle, die einen Menschen zu der *Person* machen, die er sei, und diese mit einem anderen zu teilen, gelte als die tiefste und innigste Beziehung, die Menschen miteinander eingehen könnten.

Der Akt der *confidencia*, jener »somatische Ausdruck – verbaler oder nicht verbaler Art – einer Intimität« (Laín 1985 [1972], 177), sei demnach die Essenz der wahren Freundschaft.

3 Freundschaft im Arzt-Patient-Verhältnis

Zurück zum Arzt-Patient-Verhältnis. Richten wir nun unser Augenmerk auf die zentrale Frage: Wie gelingt es Laín, diese allgemeine Theorie der Freundschaft auf jenes konkrete Kommunikationssetting zu übertragen?

Bezüglich der zwischenmenschlichen Beziehungen unterscheidet er zunächst zwischen dem *objektivierenden Verhältnis* auf der einen Seite und dem *interpersonellen* auf der anderen. Ersteres kommt in dem Moment zustande, da »einer der Menschen, der sich in einem solchen [Verhältnis] befindet, [...] den anderen in ein reines Objekt verwandelt« (Laín 1964, 235); letzteres hingegen entwickelt sich, »wenn er und ich uns als Menschen betrachten und behandeln« (Laín 1964, 237), die Individuen sich demnach als *Subjekte* begegnen. Der Prototyp des objektivierenden Verhältnisses, auch *Duo* genannt, stellt die bereits erwähnte Kameraderie dar, wohingegen zum interpersonellen Verhältnis bzw. der *Dyade* vornehmlich Freundschaft und Liebe zählen. Welcher dieser beiden Kategorien das Arzt-Patient-Verhältnis zuzuordnen sei, hänge nun davon ab, ob der eine Interaktionspartner den anderen eher als *Objekt* oder als *Subjekt* betrachte, und dies wiederum beruhe auf dem Grad der Intimität ihrer Beziehung. Wie am Gleichnis des barmherzigen Samariters dargestellt, lässt sich dieser weniger an der Art, *wie* sich die Personen gegenübertreten, festmachen bzw. an dem, was sie füreinander *tun*, als vielmehr daran, was sie einander *mitteilen*, am Inhalt ihrer Kommunikation. Da es nun im Arzt-Patient-Gespräch in der Regel um gesundheitliche Aspekte geht, lautet somit die entscheidende Frage: Betrachtet man Gesundheit und Krankheit als etwas Objektives, Unpersönliches oder als etwas Intimes, zu dem Subjekt selbst Gehörendes?

Um hierauf eine Antwort zu finden, müssen wir die Perspektive des Arztes und die des Patienten zunächst getrennt voneinander betrachten.

Aus Sicht des Patienten weist das Krankheitserleben immer eine subjektive Komponente auf, da die Symptome am eigenen Leibe erfahren werden. In welchem Maße die Krankheit jedoch als »zu einem selbst« gehörend empfunden wird, unterliegt einer starken individuellen Varianz. Laín unterscheidet diesbezüglich zwei Wahrnehmungsformen von körpereigenen Vorgängen: Mit dem Begriff *lo en mí* (das In-Mir) beschreibt er das Empfinden von Prozessen, die zwar im eigenen Körper stattfinden, jedoch als fremd, nicht zu dem Selbst gehörend, erfahren werden.[11] Mit *lo-mío* (das Mir-Eigene, wie es auch Husserl nannte) hingegen bezieht er sich auf solche Wahrnehmungen, in denen Krankheit als Teil der eigenen Person empfunden wird (Laín 1964, 250ff.).[12]

Je nachdem wie sehr der Patient die Krankheit als zu sich gehörend empfindet, verstärkt sich entsprechend sein persönliches Verhältnis zu ihr, d.h. sie wird zunehmend *intimer* für ihn. Und ebendieses Kommunizieren einer *Intimität* bildet, wie Laíns Definition der Vertraulichkeit zeigte, die Grundlage der Freundschaft.

Inwiefern hingegen der Arzt den Patienten als *Person* und dessen Krankheit als *intimen* Prozess begreift, hängt in erster Linie von dessen Konzept von Krankheit und Medizin ab. So wird ein Arzt mit streng positivistischen bzw. naturalistischen Einstellungen seinen Fokus eher auf die objektive Betrachtung von Symptomkomplexen legen als auf die Erforschung des individuellen Krankheitserlebens des Patienten. Dennoch, so behauptet Laín, könne ein solcher Prozess der »Verdinglichung« (*cosificación*) des Patienten niemals vollkommen sein: »Ein menschliches Individuum ist niemals, auch nicht im tiefsten Zustand der Bewusstlosigkeit, reiner Organismus« (Laín 1964, 249). Um seine These zu veranschaulichen, führt er als Beispiel den Chirurgen an: Selbst wenn der Operateur im Voraus keinerlei persönlichen Kontakt zu dem Patienten gehabt habe, beweise allein sein Bemühen, am Ende des Eingriffs eine möglichst unauffällige Narbe zu hinterlassen, dass er in gewisser Weise den Menschen – die *Person* – zu dessen Körper jene Narbe in Zukunft gehören würde, mit bedenke (Laín 1964, 249).

Gehen wir also davon aus, dass der Arzt seinen Patienten tatsächlich als *Person* und dieser seine Krankheit als *intimes*, persönliches Erleben betrachtet, so spräche dies für das Vorhandensein eines *interpersonellen* Verhältnisses und somit einer Freundschaft. In diesem von uns angenommenen Idealfall wären folglich die drei zentralen Kriterien der laínschen Freundschaft erfüllt: Arzt und Patient achten und schätzen einander als Menschen (*benevolencia*), der Kranke vertraut sich dem Arzt an (*confidencia*) und somit ermöglicht er diesem, etwas Gutes für ihn zu tun (*beneficiencia*).

Um ein solches dyadisches Verhältnis, das eben nicht ohne die dazugehörigen Personen und deren subjektive Wahrnehmung konzipiert werden kann, genauer zu beschreiben, entwirft Laín ein Modell der Arzt-Patient-Kommunikation, das dementsprechend diese Sphäre des intimen Erlebens berücksichtigen soll. Nehmen wir es kurz unter die Lupe: Ausgangspunkt ist das traditionelle Kommunikationsmodell von Karl Bühler, dessen drei Funktionen *Darstellung*, *Aus-*

11 Dies ist oft bei akuten Beschwerden (z. B. Zahnschmerzen) der Fall (Laín 1964, 250ff.).

12 Man denke beispielsweise an chronisch kranke Patienten, die von »meinen Rückenschmerzen« oder »meinem Parkinson« sprechen.

druck und *Appell* von Laín übernommen und denen eine vierte hinzufügt wird, die er *función suasoria o seductora* (›Überzeugungs- bzw. Verführungsfunktion‹) nennt. Diese Funktionen werden vom Sender emittiert und wirken auf den Empfänger. Nun geht Laín davon aus, dass jeder Ausdruck wiederum auf den Sender zurückwirkt:[13] Somit ist der Sender gleichzeitig Empfänger einer gespiegelten Version des von ihm gesendeten Zeichens. Welche Wirkung jenes gespiegelte Zeichen auf den Sender hat, wird von Laín in den vier passiven oder *ad-intra*-Funktionen beschrieben.[14]

Den bisherigen Ausführungen zufolge scheint alles darauf hinzudeuten, dass Laín das Arzt-Patient-Verhältnis als *Dyade* und demnach als Freundschaft begreift. Dabei bedarf es allerdings einer Präzisierung: »Das Arzt-Patient-Verhältnis kann und sollte nie rein interpersonell sein« (Laín 1964, 239), betont Laín und entscheidet sich bewusst für den Begriff *Quasi-Dyade.* In zwei grundlegenden Aspekten unterscheide sich die perfekte *Dyade* von der medizinischen Freundschaft. Zum einen sei eine Objektivierung zu einem gewissen Grad notwendiger Bestandteil der Beziehung: »Der Arzt muss objektivieren: als Techniker der Medizin kann er dies nicht unterlassen« (Laín 1964, 248). Der Behandelnde könne folglich die Krankheit nicht ausschließlich als einen individuellen Prozess betrachten. Um eine korrekte Therapie zu gewährleisten, müsse er die Symptome des Patienten anhand von objektiven Messskalen einschätzen, um daraufhin zu einer nachvollziehbaren Diagnose zu gelangen. Dabei seien bereits die Inspektion (das Betrachten) und die Palpation (das Abtasten) – bekanntlich die ersten Schritte der klinischen Untersuchung – Teil jenes Prozesses der Objektivierung.

Zum anderen vertritt Laín die Ansicht, bei der perfekten *Dyade* handele es sich um ein Verhältnis, das *per se* nicht gesellschaftlicher Natur sei. Zwar gebe es gesellschaftliche Faktoren, die die Entstehung einer Freundschaft begünstigten, das Verhältnis an sich sei jedoch einzig und allein das zweier Menschen, losgelöst von ihrer gesellschaftlichen Stellung. Dies treffe jedoch für die medizinische Freundschaft nicht zu: Hier sei die gesellschaftliche Komponente unabdinglich. Die vorgeschriebenen sozialen Rollen »Arzt« und »Patient« seien allgegenwärtig und würden sich zu keinem Zeitpunkt auflösen. Ihre Beziehung könne demnach ausschließlich innerhalb des sozialen Settings des Arztzimmers funktionieren. So heißt es bei Laín:

13 Die Bedeutung der Sprache in Hinblick auf ihre »innermenschliche« Funktion wurde zur gleichen Zeit auch von Roman Jakobson (1896–1982) hervorgehoben. Er schrieb: »Für die psychologische, neurologische und vor allem die linguistische Forschung [wird] immer deutlicher, daß die Sprache nicht nur ein Vehikel für die zwischenmenschliche, sondern auch für die innermenschliche Kommunikation ist« (Jakobson 1974, 162 f.).

14 Diese sind: *función esclarecedora, sodalícia, autoafirmadora* und *catártica* (›Klärungs-, Gesellschafts-, Selbstbestätigungs- und Katharsisfunktion‹) (vgl. Laín 1964, 299 ff.).

> Das Arzt-Patienten-Verhältnis ist primär ein gesellschaftliches; nur durch künstliches Amputieren der Verbindungen, die den Patienten und den Arzt in der Gesellschaft verankern, kann dieses als reines und schlichtes Zusammentreffen zweier individueller Personen betrachtet werden. (Laín 1964, 20)

4 Medizinische Freundschaft: eine Utopie?

Der Autor selbst bezeichnet also sein Modell als »amputiert«: ein abstraktes, vom soziokulturellen Kontext losgelöstes Schema. An diesem Punkt stellt sich unweigerlich die Frage, inwiefern sich Laíns theoretische Überlegungen einer Freundschaft zwischen Arzt und Patient auf die medizinische Praxis bzw. auf das heutige Gesundheitssystem übertragen lassen.

Laín selbst hält an der Möglichkeit einer medizinischen Freundschaft fest, die für ihn keineswegs bloße Utopie ist. Natürlich ist er sich der Schwierigkeiten bewusst, auf die man bei ihrer Umsetzung stoßen wird sowie der Tatsache, dass, »um jene ideelle ›medizinische Freundschaft‹ möglich zu machen, je nach geschichtlichem und gesellschaftlichem Kontext eine ganze Reihe von Hindernissen überwunden werden [müssen]« (Laín 1964, 491). Daher versucht er in der ersten Hälfte seines Werkes *La relación médico-enfermo* sich mit ebendiesen historischen Konstellationen auseinanderzusetzen, um aufzuzeigen, welche Form die Arzt-Patient-Kommunikation unter den jeweiligen zeitgenössischen Gegebenheiten angenommen hat. Dabei findet er heraus, dass die Idee einer medizinischen Freundschaft über Jahrhunderte hinweg der westlichen Medizin inhärent war.

Laín macht es sich zur Aufgabe, nachzuweisen, dass eine Parallele in der Entwicklung des westlichen Freundschaftsbegriffs und der jeweiligen Auslegung des Arzt-Patient-Verhältnisses bestehe und dass es zum Verständnis jener Beziehung von zentraler Bedeutung sei, die Ansprüche, die in einer bestimmten Epoche an die Freundschaft gestellt wurden, nicht losgelöst von dem vorherrschenden Begriff von Krankheit und Heilung zu betrachten. So zeigt sein Gang durch die Geschichte, dass die medizinische Freundschaft in der Antike auf den Begriffen *φιλανθρωπία* und *φιλοτεχνία* fußte, der Liebe zum Menschen und der Liebe zu Kunst. Ihr zugrunde lag die Vorstellung einer vollkommenen *φύσις*, deren Perfektion Sinnbild des Schönen war. Man liebte den Menschen als Mikrokosmos, als Abbild der Naturgesetze und die Medizin als Kunst, die dazu verhalf, jene Perfektion wiederherzustellen. Die *φιλία ιατρική* war demnach »die Liebe zur Perfektion der menschlichen Physis, individualisiert am lebendigen Körper eines Patienten« (Laín 1964, 53).

Mit der Verbreitung des Christentums verlagerte sich jene kosmische Liebe sodann von der *φύσις* auf Gott: Man liebte den Menschen als Abbild Gottes und im Namen seines Gebotes der Nächstenliebe. Also wurde die medizinische Freundschaft im Mittelalter zum Ausdruck christlicher *Caritas*, wobei Krankheit nicht mehr als Fehler der Natur, sondern als Ausdruck des Willen Gottes betrachtet wurde und als solche nur bedingt von Menschenhand beeinflussbar. Daraus entstand die Idee des Mit-Leides (*compassio*) als wesentlicher Bestandteil des ärztlichen Handelns, die sich noch im 19. Jahrhundert in den berühmten Worten von Bérard und Gubler »guérir parfois, soulager souvent, consoler toujours« wiederfinden lässt (vgl. Laín 1964, 193).

Laín verweist darauf, wie mit dem Voranschreiten der Säkularisierung der Arzt schließlich zum Wissenschaftler wurde: Die medizinische Freundschaft wurde von der medizinischen *Neugierde* überlagert, die Krankheit zur intellektuellen Herausforderung. Es gab keine *per se* unheilbaren Krankheiten mehr, der Mensch war nicht mehr »Diener der Natur«, sondern ihr »Vormund, Erzieher und Bildhauer« (Laín 1964, 204). Doch die Reduktion des menschlichen Leidens auf wissenschaftliches Interesse blieb nicht folgenlos: Der Ruf nach »Einführung des Subjektes«, von dem Viktor von Weizsäcker sprach (vgl. Benzenhöfer 2007, 9), wurde zunehmend lauter. Somit setzte Laín zufolge ein Prozess der »Auflehnung des Kranken gegen die Objektivierung« (Laín 1964, 220) ein, dessen Hauptmanifestation er in der Neurose sah. Es war das massive Auftreten von Symptomen, für die naturwissenschaftliche Theorien keine Erklärung fanden, das schließlich zur Entstehung der Psychologie führte, jener Disziplin, bei der primär das individuelle Erleben in den Fokus rückte. Auch an der Medizin zog dieser Paradigmenwechsel nicht spurlos vorbei: Man begann, das innere Erleben des Patienten in der Ätiopathogenese zu berücksichtigen, erforschte die Macht des Placebos[15] und gelangte zu der Überzeugung, dass ein solides Arzt-Patient-Verhältnis von grundlegender Bedeutung für eine erfolgreiche Behandlung sei. Einmal mehr überdachte man die medizinische Freundschaft: Sie kehrte zurück.

Fazit

Als Medizinhistoriker sieht Laín in der Analyse geschichtlicher Entwicklungen den Schlüssel zum Verständnis der Gegenwart. So gliedert er die meisten seiner Werke in zwei Abschnitte, die er »Geschichte« und »Theorie« nennt. Den Abschluss bildet stets sein Rückgriff auf die Geschichte, indem er versucht, die im theoretischen Teil dargestellten Überlegungen auf den gegenwärtigen historischen Moment zu übertragen und einen Ausblick in die Zukunft zu wagen.

15 Die erste doppelblinde, placebokontrollierte Studie wurde 1908 von W.H.R. Rivers durchgeführt (Shapiro / Shapiro 1997, 166).

Laíns historische Analyse der Arzt-Patient-Beziehung ergibt eine Persistenz des Ideals der medizinischen Freundschaft, zumindest bis zu dem Zeitpunkt, da Friedrich Nietzsches Zarathustra wehmütig ausrief: »Es gibt Kameradschaft: möge es Freundschaft geben!« (Nietzsche 1883, 79). In der Tat scheint das Modell der Freundschaft als exklusives Bündnis zweier Menschen im 20. Jahrhundert, dem Jahrhundert der Masse, verblasst zu sein, verdrängt von einem pragmatischeren Solidaritätsideal zwischen Mitgliedern einer Gesellschaft. So schreibt Laín:

> In dieser zweiten Hälfte des 20. Jahrhunderts scheint eine Freundschaft, die nicht in ihrem Innersten auf Kameraderie beruht, ethisch nicht vertretbar und gesellschaftlich kaum möglich. (Laín 1985 [1972], 195)

Eine ähnliche Entwicklung zeichnet sich auch in der Medizin ab. Hier hebt Laín vornehmlich zwei charakteristische Prozesse hervor, die das vergangene Jahrhundert prägten: die zunehmende Vergesellschaftung und die Technisierung der Medizin.

Das Recht auf medizinische Versorgung für alle Bürger, der Aufbau eines flächendeckenden Gesundheitssystems, die Etablierung von präventiven Maßnahmen zum Schutz der Allgemeinbevölkerung, all dies haben wir der *medicina social* (›Sozialmedizin‹) (Laín 1964, 476), wie wir sie heute kennen, zu verdanken. Doch ebenso gilt es zu beachten, dass in einem solchen System nicht unbedingt der Patient als *Person* im Vordergrund steht, sondern vielmehr der Patient als Baustein der Gesellschaft, dessen Funktionsfähigkeit es wiederherzustellen gilt.

Auch die wachsende Bedeutung, die neuen Technologien in der Diagnostik und Therapie zukommt, scheint ein unaufhaltsamer Trend zu sein, der die Utopie (oder Dystopie) des *medicus ex machina* zunehmend realer werden lässt.

All diese Veränderungen münden unweigerlich in der Frage: »Wird uns der Fortschritt der Technik zu einer Medizin führen, in der der direkte Arzt-Patient-Kontakt überflüssig wird?« (Laín 1964, 492).

»Ich glaube nicht«, lautet Laíns Antwort. Auch wenn die zeitgenössische Gesellschaft ohne Freundschaft auszukommen meine, »erweist sich ein kameradschaftliches Verhältnis, das die Möglichkeit einer Freundschaft außer Acht lässt, als nicht vollkommen erfüllend« (Laín 1985 [1972], 195). Das 20. Jahrhundert glaubte an Kollegen und gute Kameraden, übersah dabei jedoch die emotionalen Bedürfnisse, die solch pragmatisch-funktionale Beziehungsformen nicht in der Lage sind zu befriedigen.

Aus diesem Grund beharrt Laín auf dem Begriff der Freundschaft, auch im medizinischen Setting: »Eine ärztliche Behandlung, die nicht auf Freundschaft beruht, kann nie wirklich befriedigend sein« (Laín 1964, 489).

In Zeiten, da zunehmend mehr ärztliche Tätigkeiten an die Maschine delegiert werden, sieht er gerade in der medizinischen Freundschaft die zentrale Aufgabe des Arztes. Und tatsächlich scheint in der Gesellschaft ein gewisses Verlangen nach »Menschlichkeit«, insbesondere in der Medizin, laut zu werden: Wie sonst sollte man sich die wiederholte Verknüpfung der Worte *Arzt* und *Freund* erklären? Wie das Interesse an den unzähligen Krankenhausserien, die sich im Wesentlichen mit dem Berufs- und Privatleben von Ärzten befassen, oder etwa das Verlangen, mit seinem Arzt auf Facebook »befreundet« zu sein?

An dieser Stelle setzt Laín an, indem er an Formen zwischenmenschlicher Beziehung appelliert, die über die Kameraderie hinausgehen, an solche, die das Gefühl eines tieferen, metaphysischen Miteinanders zulassen. Jenes innige Gefühl der Verbundenheit, das er *Freundschaft* nennt, sei ein menschliches Grundbedürfnis, ohne das zwischenmenschliche Beziehungen – und das Arzt-Patient-Verhältnis bilde dabei keine Ausnahme – nie ganz und gar erfüllend sein könnten (Laín 1964, 489).

Um dem gerecht zu werden, wird es vermutlich nicht genügen, sich an Protokolle zum empathischen Verhalten, wie sie heute jungen Medizinern vermittelt werden, zu halten. Es bedarf zunächst der entsprechenden Offenheit und Authentizität, die es ermöglicht, den Patienten tatsächlich als *Person* und nicht schlichtweg als biologisches *Individuum* wahrzunehmen. Im Grunde aber geht es darum, selbst *Person* sein: das eigene Innenleben, die eigene *ad-intra*-Welt mit ins Spiel bringen. Doch dies scheint dem modernen Arzt Angst zu machen: Angst, seine professionelle Distanz zu verlieren, Angst vor emotionaler Belastung, letztendlich Angst vor den eigenen Emotionen. Vielleicht könnten Laíns Überlegungen dazu anregen, sich (zumindest gedanklich) mit diesem inneren Widerstand zu konfrontieren.

Laín gibt keine Anweisungen, er verurteilt nicht, er beschreibt. Ihm folgend, wollen wir, ohne unsererseits zu werten, mit seinen Worten schließen:

> Eines Tages – vielleicht aus dem bloßen Unwohlseins heraus, das deine eigene Realität dir bereitet – wirst du erkranken. Und dann wirst du im tiefsten Inneren deines Seins das Bedürfnis verspüren, dass ein Mensch sich deiner annimmt und dir hilft. Ein Mensch, der über technische Kenntnisse verfügt und bereit ist, dir als Freund zu begegnen. Kurz gesagt, ein guter Arzt. (Laín 1964, 492)

Bibliographie

Benzenhöfer, Udo (2007): *Der Arztphilosoph Viktor von Weizsäcker. Leben und Werk im Überblick*, Göttingen: Vandenhoeck & Ruprecht.

Freud, Sigmund ([2]2010 [1930]): *Das Unbehagen in der Kultur*, Frankfurt a.M.: Fischer Taschenbuch.

Gebhardt, Christoph / Gutmann, Christine (2013): *Der Arzt, dein Freund und Mörder. Strafsache Dr. U. – ein Lehrstück*, Stuttgart: Hirzel.

Gracia, Diego (2010): *Voluntad de comprensión. La aventura intelectual de Pedro Laín Entralgo*, Madrid: Triacastela.

Heitsch, Ernst (2004): *Platon und die Anfänge seines dialektischen Philosophierens*, Göttingen: Vandenhoeck & Ruprecht.

Jakobson, Roman (1974): *Form und Sinn. Sprachwissenschaftliche Betrachtungen*, München: Fink.

Laín Entralgo, Pedro (1964): *La relación médico-enfermo. Historia y teoría*, Madrid: Revista de Occidente.

Laín Entralgo, Pedro ([2]1968 [1961]): *Teoría y realidad del otro*, 2 Bde., Madrid: Revista de Occidente, Bd. 2.

Laín Entralgo, Pedro ([2]1985 [1972]): *Sobre la amistad*, Madrid: Espasa-Calpe.

Laín Entralgo, Pedro (1986): *En este País*, Madrid: Tecnos.

Lorenzo-Cáceres Álvarez, José A. de (2010): »Laín Entralgo: ciencia y filosofía«, in: *Revista de Hispanismo Filosófico* 15, 159–170.

Luthra, Shefali (2015): »Why your doctor won't ›friend‹ you on Facebook«, in: CNN. Cable News Network, August 24, 2015. URL: https://edition.cnn.com/2015/08/23/health/doctors-social-media.

Nietzsche, Friederich (1883): *Also sprach Zarathustra*, Chemnitz: Schmeitzner.

Shapiro, Arthur K. / Shapiro, Elaine (1997): *The powerful placebo. From ancient priest to modern physician*, Baltimore / London: The Johns Hopkins University Press.

Jan Ehlers / Sybille Ehlers

Sitz, Platz, Aus... Sprechen mit Tieren und deren Besitzern

1 Warum denn jetzt auch noch Tiere?

Sprache, Wörter, Gesten und Bewegungen sind ein wichtiges Hilfsmittel von Tierärztinnen und Tierärzten, um sowohl mit ihren Patienten, also Tieren, als auch deren Besitzer*innen zu kommunizieren, um Diagnosen zu stellen und Therapien durchzuführen. Kommunikation verläuft in mindestens zwei Richtungen, wir wollen verstehen, was unser Gegenüber empfindet und will, wir wollen aber auch, dass unser Gegenüber dies von uns versteht. Das ist schon oft innerhalb der eigenen Spezies nicht ganz einfach, speziesübergreifend ist dies deutlich schwieriger. Während es den meisten domestizierten Tieren eher leichtfällt, »Menschen zu lesen«, müssen viele Menschen dieses Verständnis für Tiere und die dazugehörige Fähigkeit, das Ausdrucksverhalten des Tieres richtig interpretieren zu können, oft erst mühsam lernen (Millot 1994). Dieses ist im normalen Zusammenleben mit Tieren schon wichtig, essenziell wird diese Fähigkeit aber vor allem dann, wenn es darum geht, den Gesundheitszustand eines Tieres zu beurteilen. Tiere verfügen *per se* nicht über eine Wortsprache und können ihr Befinden nicht mit Worten mitteilen, sodass das Verhalten, die Bewegungen sowie die Körperhaltung des Tieres eine große Aussagekraft haben und unbedingt beobachtet und erfasst werden sollten.

Die Kommunikation mit Haustieren (z. B. Hunden) per Handzeichen oder unter Einsatz von Körpersprache ist relativ einfach (McBride 1995). Gerade Hunde kommunizieren untereinander hauptsächlich über die Körpersprache; einerseits ist dies eine Voraussetzung für das Leben innerhalb einer sozialen Gruppe, andererseits sind sie als Raubtiere genetisch darauf ausgerichtet, selbst kleinste Bewegungen wahrzunehmen. Hunde wurden durch die Domestikation zudem sehr stark darauf selektiert, unsere Körpersprache wahrzunehmen und zu interpretieren, um als Arbeitstiere des Menschen zu kooperieren. Menschliche Körpersprache zu »lesen« ist somit ein Leichtes für Hunde, die mit Menschen zusammenleben. Das Training von Wortsignalen, welche die Hand- oder Sichtzeichen im Hundetraining ersetzen, ist deutlich komplizierter – hier muss der

Hund sozusagen eine »Fremdsprache« erlernen. Wie sehr wir Menschen wiederum vom Wort geprägt sind, zeigt sich am Stolz vieler Tierbesitzer, ihr Tier würde »sogar« auf Zeichen reagieren, man müsse gar nichts sagen. Aus Sicht des Tieres, welches keine Wortsprache entwickelt hat, ist das Reagieren auf diese Zeichen tatsächlich sehr einfach. Die Reaktion auf Wortsignale hingegen muss gezielt erlernt und geübt werden.

2 Kommunikation von Tieren untereinander

In der Kommunikation werden Signale oder Nachrichten über Kanäle vom Sender zu einem Empfänger gesandt und auch wieder zurückgesandt und führen zu bestimmten Reaktionen (Berlo 1960). Die einfachste und erste Form der Kommunikation entsteht also bereits beim (gegenseitigen) Wahrnehmen eines anderen Lebewesens. Dabei werden Signale sowohl innerhalb der eigenen Spezies als auch artübergreifend gesendet und empfangen.

Treffen beispielsweise Tiere in der afrikanischen Savanne aufeinander, müssen Körpersprache, Haltung und Verhalten einer anderen Spezies interpretiert werden können – es ist überlebensnotwendig. So werden entspannt dösende, satte Löwen kaum zu Fluchtreaktionen einer Herde Gnus führen, wohingegen in Lauerhaltung schleichende und angespannte, unruhige Löwen wiederum eine andere Verhaltensantwort erzeugen werden. Aus Sicht der Löwen wiederum ergibt es wenig Sinn, eine geschlossene Herde Gnus anzugreifen; wenn hingegen ein einzelnes, verletztes Tier hinter der Herde zurückbleibt, scheint ein Jagderfolg gegeben. Es ist also auch Tieren und hier selbst speziesübergreifend nicht möglich, nicht zu kommunizieren (Watzlawick et al. 1974).

Bei unseren Haustierspezies ist die nonverbale Kommunikation weit bedeutungsvoller als die Kommunikation über Laute. Hierbei gibt es Haustierarten, die über eine sehr ausdrucksstarke Körpersprache verfügen. Dies sind alle Tierarten, die in sozialen Gruppen leben, also Hunde, aber auch Schweine, Rinder oder Schafe und Ziegen. Wieder andere Haustiere, so beispielsweise Katzen, stammen von solitär lebenden Wildtieren ab und sind somit nicht darauf angewiesen, Intentionen und Expressionen ihres Gegenübers interpretieren und verstehen zu müssen, denn sie sind ursprünglich einzelgängerische Raubtiere und treffen Artgenossen nur zur Paarungszeit bzw. haben zu den eigenen Welpen nur während der Aufzucht Kontakt. Die heutige Hauskatze hat sich jedoch so stark und gut an das Zusammenleben mit dem Menschen angepasst, dass sie sogar eine eigene Sprache für uns Menschen entwickelt hat – Katzen miauen untereinander nicht, diese Laute werden nur in der Kommunikation mit dem Menschen verwendet (Brown 1993).

Die Elemente der nonverbalen Kommunikation, also Mimik, Gestik, Körperhaltung, Blickkontakt und Proxemik sind in der Tierwelt von sehr großer Bedeutung, wohingegen wir Menschen nonverbale Kommunikationselemente meist nur unbewusst wahrnehmen oder selbst zeigen.

In der Kommunikation mit Tieren, aber auch mit den Besitzern der Tiere ist es in der Tiermedizin besonders wichtig, sich dieser Elemente bewusst zu werden und sie gezielt einzusetzen oder zu vermeiden, um z. B. Bedrohungen des Tieres auszuschließen. Eine bedrohliche Körpersprache, bei welcher man sich über das Tier beugt, es bedrängt oder blockiert, schnelle, hektische Gesten sowie einen starren, gerichteten Blick einsetzt, kann bisweilen heftige defensive oder auch offensive Reaktionen bei Tieren auslösen (Overall 2013). Andererseits zeugt der offene, direkte Blick der menschlichen Besitzer wiederum von Ehrlichkeit und Aufrichtigkeit und sollte hier auch eingesetzt werden.

Kommunikation sollte ehrlich und wahrhaftig sein. Doch auch in der Tierwelt wird nicht immer ehrlich kommuniziert. Manche Tiere zeigen Mimikry, sie verfügen über ein körperliches Erscheinungsbild, welches etwas Anderes vorgibt – so beispielsweise eine Schmetterlingsgattung (*Sesia apiformis* – Hornissenschwärmer), die aussieht wie eine Hornisse. Mimikry schützt diese Tiere vor Fressfeinden.

Weiterhin verfügen verschiedene Tierarten über Körperanhängsel, die gezielt vergrößert werden können und meist im Zusammenhang mit Balzverhalten eingesetzt werden, beispielsweise grell gefärbte Kehlsäcke bestimmter Vogelarten (z. B. *Fregata magnificens* – Prachtfregattvogel) oder Frösche (Searcy / Nowicki 2005). Ein weiteres Beispiel findet sich bei Hunden und Katzen im Zusammenhang mit der Agonistik, so sucht man sein Gegenüber in einer Konfliktsituation durch eine Vergrößerung der Körpersilhouette zu beeindrucken und einzuschüchtern. Hunde bewegen sich hier steifbeinig mit durchgedrückten Gelenken, gerecktem Hals, hocherhobener Rute und in langsamen Tempo, Katzen können das Fell entlang der Rückenlinie und am Schwanz durch Piloerektion aufstellen und nehmen hierbei gerne eine seitlich zum Konkurrenten oder Angreifer gerichtete Position ein, um größer und bedrohlicher zu wirken (Leyhausen 1982; Aloff 2005).

Im Idealfall ist Kommunikation unmissverständlich. Dies ist in der Tierwelt jedoch auch innerhalb einer Art nicht immer gegeben. Insbesondere bei Hunden und in geringerem Maße auch bei Katzen kam es durch die Domestikation und auch durch die gezielte Zucht und der Erschaffung verschiedener Hunderassen zu einer Vielzahl von Phänotypen, die die Kommunikation innerhalb der Spezies erschweren (Bradshaw 2011). Bei der Wildform des Haushundes, dem Wolf, sehen alle Individuen ähnlich aus. Viele Hunderassen hingegen verlieren durch Felllänge, Fellfarbe, aber auch durch die Gestaltung des Körperbaus und der Akren ihre Fähigkeiten zu unmissverständlicher Kommunikation. Besonders schwer, sich den Artgenossen mitzuteilen, hat es demnach ein langhaariger, schwarzer Hund mit Hängeohren. Das lange Fell verdeckt die so wichtige Mimik und auch die Körperhaltung, dunkles Fell absorbiert Licht und lässt schlechter Details erkennen und hängende Ohrmuscheln lassen kaum Einsatz zu Kommunikationszwecken zu. Ähnlich ungünstig wirken sich nach oben geringelte Ruten bei Hunden aus, die für andere Hunde eine Imponierhaltung durch den angehobenen Schwanz signalisieren. Die bis zu ihrem Verbot durch das Tierschutzgesetz im Jahre 1998 übliche Praxis des Kupierens[1] (vornehmlich aus »ästhetischen« Gründen und um einen bestimmten Rassestandard zu erzeugen) hat Hunden wichtige Elemente der Kommunikation (Ohrmuscheln und Rute) genommen. Auch heute noch werden Hunde leider illegal kupiert, um menschengemachten Schönheitsstandards zu genügen.

3 Kommunikation zwischen Mensch und Tier

In der Haustierhaltung ist auch zwischen den Spezies die Kommunikation häufig von Missverständnissen geprägt. Ein Mensch, der sich freundlich lächelnd hinabbeugt, um einen Hund zu streicheln, wirkt aus der Sicht des Hundes extrem bedrohlich – er beugt sich von oben über, zeigt die Zähne, starrt auf den Hund und versucht, ihn anzufassen. Aus Hundesicht sind dies körpersprachliche Elemente aus dem Bereich der Agonistik und vermitteln offensive Aggression. Hunde sollten also frühzeitig (möglichst bereits im Welpenalter von der dritten bis zur zwölften Lebenswoche) erlernen, dass ein Mensch, der sich so verhält, nichts Böses im Sinn hat.

In der Verständigung mit Tieren wird sinnvollerweise zunächst mit Körpersprache gearbeitet (s. o.), um dann später, wenn die erwünschten Verhaltensweisen auf diese Zeichen hin erfolgreich ausgeführt werden, ein Wortsignal einzuführen.

Für das Training mit Hunden, aber auch mit Katzen oder Schweinen haben sich verschiedene Sichtzeichen, also visuell durch das Tier wahrnehmbare Gesten mit Fingern, Händen und Armen, die ein bestimmtes Verhalten beim Tier auslösen sollen, entwickelt. So ist das Sichtzeichen für das Setzen des Tieres der ausgestreckte Zeigefinger, welcher bei angewinkeltem Arm auf Brusthöhe gezeigt wird; für ein Ablegen des Tieres verwendet man die Geste einer nach unten deutenden Handfläche. Es gibt Gesten für das Bleiben und Warten an einer Stelle, für das Zurückkommen, für das Aufstehen und für viele weitere Verhaltens-

1 Tierschutzgesetz in der Fassung der Bekanntmachung vom 18. Mai 2006 (BGBl. I S. 1206, 1313), das zuletzt durch Artikel 1 des Gesetzes vom 17. Dezember 2018 (BGBl. I S. 2586) geändert worden ist (§ 6 Abs. 1 Satz 1).

weisen, die auf Signal hin gezeigt werden sollen. Auch die Blickrichtung, die Position der Schultern und die Ausrichtung des gesamten Körpers (frontal, seitlich, zum Tier hin, vom Tier weg, in der Hocke, aufgerichtet etc.) haben große Aussagekraft.

Da für Menschen die Wortsprache sehr wichtig ist und Tiere besonders gut mit dem Menschen arbeiten, wenn er eindeutig kommuniziert, wird versucht, den Tieren zusätzlich zu den visuellen Signalen auch die Bedeutung entsprechender Wortsignale beizubringen. Dies ist nicht deswegen möglich, weil Tiere ein Verständnis für Wortsprache hätten, sondern schlicht deshalb, weil die trainierten Worte eine Signalwirkung erhalten, ähnlich einer roten Ampel für Verkehrsteilnehmer. Das Tier versteht somit nicht unsere Sprache, sondern hat die Bedeutung eines bestimmten Signalwortes erlernt, auf welches es ein bestimmtes Verhalten zeigen soll, das sich im Anschluss in irgendeiner Form auszahlt (Lob, Streicheleinheit, Spiel, Futterbelohnung) (Ehlers 2013).

Beim Training von Wortsignalen für Tiere ist es von Bedeutung, dass die gewählten Worte möglichst knapp sind – Sätze oder längere Wortreihen können Tiere nicht verstehen. Von besonderer Wichtigkeit allerdings ist der Klang der Worte. Grundsätzlich sollte ein Signalwort für ein bestimmtes Verhalten immer gleich klingen, damit es eindeutig wahrgenommen und problemlos erlernt werden kann.

Der Tonhöhe kommt besondere Bedeutung zu, denn hierdurch kann zusätzlich eine subtile Botschaft an das Tier gesandt werden, womit hier wieder Einflüsse der nonverbalen Kommunikation zu Tragen kommen. Hohe Töne vermitteln dem Tier Aufregung, Kindlichkeit, aber auch angstbehaftete Emotionen. Signale, welche in höherer Tonlage ausgesprochen oder gerufen werden, sind sinnvoll für Verhaltensweisen, bei welchen das Tier auch etwas aufgeregter sein darf. Als Beispiele wären hier der Rückruf, wenn das Tier rasch zum Rufenden kommen soll, die menschliche Stimmlage in Begrüßungssituationen oder auch Lobworte zu nennen. Ein aufgeregtes, hohes Rufen wirkt eher anfeuernd zum Weiterlaufen, also genau andersherum, als wir es instinktiv oft tun.

Tiefe Töne wiederum vermitteln Autorität und Aggression bis hin zur Bedrohung. Sinnvolle Einsatzgebiete sind Verbotsworte, z. B. »Aus« (Gegenstand aus dem Fang / Maul geben) oder »Nein« (etwas unterlassen bzw. ein gezeigtes Verhalten unmittelbar abbrechen). Der Grund ist jedoch nicht, dass das Tier bedroht werden soll, vielmehr wird hier der menschlichen Neigung Rechnung getragen, die Signalworte für Verbote meist sehr emotional und somit bedrohlich auszusprechen. Das Tier lernt hierbei, dem Verbot sofort nachzukommen, sich aber nicht bedroht fühlen zu müssen, sondern bei Abbruch des Verhaltens gelobt zu werden.

Ein flacher, gleichbleibender Tonfall wirkt beruhigend, so auch ruhige, tiefere Tonlagen. Steigt die Tonhöhe am Wortende an, so wirkt dies anfeuernd. Variierende Töne sind geeignet, die Aufmerksamkeit des Tieres zu erregen (Mills 2005; McConnell 2002; Morton 1977).

4 Verbale Kommunikation zwischen Mensch und Tier

Bei bestimmten Tieren kann der Eindruck entstehen, sie kommunizierten tatsächlich mittels einer Wortsprache mit uns Menschen. So ist beispielsweise der Beo (*Gracula religiosa*), eine Vogelart aus der Familie der Stare, sehr begabt darin, menschliche Stimmen zu imitieren. Es handelt sich jedoch um eine Nachahmung und keine echte Sprache. In Haushalten lebende Papageien zeigen oft ebenfalls Imitationen menschlicher Stimmen aus ihrer Umgebung.

Eine Ausnahme von reiner Imitation war der Graupapagei Alex. Er war 27 Jahre lang Gegenstand der Forschung seiner Besitzerin Irene Pepperberg, einer Ethologin. Pepperbergs Ziel war eine direkte Sprachkommunikation mit dem Vogel. Auf eine Frage sollte er mit Worten antworten. Anhand eines speziellen Trainingsplans wurde der Papagei erfolgreich ausgebildet. Alex verfügte über einen Wortschatz von zirka 300 englischen Begriffen, die er richtig einsetzen konnte. Sieben Farben, einhundert Gegenstände, verschiedene Formen und Materialien, Größenverhältnisse und Zahlen wurden von Alex korrekt benannt. Das ist erstaunlich, denn diese Leistungen setzen umfangreiche kognitive Fähigkeiten voraus, welche einem Vogel normalerweise nicht zugesprochen werden. So muss zunächst eine Frage verstanden werden, Gegenstände untersucht, kategorisiert, Verhältnisse abstrahiert und verglichen werden, die richtige Antwort muss ausgewählt und mit den richtigen Worten bezeichnet werden. Dies entspricht ungefähr den Fähigkeiten eines zweijährigen Kindes und ist mit den Fähigkeiten von Menschenaffen und Delfinen vergleichbar (Pepperberg 1981; 1983; 1986; 1987; Hesse / Potter 2004).

Das Gorillaweibchen Koko (1971–2018) beherrschte eine Zeichensprache, durch welche sie mit Menschen kommunizieren konnte. Ein Sprechen ist Gorillas aufgrund der anatomischen Gegebenheiten im Stimmapparat nicht möglich. Ihre Trainerin, die Psychologin Francine Patterson, hatte ihr eine vereinfachte Gebärdensprache beigebracht. Laut Patterson konnte Koko 1000 verschiedene Zeichen einsetzen und habe 2000 Zeichen verstanden. Eine wissenschaftlich fundierte Untersuchung ist nie erfolgt (Patterson war um das Wohlergehen des Gorillas besorgt), es existieren jedoch zahlreiche Filmaufnahmen, Berichte und Interviews (Patterson et al. 1988).

5 Kommunikation zwischen Menschen – tierärztliche Kommunikation

Auch menschliche Kommunikation ist nicht immer unmissverständlich. Es gibt zahlreiche Begriffe, die sich lautlich nicht unterscheiden, aber durch die Betonung und Prosodie eine völlig andere, manchmal gar gegensätzliche Bedeutung erhalten. Beispiele hierfür sind: »umfahren« (Bedeutung je nach Betonung ›fahrend ausweichen‹ oder ›fahrend umstoßen‹), »Heroin« (Bedeutung je nach Betonung ›eine Droge‹ oder ›eine Heldin‹), »übersetzen« (Bedeutung je nach Betonung ›zum anderen Ufer gelangen‹ oder ›in eine andere Sprache übertragen‹), »modern« (Bedeutung je nach Betonung ›zeitgenössisch‹ oder ›faulen‹) und viele weitere.

In der Tiermedizin wird die Kommunikation zusätzlich von der Art der Patienten und der Einstellung ihrer Besitzer beeinflusst. Je nach Gesprächsgegenstand kann es sich hierbei um ein Tier von sehr hohem materiellen und ideellen Wert handeln (z. B. Rennpferd), ein Haustier mit hohem Bindungspotential und entsprechender emotionaler Bedeutung als Partner und Familienmitglied (Katze, Hund, Kaninchen, Ziervogel etc.) oder ein Tier im Besitz eines / einer Landwirt*in, welches dann leider oft als reines Produktionsmittel bewertet wird. All diese Faktoren spielen in der Kommunikation mit den verschiedenen Besitzertypen eine Rolle. Der Halter*in des Rennpferdes wird in Gesprächen sehr vorsichtig und rechtssicher begegnet werden (immens hohe Versicherungssummen, Behandlungsfehler etc.), in der Kommunikation mit der Heimtierbesitzer*in ist häufig eine sehr emotionale, vermenschlichende Ebene auszugleichen. Eine ganz andere Art der Kommunikation ist gegenüber Landwirt*innen vonnöten – hier sollte der meist rein gewinn- und kostenorientierten Kommunikation von Seiten der Landwirte faktenbasiert, aber auch offen (Hinweise bezüglich gesetzlicher Vorschriften) und dem Tierschutzgedanken Rechnung tragend gegenübergetreten werden (Bard et al. 2017; Adams / Frankel 2007).

Bei detaillierter Betrachtung kann eine Nachricht, also Gesagtes, vier verschiedene Aspekte transportieren, wie Schulz von Thun (1981) in seinem Vier-Seiten-Modell beschrieben hat. Zwischen Sender und Empfänger entsteht, bildlich gesehen, ein Kommunikationsquadrat mit vier Ebenen einer Nachricht. So gibt es zunächst die Sachebene, auf welcher der eigentliche Inhalt der Nachricht kommuniziert wird (Worüber wird informiert?). Die Nachricht enthält jedoch auch eine Selbstkundgabe (Was gebe ich von mir preis?) und hat eine Beziehungsseite (Was halte ich vom Gegenüber? Wie stehe ich zu ihm?). Letzten Endes enthalten Nachrichten einen Appell, denn es soll etwas beim Gesprächspartner erreicht werden.

Gerade in der Kommunikation mit Patientenbesitzer*innen müssen sich Tierärztinnen und Tierärzte das Rollenverständnis in der Gesprächsführung und die Erwartungen ihres Gegenübers bewusstmachen. Die Kundin oder der Kunde erwartet neben Respekt, Akzeptanz und Wertschätzung auch Empathie und Verständnis. Die Patientenbesitzer schätzen sowohl Authentizität als auch klare und verständliche Anweisungen. Besonders erfolgreich ist demnach Kommunikation, bei welcher sich Wertschätzung der Kunden, Verständnis für deren Sorgen und Befindlichkeiten, aber auch die Durchsetzungsfähigkeit und die Rücksichtnahme auf die Bedürfnisse des Tieres in Balance befinden. Dieser empfindliche Bereich mit ausgeprägten interpersonellen Kompetenzen findet trotz seiner Bedeutung immer noch kaum Niederschlag in den tiermedizinischen Curricula in Deutschland (Engelskirchen et al. 2016).

Das Rollenverständnis, die Inhalte und das Befriedigen der Erwartungen des Gegenübers müssen vom Sprecher oder Schreiber in einer Nachricht vermittelt und sozusagen zunächst encodiert und dann über einen Kanal (phonisch, graphisch) übermittelt werden. All diese Bedeutungen einer Nachricht wiederum müssen vom Gesprächspartner oder Lesenden, also dem Empfänger, decodiert und richtig verstanden werden, damit die Kommunikation störungsfrei verläuft. In der Tiermedizin müssen die Befunde in der Regel so encodiert werden, dass das menschliche Gegenüber die Nachricht versteht. Wenn das Ziel der Nachricht, also die Übermittlung bestimmter beabsichtigter Rollen, Einstellungen und Inhalte, nicht erreicht wurde, spricht man von gestörter Kommunikation. Gestörte Kommunikation entsteht vor allem beim En- und Decodieren, denn Nachrichten können nur schlecht decodiert werden, wenn Sender und Empfänger verschiedene »Codes« benutzen.

Ein typisches und leicht verständliches Beispiel ist die Störanfälligkeit geschriebener Kommunikation über Kurznachrichten (z. B. WhatsApp, SMS, Messenger). Neben den für einige Empfänger, eventuell auch generationsabhängigen, unverständlichen Abkürzungen (OMG, ASAP, AFK, ;-), XD etc.) kann es auch hier durch en- und decodieren zu Missverständnissen kommen. »Hdgdl« kann beispielsweise »hab' dich ganz doll lieb«, aber auch »hab' dich gedisst, du Loser« bedeuten.

In der verbalen Kommunikation kann es durch unterschiedliche »Codes«, wie beispielsweise verschiedene Fachsprachen oder Dialekte, ebenfalls zu Schwierigkeiten oder Störungen bei der Übermittlung von Nachrichten kommen. So ist es für einen Tierarzt aus Hamburg relativ schwierig, völlig störungsfrei mit Landwirten des ruralen Oberbayerns zu kommunizieren. Dies betrifft sowohl das De- als auch das Encodieren auf beiden Seiten.

Allgemein betrachtet können Störungen in den verschiedenen Kommunikationsarten durch zahlreiche weitere Faktoren hervorgerufen werden. Individuelle Einflüsse kommen beispielsweise durch Sprachbarrieren, mangelnde Ausdrucksfähigkeit, wenig Empathie, Antipathien oder Misstrauen, Angst und Unsicherheit, dem Gefühl von Wissensdefiziten oder Konkurrenzsituationen zustande. Auch temporäre und situationsbedingte Faktoren wie eine aktuell negative Gemütslage oder durch private Probleme entstehende Überforderung und resultierendes Desinteresse können dazu führen, dass der Gesprächspartner nicht auf das Gegenüber eingeht. Problematisch ist hier insbesondere, wenn die Tierärztin oder der Tierarzt seine Rolle verlässt und auf einer Ebene außerhalb der Geschäftsbeziehung kommuniziert (z. B. freundschaftliche Ebene). Hierunter leidet der professionelle Auftritt, der Gesprächspartner wird die Anweisungen eventuell nur halbherzig befolgen.

Wenn Tierärztinnen und Tierärzte kommunizieren, so stehen ihnen mindestens drei verschiedene Vokabularformen zur Verfügung, die je nach Gegenüber eingesetzt werden können und sollen: die *Termini technici* auf Latein (z. B. *Retentio secundinarum*) oder neuerdings auch Englisch, die deutschen Fachwörter (z. B. Nachgeburtsverhalten / -verhaltung) oder die umgangssprachlichen, oft regional unterschiedlichen Formulierungen (z. B. »die Kuh putzt sich nicht«). Durch die falsche Benutzung des jeweiligen Vokabulars kann es sehr schnell zu Störungen der Kommunikation kommen. Ein störungsfreier Ablauf ist allerdings sowohl in der Anamnese als auch für die Therapieadherence unumgänglich.

Gerade bei der Erläuterung der Therapie besteht ein großer Unterschied zwischen Erklären und Verstandenwerden. Bei kritischen Therapien, die die intensive Mithilfe der Besitzerin oder des Besitzers bedürfen, empfehlen sich daher besondere Kommunikationsstrategien wie z. B. das *motivational interviewing* (MI, Lussier / Richard 2007). Hier geht darum, die Tierhalter*in durch Fragen selbst dazu zu bringen, einen gemeinsamen Therapieplan zu entwickeln. Denn Verhaltensänderungen werden vor allem dadurch begünstigt, dass sie aufgrund einer eigenen Idee und nicht einer Anweisung hervorgerufen werden. Dies erfordert zusätzlich eine Klarheit der gemeinsam verwendeten Begriffe.

Wie in der Humanmedizin sind Kommunikation und interpersonelle Kompetenzen essenziell für den tierärztlichen Praxisalltag, um die Verantwortung für die Patienten, deren Besitzer*innen und die Gesellschaft (z. B. bei Zoonosen) übernehmen zu können. Daher ist es verwunderlich, dass die Vermittlung dieser Kompetenzen kaum Niederschlag in der deutschen tierärztlichen Approbationsverordnung und damit in den Curricula gefunden hat. Eine interdisziplinäre Herangehensweise sowie Reflexion und Perspektivenwechsel können helfen, Probleme in der Kommunikation oder Unklarheiten in der Interpretation verwendeter Wörter und Sprache zu adressieren.

Bibliographie

Adams Cindy L. / Frankel Richard (2007): »It may be a dog's life but the relationship with her owners is also key to her health and wellbeing: communication in veterinary medicine«, in: *Veterinary Clinics: Small Animal Practice* 37(1), 1–17.

Aloff, Brenda (2005): *Canine Body Language: A Photographic Guide*, Wenatchee, WA: Dogwise.

Bard, Alison M. et al. (2017): »The future of veterinary communication: Partnership or persuasion? A qualitative investigation of veterinary communication in the pursuit of client behaviour change«, in: *PLoS One* 12/3, e0171380.

Berlo, David K. (1960): *The process of communication*, New York: Rinehart & Winston.

Bradshaw, John (2011): *In Defence of Dogs*, London: Penguin Books.

Brown, Sarah L. (1993): *The social behaviour of neutered domesticated cats (Felis catus)*, PhD Thesis, University of Southampton, Southampton, UK.

Ehlers, Sybille (2013): *Probleme mit Hunden lösen – aber richtig. Das Handbuch für Hundebesitzer*, München: Grin.

Engelskirchen, Simon / Ehlers, Jan P. / Tipold, Andrea / Dilly, Marc (2016): »Vermittlung kommunikativer Fertigkeiten im Tiermedizinstudium am Beispiel der Anamneseerhebung während des Praktischen Jahres an der Klinik für Kleintiere der Stiftung Tierärztliche Hochschule Hannover«, in: *Tierärztliche Umschau* 71, 270–276.

Hesse, Bruce E. / Potter Bill (2004): »A behavioral look at the training of Alex: A review of Pepperberg's *The Alex studies: Cognitive and communicative abilities of grey parrots*«, in: *The Analysis of Verbal Behavior* 20, 141–151.

Leyhausen, Paul (1982): *Katzen. Eine Verhaltenskunde*, Berlin / Hamburg: Paul Parey.

Lussier, Marie-Thérèse / Richard, Claude (2007): »The motivational interview in practice«, in: *Can Fam Physician* 53(12), 2117–2118.

McBride, Anne (1995): »The human-dog relationship«, in: Robinson, Ian (Hg.), *The Waltham book of human-animal interactions*, New York: Pergamon, 99–112.

McConnell, Patricia B. (2002): *The other end of the leash*, New York: Ballantine Books.

Millot, Jean L. (1994): »Olfactory and visual cues in the interaction systems between dogs and children«, in: *Behavioural Processes* 33, 177–188.

Mills, Daniel (2005): »What's in a word? A review of the attributes of a command affecting the performance of pet dogs«, in: *Anthrozoös* 18/3, 208–221.

Morton, Eugene S. (1977): »On the Occurrence of Motivation-Structural Rules in Some Birds and Mammals Sounds«, in: *American Naturalist* 111, 855–869.

Overall, Karen L. (2013): *Manual of Clinical Behavioral Medicine for Dogs and Cats*, St. Louis: Mosby Elsevier.

Patterson, Francine / Tanner, Joanne / Mayer, Nancy (1988): »Pragmatic analysis of gorilla utterances: Early communicative development in the gorilla Koko«, in: *Journal of Pragmatics* 12(1), 35–54.

Pepperberg, Irene M. (1981): »Functional vocalizations by an African Grey parrot (*Psittacus erithacus*)«, in: *Zeitschrift für Tierpsychologie* 55, 139–160.

Pepperberg, Irene M. (1983): »Cognition in the African Grey parrot: Preliminary evidence for auditory/vocal comprehension of the class concept«, in: *Animal Learning & Behavior* 11, 179–185.

Pepperberg, Irene M. (1986): »Acquisition of anomalous communicatory systems: Implications for studies on interspecies communication«, in: Schustermann, Ronald J. / Thomas, Jeanette. A. / Wood, Forrest G. (Hg.), *Dolphin cognition and behavior: A comparative approach*, Hillsdale, NJ: Erlbaum, 289–302.

Pepperberg, Irene M. (1987): »Acquisition of the same/different concept by an African Grey parrot (*Psittacus erithacus*): Learning with respect to categories of color, shape, and material«, in: *Animal Learning & Behavior* 15(4), 423–432.

Schulz von Thun, Friedemann (1981): *Miteinander Reden. Störungen und Klärungen*, Reinbek: RoRoRo.

Searcy, William A. / Nowicki, Stephen (2005): *The evolution of animal communication: reliability and deception in signaling systems*, Princeton, NJ: Princeton University Press.

Watzlawick, Paul / Beavin, Janet H. / Jackson Don D. (1974): *Menschliche Kommunikation. Formen, Störungen, Paradoxien*, Bern / Stuttgart / Wien: Hans Huber.

Textsorten und Diskurse im Gesundheitsbereich

Julia Genz / Paul Gévaudan / Claudia Kiessling

Der Patientenbrief. Eine neue Textsorte zwischen Erklärung und Übersetzung

Seit einigen Jahren wird im Gesundheitsbereich eine verstärkte Ausrichtung auf den Patienten[1] im Sinne einer patientenzentrierten Medizin gefordert (Kiessling 2013). Dieser wird idealerweise als selbstbestimmtes und informiertes Individuum imaginiert, das mit dem Arzt auf Augenhöhe die jeweilige Krankheit angeht. Ziel ist es, Verantwortung und Macht in der Arzt-Patient-Beziehung zu teilen, um so eine therapeutische Allianz herzustellen.

Zu diesem Zweck muss die Kommunikation zwischen Ärzten und Patienten verbessert oder verändert werden. Dies betrifft verschiedene Diskurstypen und Textsorten; im Bereich der mündlichen Kommunikation sind das unter anderem mündliche Gespräche zwischen Arzt und Patient (Anamnese-Gespräch, Diagnose, etc.) oder schriftliche Texte (verschiedene Komponenten der Patientenakte, Arztbrief). Es gibt verschiedene Vorschläge zur Einführung einer neuen Textsorte, die die Funktion haben soll, Sachverhaltsbeschreibungen (v.a. zu Befund und Therapie) aus der Patientenakte und dem Arztbrief verständlich zu machen. Einer dieser Vorschläge ist der *Patientenbrief*, der als eine Art Laienversion des Arztbriefs konzipiert ist und den Patienten über Befund und Therapie informieren soll.

In diesem Beitrag untersuchen und diskutieren wir, inwiefern der Patientenbrief ein Vermittlungsdefizit von gesundheitsrelevantem Wissen beheben kann. Hierfür prüfen wir diese Textsorte auf zwei mögliche Formen der Vermittlung – Übersetzung und Erklärung. Auf der Grundlage verschiedener textlinguistischer Faktoren wie stilistischer Versatzstücke und der Adressatenstruktur des Patientenbriefs im Vergleich zum Arztbrief erörtern wir die polyphone Handhabung von Sprache im Patientenbrief sowie seine Vor- und Nachteile gegenüber herkömmlichen Textsorten.

1 In diesem Beitrag wird stets auf Personen männlichen und weiblichen Geschlechts referiert; aus Gründen der einfacheren Lesbarkeit wird im Folgenden das Maskulinum als generische Form verwendet.

1 Kommunikative Hürden im Arzt-Patienten-Verhältnis

Dem Ziel einer Kommunikation auf Augenhöhe im Sinne einer therapeutischen Allianz stehen drei – im wesentlichen kommunikative – Hürden entgegen, die die Produktion (1) und die Rezeption (2) ärztlicher Texte und Diskurse sowie das für deren Interpretation relevante Hintergrundwissen der Patienten (3) betreffen:

1) Grundlage des professionellen ärztlichen Handelns ist ein (exklusives) Expertenwissen, dass es Ärzten aufgrund ihrer langjährigen Ausbildung ermöglicht, spezifische Analyse- und Handlungsverfahren auf wissenschaftlicher Basis anzuwenden, die den meisten Laien unverständlich sind:

> »Professionen zeichnen sich demnach durch einen Wissensvorsprung gegenüber Laien aus. Dieser Wissensvorsprung birgt jedoch auch ein Gefahrenpotenzial. Wenn dem Klienten Wissen vorenthalten wird, das für seine Orientierung, Einstellung oder Entscheidung wichtig ist, verkommt er zum passiven Objekt.« (Siepmann / Groneberg 2012)

2) Zudem ist das Arzt-Patient-Verhältnis kein normales Dienstleistungsverhältnis, sondern der Patient wendet sich in der Regel hilfesuchend an den Arzt und ist emotional beteiligt, da Krankheit häufig Unsicherheit, Besorgnis und Angst mit sich bringt. Dies kann Patienten die Aufnahme und Verarbeitung von neuen Informationen und eine rationale Entscheidung erschweren.
3) Die als teilweise mangelhaft beklagte Gesundheitskompetenz der Bevölkerung in Deutschland und anderen europäischen Ländern stellt die Medizin, Pflege und Therapie allerdings vor große Herausforderungen (vgl. »Was hab' ich?« 2019, 6). Gesundheitskompetenz kann hierbei als Fähigkeit definiert werden, gesundheitsrelevante Informationen zu finden, zu verstehen und zu beurteilen, um angemessene Entscheidungen treffen zu können.

Diese drei Aspekte zeugen von einer asymmetrischen Beziehung im Arzt-Patienten-Verhältnis, die wünschenswerterweise ausgeglichen werden sollte. »Gesundheitskompetenz« der Bevölkerung kann allerdings nicht das gleiche medizinische Wissen wie bei Ärzten bedeuten – wie also müsste das Wissen eines solchen selbstbestimmten und informierten Individuums aussehen und wie wäre es zu vermitteln?

2 Patienteninformation zwischen Übersetzung und Erläuterung

Das grundlegende Instrument für die Verbesserung des Wissens um die eigene Gesundheit ist zweifellos die Handhabung der Sprache, sei es in der direkten mündlichen Arzt-Patienten-Kommunikation oder auch in den schriftlichen Arztbriefen und Patientenakten (Charon 2006; Charon / Montello 2002; Montgomery Hunter 1991). Weitere schriftliche Informationsmaterialien werden von Ärzten, Fachjournalisten, staatlichen Einrichtungen und zunehmend auch Selbsthilfegruppen erstellt. Auch andere Gesundheitsberufe, z.B. Pflegekräfte, leisten wichtige – in der Regel dann mündliche – Vermittlungsarbeit. Die schier unbegrenzten Informationsquellen des Internets haben die Möglichkeit für Patienten bzw. Laien, medizinisches Fachwissen besser zu verstehen und in eine ihnen verständliche Laiensprache zu übersetzen, zusätzlich enorm erweitert.

Aus der bereits genannten asymmetrischen Beziehung zwischen Arzt und Patient resultiert jedoch eine Diskrepanz zwischen der Fachsprache des Arztes und der Alltagssprache des Patienten. Diese Diskrepanz ist ein wichtiger Grund für Verständigungsschwierigkeiten. So konnten die Studien von Waitzkin (1984), McIntosh / Shaw (2003) und Silverman et al. (2005) im Hinblick auf die Textproduktion zeigen, dass Ärzte die Zeit überschätzen, in der sie Informationen an Patienten weitergeben, während sie gleichzeitig das Informationsbedürfnis von Patienten unterschätzen. Dies führt dazu, dass sie relativ wenig Informationen an ihre Patienten weitergeben. Ärzte unterschätzen häufig auch, welche Informationen Patienten wünschen. Dies betrifft vor allem Informationen über die Ursache der Erkrankung, die Diagnose und auch die Prognose. Zusätzlich neigen Ärzte dazu, eine Sprache zu benutzen, die Fremdwörter, Jargon, Abkürzungen und medizinische Kürzel enthält, die für die meisten Patienten und Angehörigen unverständlich sind (Silverman et al. 2005).

Aus der Perspektive der Textrezeption gaben laut einer Studie von Schaeffer et al. (2016) fast die Hälfte aller Befragten an, mindestens einmal Informationen und Therapieanweisungen von Ärzten nicht verstanden zu haben.

Die medizinische Fachsprache verwendet spezialisiertes Vokabular, das nicht nur komplexe und dem Laien in dieser Komplexität meistens nicht bekannte Sachverhalte bezeichnet, sondern zudem aus griechischen und lateinischen Lexien besteht. Wir haben es in dieser Fachsprache nur aufgrund der syntaktischen und phonetischen Strukturen mit einer Varietät des Deutschen zu tun.[2] Daher stellt sich zunächst einmal grundsätzlich die Frage, ob zwischen diesen Sprachen eine Art Übersetzungsleistung vonnöten ist.

2 Im Wesentlichen dasselbe Vokabular finden wir in der medizinischen Fachsprache des Englischen oder Französischen etc.

Versteht man unter Übersetzung eine Übertragung der Bedeutung eines Textes von einem Ausgangs- in einen Zielcode, so wird »Übersetzung« in diesem Rahmen spezifiziert als Übertragung von einem fachsprachlichen Ausgangstext in einen sprachlich patientengerecht gestalteten Zieltext. Damit wird der Begriff der Übersetzung, der streng genommen nur für die Übertragung von einer Sprache in eine andere Sprache (interlingual) gilt, erweitert und als Transfer innerhalb einer Sprache, von einer Varietät (medizinische Fachsprache) in eine andere (Alltagssprache), verstanden (intralingual).

Den Begriff der erweiterten Übersetzung oder der Übertragung müssen wir an dieser Stelle genauer erörtern. Die getreue Übertragung von Aussagen aus einer »Sprache« oder Varietät in eine andere ist nur eine Möglichkeit der Verständlichmachung eines fachsprachlichen Originals. Eine andere Möglichkeit besteht in der Erläuterung des Originals, bei der weniger eine Übertragung als vielmehr eine Paraphrasierung (Umschreibung) vorgenommen wird. Für die Erklärung eines Ausgangstextes können beide Verfahren – Übersetzung oder Erläuterung – sinnvoll sein. Sehr häufig sind Erklärungen sogar eine Mischform aus Übersetzung und Erläuterungen, sodass man von einem Kontinuum zwischen Übersetzung und Erläuterung ausgehen muss. Konkrete Erklärungen sind demnach eher am Pol der Übersetzung oder eher am Pol der Erläuterung angesiedelt.

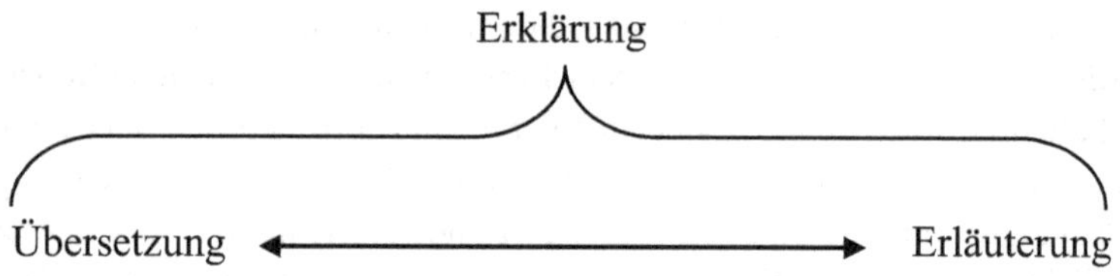

Abbildung 1: Strategien der Erklärung eines Ausgangstextes

Ein Modell, das selbst zwar weder Übersetzung noch Erläuterung bietet, jedoch durch Erläuterung aufgeschlüsselt werden kann, ist die Forderung des kompletten Zugangs des Patienten zu den Originalpatientenakten des Arztes, beispielsweise im Projekt »Open Notes« (Esch 2018; Esch / Walker / Delbanco 2016). Verständnisschwierigkeiten seitens des Patienten können aufgrund des unbeschränkten Zugriffs auf die Akten in Ruhe angegangen und mit Familienangehörigen oder im Gespräch mit dem Arzt geklärt werden. Das heißt, Patienten können drei Quellen für die Information nutzen: Erfahrungen, Wissen und Interpretationen anderer Laien, schriftliche Quellen aus Büchern und Internet und mündliche Erklärungen durch den Arzt. Bei diesen Verfahren erfolgt die Wissensvermittlung weniger durch Übersetzung als vielmehr durch Erläuterung.

Eine entgegengesetzte Lösung des Problems, die wiederum eher übersetzend und weniger erläuternd ist, bietet dagegen die Plattform »washabich.de«, auf der

Patienten ihre Arztbriefe hochladen können, die dann von Medizinern und Studierenden der Medizin in eine allgemein verständliche Sprache übersetzt werden.

Das Team von »Was hab' ich?« hat zudem in den Jahren 2015–2018 das Projekt »Mehr Gesundheitskompetenz durch Patientenbriefe« durchgeführt, bei dem 2500 Patienten bei ihrer Entlassung aus der Paracelsus-Klinik in Bad Ems zusätzlich zu dem Arztbrief ein Patientenbrief ausgehändigt wurde (Was hab' ich? gGmbH 2019, 2). Um diesen Brief auch bei großen Patientenzahlen zur Verfügung stellen zu können, wurde eine spezielle Software entwickelt, »die individuelle Briefe automatisch anhand der Daten im Krankenhaus-Informationssystem erstellt« (Was hab' ich? gGmbH 2019, 5).

2.1 Der Patientenbrief als neue Textsorte im Gesundheitswesen

Der Patientenbrief, der nach einer Testphase nun an den Kliniken in größerem Stil eingesetzt und für die ambulante Medizin erweitert werden könnte (Laschet 2019), könnte sich als neue Textsorte im Gesundheitswesen etablieren. Um zu einer endgültigeren Form zu gelangen, bedarf es sicherlich noch einer längeren Erprobung in der Praxis. Doch schon jetzt lassen sich bestimmte Formalia festhalten, auf die wir weiter unten nochmals ausführlicher im Zusammenhang mit der Untersuchung des Beispiel-Patientenbriefs auf der Homepage von »Was hab' ich?« eingehen.

Zunächst sollen jedoch Übersetzungs- und Erläuterungsstrategien im neu entwickelten Patientenbrief betrachtet werden, denn Übersetzung und Erläuterung von medizinischen Fachsprachen bedürfen einer theoretischen Rahmung und Reflexion, um für Patienten einen zusätzlichen Nutzen zu bringen.

Der Patientenbrief stellt eine Übersetzung eines Textes in medizinischer Fachsprache in eine patientengerechtere Sprache dar, um die Befunde, Therapievorschläge, Medikationen etc. transparenter zu machen und den Patienten verstärkt aktiv in den Therapie- bzw. Heilungsprozess miteinzubeziehen. Mit der Entscheidung für die Übersetzung ist das Problem des Informationsdefizits des Patienten jedoch noch nicht gelöst, denn je nach Umsetzung impliziert eine Übersetzung eine ganze Reihe von Vorannahmen und Entscheidungen.

So zeugt die Annahme, das Problem der unzureichenden Informiertheit von Patienten könne eine Software ohne größeren Mehraufwand für das Klinikpersonal beheben (Was hab' ich? gGmbH 2019, 11), von einer Auffassung von Medizin als Naturwissenschaft, deren Begriffe einen exakt herleitbaren definierten Standort in einem Begriffssystem markieren (vgl. Stolze 2015, 131). Dieser Annahme zufolge funktionieren Wörter in Bezug auf das von ihnen Repräsentierte wie Etiketten, die man lediglich durch andere Etiketten auszutauschen bräuchte.

Das Wissen eines solchen Begriffssystems kann in »Wissensbausteinen« gebündelt werden, die je nach Kontext neu kombiniert werden können. Solche »parametrisierte[n] Textbausteine, die im Vorfeld von hauptamtlich bei »Was hab' ich?« tätigen Ärzten mit Erfahrung im Schreiben laienverständlicher Texte erstellt wurden« (Was hab' ich? gGmbH 2019, 11), sind die Grundlage der Patientenbriefe der Paracelsus-Klinik Bad Ems. Jeder dieser Bausteine kann zwar durch Spezifizierung der vorgesehenen Parameter individualisiert werden – diese Sicht einer standardisierbaren Sprache impliziert allerdings weniger ein textbasiertes Verständnis der Arzt-Patienten-Kommunikation im Sinne einer narrativen Medizin (vgl. Charon 2006, 53f.), was im Hinblick auf die Zielsetzung vom Projekt von »Was hab' ich?« zunächst einmal überraschen mag.

Da es einerseits bei Übersetzungen häufig Usus ist, den Originaltext oder auch andere Textteile (z.B. Erläuterungen des Hintergrunds oder Kontextes) begleitend zur Übersetzung mit abzudrucken, andererseits, wie bereits erwähnt, im Patientenbrief mit vorgefertigten Textbausteinen gearbeitet wird, soll abschließend auch die Frage der Polyphonie der Übersetzung diskutiert werden.

2.2 (Literarische) Übersetzungsstrategien

In der Übersetzungstheorie erscheint Übersetzung zunächst als ein Sprachproblem, da ein Originaltext in einem fremden Kontext auf Leser trifft, die die Sprache, in der er abgefasst ist, nicht beherrschen. Zwar lassen sich Fachbegriffe zumeist gut übersetzen, jedoch ist ihre Bedeutung dem Patienten auch in der Übersetzung nicht immer klar. Zudem gewinnt ein Einzelwort seine inhaltliche Bestimmung häufig erst in der Struktur eines ganzen Wortfeldes (vgl. Stolze 2018, 29). Darüber hinaus stellt sich die Frage, wie eigenständig die Übersetzung wirken soll.

Friedrich Schleiermacher, der sich bereits 1813 mit der Problematik auseinandersetzt, unterscheidet grundsätzlich zwei Formen des Übersetzens:

> Entweder der Uebersezer läßt den Schriftsteller möglichst in Ruhe, und bewegt den Leser ihm entgegen; oder er läßt den Leser möglichst in Ruhe und bewegt den Schriftsteller ihm entgegen. (Schleiermacher 1969 [1813], 47)

Die sprachliche Übersetzung kann sich grundsätzlich an der Ausgangssprache (in unserem Fall auch Ausgangsvarietät oder -stil) des Autors orientieren oder aber an der Zielsprache des Lesers, sie kann buchstabengetreu oder freier sein. Dies könnte man auf unsere medizinischen Textsorten insofern übertragen, als das »Open Notes«-Projekt »den Arzt in Ruhe lässt und den Patienten ihm entgegenbewegt«, während der Patientenbrief eher den Patienten in Ruhe lässt, sozusagen eher patientenorientiert ist. Im Gesundheitsbereich stellt sich allerdings die Frage, ob der Abstand zwischen Arzt und Patient nur durch die Fachsprache markiert wird und wie Sprache beschaffen sein muss, um diesen Abstand zu überwinden.

Neben unterschiedlichen Sprachvarietäten trennen Arzt und Patient ihre unterschiedlichen Wahrnehmungen von Krankheit aus biomedizinischer Perspektive (»disease«) und aus Patientenperspektive (»illness«) (Helman 1981): Während der Arzt aus wissenschaftlicher, distanzierter Warte auf die Krankheit schaut und sie mit naturwissenschaftlichen Methoden analysiert, verspürt der Patient sie zumeist am eigenen Leib, unter Umständen als existenzielle Bedrohung.[3] Es ist die Erlebenswelt des »Krankseins«, des unmittelbaren Erfahrens. Im Sinne einer therapeutischen Allianz sollten sich Arzt und Patient durch die Kommunikation über Kranksein und Krankheit, in der Anamnese und körperlichen Untersuchung einander annähern und nach einem gemeinsamen Verständnis suchen. Sowohl der Arzt als auch der Patient sind in je verschiedenem Sinn Experten für die Krankheit bzw. das Kranksein – man könnte hier auch von zwei unterschiedlichen Wissenskulturen sprechen.

Mit dieser je anderen Sicht auf Körper und Krankheit gehen auch unterschiedliche Bewertungen, Dringlichkeiten, Gewichtungen, Überzeugungen, Wahrnehmungen und Konnotationen einher, die in der Übersetzung beziehungsweise Erläuterung idealerweise ebenfalls berücksichtigt werden müssten. In diesem Sinne sollte die neu entstandene Textsorte der Überbrückung auch eine »Kulturübersetzung« sein, die sich durch große Realitäts- und Handlungsnähe auszeichnet, in der Lebenswelt selbst verankert ist und als »differenzbewusste Grenzüberschreitung« auch durchaus bewusst bleiben sollte (Bachmann-Medick / Buden 2008)

Zudem macht eine Übersetzung deutlich, dass das »Original« Arztbrief seinerseits schon eine Interpretation einer komplexeren Situation, nämlich der vielschichtigen Lebens- und Leidenswelt des Patienten ist, aus der der Arzt nur einen kleinen Ausschnitt herausgreift und interpretiert. Dies betrifft nicht nur Arztbriefe, sondern auch Patientenakten. Langewitz und Kollegen (2009) überprüften, welche Art von Informationen eines Arzt-Patienten-Gesprächs den Weg in die Krankenakte fanden. Sie konnten zeigen, dass nur ein kleiner Teil der Informationen des Patienten in die Krankenakte aufgenommen wurde. Insbesondere Informationen zur psychosozialen Situation des Patienten fehlten häufig. Es wurde auch nicht mit dem Patienten diskutiert, welche Informationen dokumentiert werden sollten und welche nicht.

3 Es gibt allerdings auch Krankheiten, die dem Patienten nur über die Diagnose des Arztes bewusst werden, weil er sie – beispielsweise in einem sehr frühen Stadium – (noch) nicht wahrnimmt (vgl. Beitrag Vogd in diesem Band).

2.3 Textstrukturen und Textstrategien des Patientenbriefs

Auf der Homepage von »Was hab' ich?« befindet sich ein Beispiel-Patientenbrief zur Einsicht, der im Folgenden aufgrund seiner exemplarischen Gültigkeit stellvertretend analysiert wird.[4] Der Patientenbrief wird dem Patienten bei seiner Entlassung zusammen mit dem Arztbrief (ärztlicher Entlassbrief) ausgehändigt. Er soll die Inhalte des Arztbriefes verständlich machen. Das zeigt schon das Anschreiben, das dem Patientenbrief vorgeschaltet ist und das auf die Verbindlichkeit des Arztbriefs verweist. Damit könnte man den Arztbrief zunächst als »Originaltext« interpretieren, dessen Inhalt vom Patientenbrief vermittelt wird.

Der Patientenbrief gliedert sich in:

1. ein Anschreiben an den Patienten, in dem die Aufenthaltszeiten genannt werden und die Funktion des Briefs erklärt wird,
2. ein Inhaltsverzeichnis,
3. eine Beschreibung der Untersuchung,
4. eine Diagnose,
5. Angaben zur Behandlung und der Medikation,
6. sowie abschließend eine kurze Erläuterung zum Konzept Patientenbrief.[5]

Bis zu einem gewissen Grad decken sich die Inhalte mit dem Arztbrief als »Übersetzungsoriginal«, der laut Unnewehr et al. (2013, 1672) folgende Punkte enthalten sollte (wobei sich in der Praxis eine Standardisierung des Arztbriefes nicht durchgesetzt hat):

1. Adressaten
2. Patientendaten einschließlich Aufenthaltszeit
3. Diagnosen, Eingriffe, Operationen
4. Epikrise
5. Therapieempfehlung
6. Befunde im Anhang.

Strukturell entspricht der Patientenbrief in etwa dem empfohlenen Aufbau des Arztbriefs, lediglich die Epikrise ist nicht identifizierbar, im Arztbrief werden dagegen in der Regel weniger die Untersuchungen, sondern deren Ergebnisse wiedergegeben. Zudem ist im Patientenbrief ein ausführlicher Medikationsplan angehängt, der in Arztbriefen weniger ausführlich ist.

4 Dieser Brief trägt im Briefkopf die Anschrift »Herzzentrum Dresden Universitätsklinik« und nicht die Anschrift der Klinik von Bad Ems – das erklärt sich damit, dass Dresden der Sitz der gGmbH »Was hab' ich?« ist.

5 In dem Vorläuferbrief, der inzwischen nicht mehr auf der Homepage zu sehen ist, gibt es noch Raum für Angaben zum weiterbehandelnden Arzt sowie für eigene Notizen.

2.3.1 Aufbau des Patientenbriefs

Schaut man sich den Patientenbrief genauer an, fallen einige Dinge auf: Zunächst einmal betont diese neue Gattung ihre Unselbständigkeit, indem im Anschreiben auf die Rechtsverbindlichkeit des Arztbriefs hingewiesen und auf die Fehleranfälligkeit des Dokuments aufmerksam gemacht wird:

> Manchmal haben mehrere ähnliche Erkrankungen oder Behandlungen denselben Code. Es kann daher sein, dass wir Ihre Erkrankung oder Ihre Behandlung hier nicht genau beschreiben können. Bitte beachten Sie, dass im Zweifel der ärztliche Entlassbrief verbindliche Informationen enthält. (Was hab' ich? gGmbH 2020, 1)

Im ersten Abschnitt »Ihre Untersuchungen« werden zunächst einmal die vorgenommenen Untersuchungen beschrieben. Im Fettdruck erscheint zunächst ein kurzer Satz, was jeweils vom Klinikpersonal gemacht wurde, gefolgt vom medizinischen Fachbegriff samt ICD10-Code (»International Statistical Classification of Diseases and Related Health Problems«), auf den sich der vorgängige Satz bezieht. Das sieht wie folgt aus:

(1) **Ihr Herz wurde mit Ultraschall untersucht.**

> 3-052 Endosonographie: Transösophageale Echokardiographie [TEE] [...] (Was hab' ich? gGmbH 2020, 3)

An die ICD-10-Klassifizierung schließen sich technische Erläuterungen zu dem jeweiligen Gebiet an. Diese reichen von Themen wie der Funktionsweise einer Ultraschall-Untersuchung bis hin zu einer Lokalisierung des Herzens: »Das Herz befindet sich im Brustkorb neben der Speiseröhre.« (Was hab' ich? gGmbH 2020, 3). Das heißt: Die potenzielle »Übersetzung« bezieht sich lediglich auf die Dekodierung des ICD 10-Codes. Der Untersuchungsteil beinhaltet keine Untersuchungergebnisse. Für sie muss der Patient in den Diagnoseteil des Patientenbriefs oder gleich in den Arztbrief schauen.

Im nächsten Abschnitt »Diagnosen« wird dem Patienten zunächst erklärt, was eine Diagnose ist, welche Diagnosen beschrieben werden und in welcher sprachlichen Form dies geschieht, bevor verschiedene Diagnosen der Untersuchungen des Herzens aufgezählt und die medizinischen Fachtermini übersetzt werden. Zur Illustration greifen wir an dieser Stelle erneut ein Beispiel heraus:

(2) **Die Blutgefäße an Ihrem Herzen sind verengt.**

> I25. 13 Atherosklerotische Herzkrankheit: Drei Gefäß-Erkrankung (Was hab' ich? gGmbH 2020, 4)

Die Erklärungen zu den Diagnosen beziehen sich wiederum auf technische und anatomische Details. Für den Patienten bleibt undurchsichtig, welche Untersuchung (»Ihre Herz-Kranzgefäße wurden untersucht«, »Ihr Herz wurde mit Ultraschall untersucht«) welche Diagnose nach sich zieht und wie die einzelnen Diagnosen zusammenhängen. Weitere im Diagnoseteil aufgeführten Befunde beziehen sich offensichtlich nicht auf die Untersuchungen, sondern ergeben sich aus der Vorgeschichte (»Sie hatten in der Vergangenheit einen Herzinfarkt«) bzw. den Patientenangaben (»Ihre Haut juckt« – diese Feststellung kann logischerweise nur auf Patientenangaben beruhen).

Der Abschnitt zu den Behandlungen informiert über vorgenommene Operationen, während der Operation vorgenommene Messungen, die Überwachung von Herzschlag, Blutdruck und Kreislauf und gibt an, auf welcher Station der Patient betreut wurde. Die Informationen sind niedrigschwellig angesetzt und erläutern beispielsweise, dass das Herz Blut durch den Körper pumpt (Was hab' ich? gGmbH 2020, 9) oder was eine Intensivstation ist (ebd.).

Der Abschnitt »Ihre Medikamente« erläutert die Wirkungsweise der Medikamente und wie, wann und in welcher Dosis sie eingenommen werden müssen.

2.3.2 Textanalyse des Patientenbriefs

Greifen wir ein Beispiel heraus, um die Wirkungsweise des Patientenbriefs besser zu verstehen und beurteilen zu können:

(3) **Bei Ihnen wurden erhöhte Harnsäure-Werte im Blut gemessen.**

E79.0 Hyperurikämie ohne Zeichen von entzündlicher Arthritis oder tophischer Gicht. (Was hab' ich? gGmbH 2020, 5)

Nach einer Erklärung, wie Harnsäure im Körper entsteht und welche Faktoren den Anstieg des Harnsäuregehalts begünstigen, schließt sich der erläuternde Textbaustein an:

(4) Wenn man zu viel Harnsäure im Blut hat, dann können sich kleine Kristalle aus Harnsäure bilden. Wenn diese Kristalle sich in den Gelenken ablagern, dann können Schmerzen auftreten. Man spricht dann von Gicht. (Was hab' ich? gGmbH 2020, 5)

Daraufhin wird auf die individuelle Situation des Patienten geschwenkt: »Sie haben keine Beschwerden durch den hohen Harnsäure-Gehalt im Blut.« Hier wäre das Hinzufügen eines Adverbs wie »jedoch« oder »aber« hilfreich, das eine argumentative Brücke zum vorangegangenen Absatz schlägt, durch den der Leser darauf eingestimmt wird, dass Gicht eine relevante Information für ihn ist – die enttäuschte Erwartungshaltung führt möglicherweise zu einer Re-Lektüre, da der Patient glaubt, etwas falsch verstanden zu haben.

Außer den Harnsäure-Werten werden keine weiteren Blutwerte erwähnt, d.h. aus den vielen Laboruntersuchungen wurde nur dieser eine Wert herausgegriffen, ohne diese Auswahl zu erklären. Der Patient weiß nicht, ob alle anderen

Werte in Ordnung sind und daher nicht erwähnt werden oder ob die anderen Werte insgesamt als nicht so wichtig erachtet wurden. Sinnvoller wäre hier eine Aufzählung aller untersuchten Werte (zu der dann vermutlich auch die hohen Blutfettwerte zu zählen wären, die im vorangegangenen Abschnitt erwähnt werden) sowie eine Übersicht über auffällige und unauffällige Werte, deren Stellenwert für die Gesundheit des Patienten dann wiederum erläutert werden sollte.

Klar verständlich ist dagegen der Abschnitt »Ihre Medikamente«: Hier werden nicht nur übersichtlich, einfach und eindeutig Zeitpunkt und Dosierung der Medikamenteneinnahme erklärt, sondern auch Name und Wirkung des Präparats.

Festzuhalten ist, dass die Erklärungen, die z. T. Allgemeinwissen berühren, sich größtenteils auf das »Was« sowie auf die technischen Funktionsweisen beziehen, jedoch nicht auf das »Warum« oder auf welche Werte hin untersucht wurde. Statt individueller Messergebnisse werden zumeist allgemein gehaltene Erklärungsbausteine, die auf eine Vielzahl von Herzpatienten passen, verwendet. Fraglich ist jedoch, ob Patienten diese Erläuterungen benötigen. Können solche Informationen Patienten erstens im Hinblick auf ihren Gesundheitszustand und zweitens im Hinblick auf ihr Allgemeinwissen interessieren? Inwieweit kann man hier von einer therapeutischen Allianz oder von einem »Arzt-Patienten-Verhältnis auf Augenhöhe« sprechen?

Orientiert sich der Patientenbrief nun also am Original »Arztbrief« oder an der Sprache des Patienten? Weder noch, müsste die Antwort lauten. Der Patientenbrief bringt andere Informationen, er ist in der Mikrostruktur anders aufgebaut und geschrieben als der Arztbrief. Er lässt quasi den Patienten in Ruhe, jedoch nähert er den Arzt nicht an den Patienten an, um es mit Schleiermacher zu formulieren. Denn er ist insofern nicht für den Patienten geschrieben, da er, wie oben gezeigt, für den Patienten wichtige Informationen schlecht oder gar nicht vermittelt.

2.3.3 Die Vermittlungsleistung des Patientenbriefs auf dem Prüfstand

Es zeigt sich, dass der Patientenbrief keine Übersetzung des Arztbriefs ist, aber mit Übersetzungen gemein hat, »eo ipso eine sekundäre Gattung, fremdbestimmte Textkonstitution und somit ontologisch unvollständig« (Koppenfels 1985, 140) zu sein. Der Hinweis auf die Rechtsverbindlichkeit des Arztbriefes erfolgt hier nicht aus Gründen des Copyrights, sondern wegen der Haftung im Falle eines Rechtstreits. Die Lektüre des Arztbriefs, auf die der Patient verwiesen wird, ist auch aus dem Grund wichtig, weil der Patientenbrief kein einheitliches textuelles Gebilde darstellt, sondern polyphon aus unterschiedlichen Stimmen, Stilen und Perspektiven zusammengesetzt ist und Fachausdrücke, Übersetzungen in die Sprache des Patienten sowie Textbausteine aus anderen Patientenbriefen mit medizinischem Allgemeinwissen enthält. Zwar ist auch der Arztbrief streng genommen kein einheitliches textuelles Gebilde, seine Vielstimmigkeit ist jedoch anderer Art, da sie immer den Patienten und seine Krankheiten, Behandlungen etc. betrifft. Im Beispiel-Patientenbrief stehen dagegen polyphone Versatzstücke, also fremde Textbausteine mit Beschreibungen von Krankheiten, die den Patienten nicht betreffen, gleichberechtigt neben solchen, die auf Krankheiten des Patienten verweisen, die er tatsächlich hat. Im Sinne der Polyphonieauffassung von Michail Bachtin, der Polyphonie als »Vielfalt gleichberechtigter Bewusstseine mit ihren Welten« beschreibt, die in der »Einheit eines Ereignisses miteinander verbunden [werden], ohne daß sie ineinander aufgehen« (Bachtin 1985 [1929], 10), werden diese Versatzstücke im Patientenbrief weder hierarchisch gewichtet noch strukturiert. Argumentative Zusammenhänge muss der Patient sich selbst erschließen, der Patientenbrief bietet ihm keine kohärente und stringente Beschreibung seiner Krankheit und der Behandlung. Während er einerseits ein Stück weit durch »Übererklärungen« entmündigt wird, lässt man ihn mit der Stimmenvielfalt und ihrer Interpretation allein.

3 Fazit

Es stellt sich also die Frage, inwieweit ein Patientenbrief in der Lage ist, die Kommunikation und das Verständnis zwischen der Sicht des Arztes auf die Krankheit und der subjektiven Erlebenswelt des Patienten im Sinn eines Krankseins zu verbessern.

Der Vorteil eines Patientenbriefs ist die Übersetzung der ärztlichen Fachsprache in eine Laiensprache. Fachwörter, die sich auf Diagnosen, Diagnostik und Therapie beziehen, werden übersetzt und erläutert. Dies kann dazu beitragen, dass der Patient besser versteht, an welcher Krankheit er leidet und welche Untersuchungen durchgeführt wurden. Da im Patientenbrief nur zum Teil Untersuchungsergebnisse aufgeführt sind, bleibt jedoch der Arztbrief das Referenzschreiben, auf das sich auch der Patient beim Lesen des Patientenbriefs immer wieder beziehen muss. D. h. wenn im Patientenbrief unter dem Satz »Ihr Herz wurde mit Ultraschall untersucht« erklärt wird, wie die Ultraschalluntersuchung durchgeführt wird, wäre es vielleicht hilfreich, den Patientenbrief um eine verständliche Erklärung der Untersuchungsergebnisse zu ergänzen.

Patienten haben eine sehr unterschiedliche Gesundheitskompetenz und auch ein sehr unterschiedliches Bedürfnis nach Aufklärung. Da der Patientenbrief jedoch in Sprache, Inhalt und Aufbau stark standardisiert ist und von einer eher niedrigen Gesundheitskompetenz ausgegangen wird, kann auf das individuelle Verständnis hinsichtlich Sprache und Gesundheit und dem unterschiedlichen

Wunsch nach Information und Aufklärung nicht eingegangen werden. Dies ist sicher ein Defizit des Patientenbriefs.

Es stellt sich also die Frage, ob es sinnvoll ist, Patientenbriefe zu verfassen, ohne diese auf das Vorwissen des individuellen Patienten und sein Informationsbedürfnis abzustimmen. Letztendlich übernimmt der Patientenbrief eine Funktion, die Kern der ärztlichen Tätigkeit sein sollte, nämlich die Aufklärung des Patienten gemäß seinem Verständnis und seinem Wunsch nach Informationen. Bei einem Klinikaufenthalt erfolgt dies während der Visite und als Abschlussgespräch zwischen Arzt und Patient bei der Entlassung. Vor diesem Hintergrund ist zu klären, welche Funktion der Patientenbrief erfüllen könnte, wenn die regelmäßige Information und Aufklärung des Patienten während den Visiten und im Entlassgespräch stattgefunden hat – vielleicht eine schriftliche Zusammenfassung oder eine Erinnerungsstütze. Eine interessante Weiterentwicklung des Patientenbriefs könnte es unter diesen Vorzeichen sein, einen Patientenbrief gemeinsam zu verfassen, nämlich von Patient und vom behandelnden Arzt, um anhand der Texte überprüfen zu können, was der Patient verstanden hat, wie sich seine individuelle Erlebenswelt, seine Sprach- und Gesundheitskompetenz darstellt und welcher Informations- und Aufklärungsbedarf sich daraus ableitet.

Bibliographie

Bachmann-Medick, Doris / Buden, Boris (2008): »Kulturwissenschaften – eine Übersetzungsperspektive«, in: *transversal texts* 6. URL: https://transversal.at/transversal/0908/bachmann-medick-buden/de.

Bachtin, Michail (1985 [1929]): *Probleme der Poetik Dostoevskijs,* übers. v. Adelheid Schramm, ungekürzte Ausg., Frankfurt a.M., Berlin / Wien: Ullstein.

Charon, Rita (2006): *Narrative Medicine. Honoring the Stories of Illness,* Oxford / New York: Oxford University Press.

Charon, Rita / Montello, Martha (Hg.) (2002): *Stories matter. The Role of Narrative in Medical Ethics,* New York / London: Routledge.

Esch, Tobias (2018) »Das OpenNotes-Projekt. Patientenaktivierung und zeitliche Implikation einer erhöhten Transparenz in der Arzt-Patienten-Kommunikation«, in: Matthiessen, Peter F. (Hg.), *Für eine zeitliche Kultivierung der Patient-Arzt-Begegnung.* Kulmbach: Mediengruppe Oberfranken, 321–331.

Esch, Tobias / Walker, Jan / Delbanco, Tom (2016): »Open Notes. Transparenz in der Arzt-Patienten-Kommunikation«, in: *Deutsches Ärzteblatt* 113(39), 1700–1703.

Helman, Cecil G. (1981): »Disease versus illness in general practice«, in: *Journal of the Royal College of General Practitioners* 31(230), 548–552.

Kiessling, Claudia (2013): »Patientenzentrierte Kommunikation«, in: Frischenschlager, Oskar / Hladschik-Kermer, Birgit (Hg.), *Gesprächsführung in der Medizin. lernen-lehren-prüfen,* Wien: Facultas, 91–100.

Koppenfels, Werner von (1985): »Intertextualität und Sprachwechsel: Die literarische Übersetzung«, in: Pfister, Manfred / Broich, Ulrich (Hg.): *Intertextualität, Formen, Funktionen, anglistische Fallstudien*, Tübingen: Niemeyer, 137–158.

Langewitz, Wolf A. / Loeb, Yael / Nübling, Matthias / Hunziker, Sabina (2009): »From patient talk to physician notes – Comparing the content of medical interviews with medical records in a sample of outpatients in Internal Medicine«, in: *Patient Education and Counseling* 76, 336–340.

Laschet, Helmut (2019): »Patientenbrief wird praxisreif«, in: *Ärztezeitung*. URL: https://www.aerztezeitung.de/Wirtschaft/Patientenbrief-wird-praxisreif-83470.html.

McIntosh, Aileen / Shaw, Clare (2003): »Barriers to patient information provision in primary care: patients' and general practitioners' experiences and expectations of information for low back pain«, in: *Health Expect* 6(1), 19–20.

Montgomery Hunter, Kathryn (1991): *Doctors' Stories. The Narrative Structure of Medical Knowledge*, Princeton, New Jersey: Princeton University Press.

Schaeffer Doris / Vogt, Dominique / Berens Eva-Maria / Hurrelmann, Klaus (2016): *Gesundheitskompetenz der Bevölkerung in Deutschland*, Universität Bielefeld, Fakultät für Gesundheitswissenschaften: Bielefeld. URL: https://www.uni-bielefeld.de/gesundhw/ag6/downloads/Ergebnisbericht_HLS-GER.pdf.

Schleiermacher, Friedrich (1969 [1813]): »Ueber die verschiedenen Methoden des Uebersezens«, in: Störig, Hans J. (Hg.), *Das Problem des Übersetzens*, 2., durchges. u. veränderte Aufl., Darmstadt: Wissenschaftliche Buchgesellschaft, 38–70 (= Wege der Forschung 8).

Siepmann, Maren / Groneberg, David A. (2012): »Der Arztberuf als Profession – die strukturtheoretische Perspektive«, in: *Zbl Arbeitsmed* 62, 50–54.

Silverman Jonathan / Kurtz, Suzanne / Draper, Juliet (²2005): *Skills for Communicating with Patients*, Oxford: Radcliffe.

Stolze, Radegundis (2015): »Die Wurzeln der hermeneutischen Übersetzungswissenschaft bei Schleiermacher«, in: Cercel, Larisa / Şerban, Adriana (Hg.), *Friedrich Schleiermacher and the question of translation*, Berlin: de Gruyter, 129–152.

Stolze, Radegundis (2018): *Übersetzungstheorien. Eine Einführung*, 7., überarb. u. erweiterte Aufl., Tübingen: Narr.

Unnewehr, Markus / Schaaf, Bernhard / Friedrichs, Hendrik (2013): »Arztbrief – Die Kommunikation optimieren«, in: *Deutsches Ärzteblatt* 110(37), 1672–1677.

Waitzkin H. (1984): »Doctor-patient communication. Clinical implications of social scientific research«, in: *Journal of the American Medical Association* 252, 2441–2446.

Was hab' ich? gGmbH (Hg.) (2019): *Patientenbriefe wirken. Ergebnisbericht zum Projekt »Mehr Gesundheitskompetenz durch Patientenbriefe«*. URL: https://patientenbriefe.de/res/pdf/ergebnisbericht.pdf.

Was hab' ich? gGmbH (Hg.) (2020): *Beispiel-Patientenbrief*. URL: https://patientenbriefe.de/res/pdf/beispiel-patientenbrief.pdf.

Marina Iakushevich

Polyphonie im medialen Diskurs zur Depression

1 Einleitung

Das mediale Interesse für Gesundheitsfragen war und ist sehr groß. Wissens- und Wissenschaftsressorts deutscher Zeitungen widmen sich regelmäßig Themen wie Gesundheit und Krankheit, Wohlbefinden, Fitness usw. Psychische Krankheiten wie die Depression nehmen dabei immer mehr Platz ein. Einer der Gründe dafür ist sicherlich die wachsende Anzahl von psychischen Erkrankungen weltweit. Laut WHO sind aktuell (Stand Oktober 2019) über 300 Millionen Menschen an Depressionen erkrankt: »Depression is the leading course of disability worldwide, and a major contributor to the overall global burden of disease« (World Health Organization 2019). Das deutsche Gesundheitsministerium schätzt, dass 2020 Depressionen oder affektive Störungen die zweithäufigste Volkskrankheit sein werden (Bundesministerium für Gesundheit 2019).[1]

Mediale Aufmerksamkeit steigt außerdem bei tragischen Ereignissen wie beispielsweise dem Suizid des prominenten Fußballnationaltorwarts Robert Enke 2009. Auch aktuelle wissenschaftliche Studien werden in den Medien diskutiert, etwa die Bundesgesundheitssurveys.

Im Folgenden widme ich mich den medialen Darstellungen der Krankheit Depression. Zuerst wird das Vorgehen forschungstechnisch verortet, anschließend werden exemplarische Analysen vorgestellt und diskutiert.

2 Diskurslinguistische Prämissen

Die nachfolgenden Textanalysen und Überlegungen zu Polyphonie in massenmedialen Medizindiskursen knüpfen an das Diskursverständnis nach Michel Foucault (1997, 2012) an. Diskurse werden als gesellschaftliche Praktiken ver-

1 Hier wird auch die Anzahl von 350 Millionen Betroffenen weltweit angegeben (Stand 28.10. 2019).

standen, die sich in Texten und Gesprächen manifestieren (vgl. Spieß 2011, 125). Grundlegend ist dabei das Verständnis von Sprache als schöpferische Tätigkeit (vgl. von Humboldt 1979, 418). Sprachliche Vorgänge werden als »Sinnbildungsvorgänge« (Köller 2004, 21) aufgefasst, bei denen einerseits auf das vorhandene Wissen zurückgegriffen und andererseits damit kreativ umgegangen wird (vgl. Coseriu 1988, 11). Die konkreten Diskursanalysen konzentrieren sich u. a. auf das sprachliche Handeln von Diskursakteuren: In konkreten Texten und Gesprächen wird der kommunikative Sinn hergestellt und werden Wirklichkeiten konstruiert (vgl. Felder 2018, 27). Dabei bedingen sich sprachliches Handeln von Menschen und die jeweilige Gesellschaft, in der die Menschen leben, gegenseitig. Jegliches sprachliches Handeln ist im sozialen Leben der Menschen verankert und wirkt sich auf dieses aus, so werden z. B. in öffentlichen Diskursen gesellschaftliche Normen und kulturelle Werte ausgehandelt (vgl. Berger / Luckmann 2000, 36–43).[2] Besonders auffällig lässt es sich an den diskursiven Auseinandersetzungen zu aktuellen, strittigen Themen beobachten. Wengeler (2003) hat dies für den deutschen Migrationsdiskurs 1960–1985 gezeigt, Felder et al. (2016) für den Rechtsdiskurs über Sterbehilfe.

Diskurse sind keine statischen Gebilde, keine festen Größen. Nach Foucault bilden Diskurse systematisch die Gegenstände, von denen sie sprechen (vgl. Foucault 1997, 74). Bei den diskurslinguistischen Analysen ist insbesondere der Zusammenhang zwischen Sprache und Wissen (vgl. Spitzmüller / Warnke 2011, 43–48; Felder / Gardt 2015; Warnke 2009; Felder / Müller 2009) wesentlich: In den Diskursen wird das Wissen ausgehandelt und hervorgebracht. Dies geschieht in semantischen Kämpfen (vgl. Felder 2006), wenn bestimmte Begriffe in agonalen Auseinandersetzungen kommunikativ durchgesetzt werden. Diese Überlegungen gehen auf die sprachphilosophischen Annahmen zu einer Sprachbedingtheit des Denkens zurück, so z. B. das Sprachapriori von Gipper (1987). Die Diskurslinguistik nach Foucault geht noch weiter und nimmt an, dass mittels Sprache die Wirklichkeit erst konstituiert wird (vgl. Foucault 1997, 74; Busse 1987, 86).

Der Zugang zu Diskursen bzw. eine diskurslinguistische Analyse kann auf mehreren Ebenen erfolgen. In den folgenden Untersuchungen stütze ich mich auf das DIMEAN-Modell von Spitzmüller / Warnke (2011). Es stellt eine methodologische Möglichkeit dar, diskursive Zusammengänge darzustellen und der Heterogenität von Diskursen linguistisch zu begegnen (vgl. Spitzmüller / Warnke 2011, 135). Ich greife in meinen Analysen einige Aspekte des Modells auf, um sie fruchtbar anzuwenden.

Für die Analysen des massenmedialen Depressionsdiskurses ist der Begriff der Diskursakteure von besonderer Bedeutung, gerade deshalb, weil er sich mit

2 Coseriu erwähnt »die kulturelle Schicht des Sprechens« (Coseriu 1988, 69).

dem der Polyphonie verbinden lässt. Bereits Foucault setzte sich mit der Frage auseinander: »Wer spricht im Diskurs?« (vgl. Foucault 1997, 75), wobei es ihm nicht um die konkreten Subjekte ging, sondern um Handelnde mit sozialen Rollen (vgl. Spitzmüller / Warnke 2011, 137). Diskursakteure sind nicht nur Sprachteilhaber, sondern Handelnde, die ihre Sprache kontextualisieren und Wissen hervorbringen. Aus diesem Grund betrachten Spitzmüller / Warnke (2011, 136) Diskursakteure als »Scharnier« zwischen Einzeltexten und textübergreifenden Diskursphänomenen. Die Handlungen einzelner Diskursakteure lassen sich außerdem unter dem Aspekt der Subjektivität mit dem Konzept der linguistischen Polyphonie verbinden (Ducrot 1984, für die Literaturwissenschaft ursprünglich Bachtin 1971). Die Subjektivität wird dabei als Grundeigenschaft der Sprache betrachtet (vgl. Benveniste 1974, 289; Traugott / Dasher 2002, 19–24; Gévaudan 2011, 45): Jede sprachliche Äußerung drückt eine Subjektivität aus, innerhalb einer Äußerung können sich unterschiedliche Subjektivitäten überlagern (vgl. Gévaudan 2011, 45).

Köller (2004) thematisiert den Begriff Perspektivität. Gemeint ist die Tatsache, »dass konkrete Objekte für konkrete Subjekte immer nur in einem bestimmen Blickwinkel in Erscheinung treten können« (Köller 2004, 3). Folglich sind alle sprachlichen (aber auch bildlichen und kognitiven) Phänomene auf eine bestimmte Art und Weise perspektiviert. Der oben erwähnte Begriff Subjektivität ist dem Köller'schen Perspektivierungsbegriff sehr nah. Außerdem ist die konstruktivistische Annahme, die der Diskurslinguistik nach Foucault zugrunde liegt, mit dem Begriff Subjektivität bzw. Perspektivität sehr gut zu vereinbaren, wenn man annimmt, dass sich Diskursgegenstände in den Auseinandersetzungen zwischen einzelnen Subjektivitäten formieren.

Das Konzept der Polyphonie und seine weiteren Entwicklungen[3] basieren auf Analysen und Diskussionen einzelner, vom Kontext herausgelöster sprachlicher Beispiele, meistens Einzelsätze (z. B. diskutiert Waltereit (2006) die Polyphonie von Abtönungspartikeln). Die linguistische Diskursanalyse ist dagegen eine transtextuelle Sprachanalyse: Einzelne sprachliche Phänomene werden nicht nur im Rahmen eines unmittelbaren Kotextes, sondern auf der übergeordneten diskursiven Ebene bewertet, wobei man in der Regel große Textkorpora verwendet. Nichtsdestoweniger ist es möglich, die beiden linguistischen Ansätze zu verbinden, was ich in den folgenden Analysen versuchen werde.

3 Z. B. in der Scandinavian Theory of Polyphony (ScaPoLine) von Nølke (2017).

3 Depressionsdiskurs – exemplarische Analysen

3.1 Symptomdarstellungen

Die Grundlage für meine diskurslinguistischen Analysen ist ein selbst erstelltes Textkorpus aus den Archiven der deutschen Zeitungen DIE ZEIT, DER SPIEGEL und FAZ zum Thema Depression im Zeitraum 1969–2015. Alle Texte sind in den Ressorts »Wissen« oder »Wissenschaft« erschienen und thematisieren explizit die psychische Krankheit Depression. An einigen exemplarischen Analysen will ich zeigen, wie das massenmediale Krankheitsbild der Depression konstituiert wird (im Sinne der diskursiven Wissenskonstituierung wie oben bereits dargestellt). Dabei beschränke ich mich auf die Darstellung von Krankheitssymptomen durch verschiedene Diskursakteure. Besonders berücksichtigt werden dabei die metaphorischen Ausdrücke, da sie bei psychischen Krankheiten eine spezifische Rolle spielen.

Die Krankheit Depression wird in dem untersuchten Korpus seit den 1960er-Jahren kontinuierlich thematisiert. Die Präsenz von bestimmten Themen in den Massenmedien spiegelt einerseits das öffentliche Interesse an diesen Themen wider. Gleichzeitig bewirken die Medien eine erhöhte öffentliche Aufmerksamkeit für genau diese Themen. Der Themenbereich Medizin, Krankheiten, Wellness, Fitness erfreut sich solch einer medialen Beliebtheit, dass sowohl Mediziner (Schneider / Strauß 2013) als auch Sprachwissenschaftler (Busch 1999, 2015) von der »Medikalisierung« öffentlicher Diskurse sprechen. In dem untersuchten Korpus ist diese Entwicklung nicht nur quantitativ, sondern auch qualitativ zu beobachten. Es erscheinen immer mehr Artikel zum Thema Depression und diese Artikel verändern sich. Ab den 1990er-Jahren werden die Texte zunehmend personalisiert,[4] d. h. die Darstellung der Depression wird immer öfter aus der subjektiven Perspektive der betroffenen Personen vorgenommen. In den 1960ern und 1970ern wird entweder von anonymen Klienten berichtet oder von einzelnen Personen, die nur mit ihrem Vornamen erwähnt werden. Ausnahmen sind Krankheitsgeschichten berühmter Persönlichkeiten wie z. B. Marylin Monroe oder Winston Churchill. Die Darstellung der Krankheitssymptome erfolgt immer aus der Perspektive eines beobachtenden Arztes oder eines beobachtenden Journalisten:

(1) Der Patient klagt über Appetitverlust, Schlafstörungen und vermindertes sexuelles Verlangen, er macht einen hilflosen Eindruck, hat Angst vor der Zukunft und die Hoffnung aufgegeben, daß sich seine Gemütslage jemals bessert. Da klare organische Krankheitssymptome fehlen, ist die Diagnose für den Mediziner

4 Zur Personalisierung als medialer Strategie s. Bentele / Brosius / Jarren 2006, 214–215.

verhältnismäßig eindeutig: Der Patient leidet unter schweren Depressionen. (DIE ZEIT 1974/11)

(2) Diagnostisch handelt es sich bei Herrn K. um einen chronischen Alkoholismus mit Wesensveränderungen. Die Persönlichkeit des Patienten ist die eines unreifen, labilen, passiv abhängigen, willensschwachen Menschen, mit Neigung zu depressiven Verstimmungen, mit niederer Toleranz für Frustrationen und ohne Fähigkeit, mit den Anforderungen des Lebens fertig zu werden. (Zitat aus dem Entmündigungsurteil des Münchner Amtsgerichts vom 23. November 1978) (DIE ZEIT 1981/38)

(3) Wer davon befallen wird – durchschnittlich jeder hundertste, nicht nur bei den Amisch, pendelt oft wochen- oder monatelang zwischen Stadien ausgeprägter Euphorie und tiefster Lethargie. Das von den Medizinern auch als »bipolare Krankheit« bezeichnete Leiden gleicht einer emotionalen Achterbahnfahrt: Auf dem Scheitelpunkt ist der Kranke ruhelos und braucht wenig Schlaf; Reden und Gedanken sprudeln, der Patient neigt zur Selbstüberschätzung. Die Talsohle ist durch Schlaf- und Konzentrationsstörungen gekennzeichnet, Energie und Interesse schwinden, nicht selten quälen sich die Betroffenen in dieser Phase mit Selbstmordgedanken. (DER SPIEGEL 1987/14, S. 260).

Die Krankheitssymptome sind in dieser beschreibenden Form in den drei obigen Beispielen zum einen aus einer beobachtenden Perspektive dargestellt: »er macht einen hilflosen Eindruck« (Beispiel (1)), »Die Persönlichkeit des Patienten ist die eines unreifen, labilen, passiv abhängigen, willensschwachen Menschen« (Beispiel (2)). Die Zuschreibungen von Eigenschaften, durch die Adjektive ausgedrückt, erfolgen durch den behandelnden Arzt, dessen Aussagen von dem jeweiligen Journalisten wiedergegeben werden. Der Arzt und der berichtende Journalist sind hier als Diskursakteure identifizierbar. In Beispiel (2) zeigt das Zitat aus dem Entmündigungsurteil, dass das Amtsgericht als Diskursakteur auftritt, wobei anzunehmen ist, dass die Personenbeschreibung einem psychiatrischen Gutachten entnommen worden ist (darauf weisen zumindest die verwendeten medizinischen Termini wie z. B. *diagnostisch, chronisch* hin). Die Zuschreibungen von Eigenschaften haben einen bewertenden Charakter, die die beschriebene Person als krank identifizieren.

Zum anderen werden in den Beispielen (1) und (3) subjektive Erfahrungen der erkrankten Personen thematisiert: »Appetitverlust, Schlafstörungen und vermindertes sexuelles Verlangen«, »Angst vor der Zukunft«, »Stadien ausgeprägter Euphorie und tiefster Lethargie«, »emotionale Achterbahnfahrt«, »ruhelos und braucht wenig Schlaf«, »Reden und Gedanken sprudeln«, »Schlaf- und Konzentrationsstörungen«, »Energie und Interesse schwinden«. Diese Symptombeschreibungen sind aus einer persönlichen, subjektiven Perspektive dargestellt, so erlebt eine betroffene Person ihre Depression. Die betroffenen Personen werden aber nicht zu Diskursakteuren: Ihre Perspektive, ihre Subjektivität ist nicht unmittelbar, sondern durch einen anderen Diskursakteur (Arzt, Journalist) vermittelt. Der / die Kranke spricht nicht, er / sie hat keine Stimme, sondern es wird über ihn / sie gesprochen. Es werden Krankheitsgeschichten erzählt, die an anonymen Lebensgeschichten exemplifiziert werden. Die Kranken sind noch vom Diskurs ausgeschlossen (vgl. Foucault 2012, 10–11), als bedeutsam für den Diskurs werden vor allem Journalisten als Textproduzenten und Ärzte als zitierte Experten erachtet (vgl. Spitzmüller / Warnke 2011, 174–175).

3.2 Metaphern der Depression

Die Subjektivität der an einer Depression erkrankten Personen äußert sich zudem in vielen depressionstypischen metaphorischen Ausdrücken. In diskurslinguistischen Analysen spielt die Metaphorik eine wichtige Rolle, dabei werden nicht nur einzelne Metaphernlexeme berücksichtigt, sondern komplexe Metaphernfelder, die sich sowohl auf der Ebene eines Einzeltextes als auch textübergreifend konstituieren und den gesamten Diskurs strukturieren und steuern können (vgl. Böke 1997; Spieß 2011; Nerlich 2005; Semino 2008). Im Folgenden analysiere ich einige Metaphern aus meinem Korpus, dabei berücksichtige ich die oben diskutierten diskurslinguistischen Prämissen und das dynamische, multidimensionale sozio-kognitive Metaphernmodell (vgl. Hampe 2017; Gibbs 2014; Lakoff / Johnson 1980). Das Modell strebt eine holistische Betrachtungsweise von Metaphern an, bei der dem soziokulturellen Gebrauchskontext eine hohe Bedeutung beigemessen wird. Aus diesem Grund eignet es sich sehr gut für Diskursanalysen, da gerade eine transtextuelle Herangehensweise u. U. das Zustandekommen und Funktionieren von metaphorischen Ausdrücken erst erklären kann. Auch einzelne Metaphernlexeme sind immer kontextuell eingebunden und entfalten erst auf der übergeordneten Ebene des Diskurses ihre Bedeutung. In der Tradition der kognitiven Metapherntheorie (Lakoff / Johnson 1980) verwende ich in den Analysen konzeptuelle Metaphern, unter die ich die konkreten Metaphernverwendungen in Texten unterordne.

3.2.1 DEPRESSION IST EINE LAST

Der medizinische Terminus *Depression* kann als eine lexikalische Metapher gesehen werden: Der Wortstamm geht auf das Lateinische *DĒPRIMERE* ›herabdrücken, -senken‹ zurück (Pfeifer 2012, 215). Auch die Bezeichnung *Schwermut* greift diesen Aspekt auf. Damit werden die subjektiven Empfindungen der an einer Depression erkrankten Menschen artikuliert. Eine psychische Krankheit wird als eine körperliche Belastung, als Tragen einer schweren Last erlebt, wie in Beispiel 4:

(4) Wenn das Ich erstarrt.

Über vier Millionen Deutsche leiden an Depressionen. Die Weltgesundheitsorganisation hält die Schwermut bereits für eine Volkskrankheit. Doch fast allen Patienten kann geholfen werden. (ZEIT ONLINE, 11.03.2004, Artikelüberschrift und Lead)

Auch in den Symptombeschreibungen findet sich der Aspekt der Bürde, der Last wieder:

(5) Unter Depression fassen Ärzte psychische Phänomene zusammen, die sich vor allem in einer gedrückten Stimmung äußern. (FAZ, 20.08.2006, S. 36)

In den medizinischen Termini *Depression, gedrückte Stimmung* sind subjektive Erfahrungen erkrankter Menschen eingefangen. Das Besondere bei psychischen Krankheiten ist, dass Krankheitssymptome für einen Außenstehenden nicht sichtbar sein müssen. Eine kranke Person muss ihren Zustand z. B. gegenüber einem Arzt verbalisieren, sie muss versuchen, sehr individuelle, innerpsychische Vorgänge zu kommunizieren, was sich in dem entsprechenden Sprachgebrauch (wie in den angeführten Metaphernbeispielen) manifestiert. Dass Depression als eine Last empfunden wird, zeigt auch die attributive Erweiterung *schwere Depression* im Gegensatz zu *leichter Depression,* die allerdings auch in Bezug auf andere Krankheiten verwendet wird, wie z. B. *schwere Grippe.* Ebenfalls eine konventionalisierte Bezeichnung ist *unter einer Depression leiden.* Diese Bezeichnungen und Attribuierungen sind Realisationen der konzeptuellen Metapher DEPRESSION IST EINE LAST. Dabei wird das Wissen über die körperliche Erfahrung, ein schweres Gewicht zu tragen, aktiviert. Die Last wird insofern differenziert dargestellt, als die Metapher impliziert, dass die zu tragende Last von oben auf die Person herunterdrückt. Dieser Bedeutungsaspekt wird aber erst im Kontext überhaupt sichtbar, wenn z. B. in Texten zusätzlich bildliche Darstellungen verwendet werden, die diese Bedeutung mit konstituieren. Im SPIEGEL WISSEN (2011/1, S. 14) wird ein Bild verwendet, auf dem ein junger Mann ein Gewicht stemmt, das von oben auf ihn herunterdrückt. Dieses schwere Gewicht besteht aus mehreren Personen, die auf einem Brett stehen, das der Mann zu halten versucht. Die aktuelle Kontextbedeutung von Belastung entsteht also erst im Text durch die Verbindung von verbalen und visuellen Mitteln. Zusammen konkretisieren sie die Bedeutung von Last, Gewicht und Druck. Gleichzeitig wird durch diese spezifische Textualität die abstrakte Vorstellung von innerpsychischen Vorgängen während einer Depression materialisiert. Dadurch kann ein hoch individuelles Empfinden, eine subjektive Erfahrung kommuniziert und zugänglich gemacht werden.

In Bezug auf die Metapher DEPRESSION IST EINE LAST ist es außerdem bemerkenswert, dass nicht nur die Depression als Last empfunden wird, sondern auch Belastungen aller Art als Gründe für das Entstehen von Depressionen angesehen werden – Druck und Stress am Arbeitsplatz, in der Familie, in der Schule und Hochschule:

(6) Er erzählt. Der Druck im Job war groß, für Freizeit und Freunde blieb wenig Zeit, Ärger oder Unbehagen drückte er weg. [...] »Mein Leidensdruck war immens, ich entwickelte Katastrophenphantasien und Existenzängste.« (SPIEGEL WISSEN 2011/1, S. 13)

In Beispiel (6) findet sich ein Zitat einer betroffenen Person, ein Textmerkmal, das in dem untersuchten Korpus seit den 1990er-Jahren vermehrt auftritt. Die an einer Depression erkrankten Personen und ihre Angehörigen nehmen an den öffentlichen Diskursen teil, sie sprechen über ihre Krankheit. Ein bemerkenswertes Detail ist zudem, dass die Personen mit ihren richtigen Namen genannt werden; auch Bilder von den Personen sind in den Texten vorhanden. Sie sind also als Diskursakteure präsent, sind nicht mehr anonym und vom Diskurs ausgeschlossen. Es wird nicht mehr über sie gesprochen, sondern sie selbst sprechen über sich, sie haben eine Stimme bekommen (vgl. Foucaults »Wer spricht?«, Foucault 1997, 75). Das massenmediale Krankheitsbild der Depression wird also von den von ihr direkt Betroffenen, quasi aus erster Hand, mit konstituiert. Mit ihren Stimmen verbürgen die betroffenen Personen für die Authentizität ihrer Erfahrungen. Es sind nicht mehr beobachtete und (z. B. von Journalist*innen oder Ärzt*innen) vermittelte Erlebnisse, sondern persönliche, subjektive Erfahrungen, die direkt mittegeteilt werden.[5]

Die an einer Depression Erkrankten, genauso wie die Texte produzierenden Journalist*innen, treten im Diskurs in ihren jeweiligen sozialen Rollen auf. Da die untersuchten Texte durch ihre Platzierung im Wissens- bzw. Wissenschaftsresort einem im weitesten Sinne wissensvermittelnden Kontext zugeordnet werden können – Busch (2015, 369) nennt solche Kontexte den prototypischen Fall der Experten-Laien-Kommunikation – treten die Journalist*innen in ihrer sozialen Rolle als (Wissens-)Vermittler*innen zwischen dem Experten- und Laiendiskurs auf, Mediziner*innen als Fachexpert*innen und die kranken Menschen als unmittelbar Betroffene. Die jeweiligen Subjektivitäten manifestieren sich dabei in verschiedenen sprachlichen Phänomenen.

Die Präsenz von den an einer Depression Erkrankten ist nicht nur in den einzelnen Phänomenen wie Metaphernlexemgebrauch sichtbar, sondern in der Veränderung von übergreifenden Diskursstrukturen. Das Auftreten von neuen

5 Dass die Kranken nicht direkt mit dem Lesepublikum sprechen, versteht sich von selbst im Kontext schriftlicher massenmedialer Kommunikation.

Diskursakteuren bringt nicht nur neue Stimmen in den Diskurs, sondern auch die Zunahme von narrativen Diskurspassagen. Zitate von den Kranken sind immer in narrativen Textstrukturen verankert: Es sind Ich-Erzählungen der Betroffenen. Auf der übergeordneten diskursiven Ebene verändern sich die narrativen Strukturen insofern, als seit den 1990ern nicht mehr die Krankheitsgeschichten, sondern die Krankengeschichten erzählt werden. Die Narrativität und der Metapherngebrauch bedingen sich dabei gegenseitig. Die DEPRESSION-IST-EINE-LAST-Metapher dient dazu, innerpsychische Vorgänge und subjektive Erfahrungen während einer Depression zu externalisieren, zu versprachlichen und intersubjektiv zu kommunizieren. Dies ist in einem wissensvermittelnden Kontext außerordentlich wichtig, auch weil die journalistischen Texte anschaulich, eingängig und attraktiv gestaltet werden sollten (vgl. Kohring 2005; Häusermann 2011).

3.2.2 DEPRESSION IST KONTROLLVERLUST

Für die Konstituierung des massenmedialen Krankheitsbilds der Depression ist eine weitere konzeptuelle Metapher von Bedeutung, DEPRESSION IST KONTROLLVERLUST. Am eindrucksvollsten ist ihr Gebrauch an folgenden Ausdrücken zu sehen: *in eine Depression fallen, verfallen, stürzen, geraten, rutschen:*[6]

(7) Schon viermal fiel der stämmige Zweiundsechzigjährige in schwere Depressionen, die zwischen drei Monaten und fast einem Jahr dauerten. [...] »Man fällt langsam hinein und wacht auch langsam wieder auf. Einmal jedoch verschwanden sie über Nacht«, erinnert er sich. (FAZ, 15.04.2002, S. 49)

(8) Dann begann ein langer Weg. Gespräche, Selbsthilfegruppen, Mutter-Kind-Kur – es dauerte mehrere Monate, bis es ihr besser ging, und ein Jahr, bis die Krankheit geheilt war. »Es muss nicht sein, dass so viele Frauen in diese Depression rutschen – und so lange damit kämpfen«, sagt Werner. Damit manche den Kampf schneller gewinnen können, gründete sie die »Blues Sisters«. (FAZ, 18.07.2007, S. 40)

In den Beispielen (7) und (8) werden erneut die persönlichen Erfahrungen von an einer Depression erkrankten Menschen thematisiert. Das Erkranken wird als ein plötzlicher Fall, Sturz usw. und als ein absoluter Kontrollverlust über das gesamte Leben erlebt. Die Depression wird subjektiv als etwas Schicksalhaftes, Unberechenbares und Unkontrollierbares erlebt, was das gesamte Wesen einer Person einnimmt. Die Dimensionen des Kontrollverlusts während einer Depression sind auch in folgenden Ausdrücken sichtbar: »Das überforderte Ich« (Der Titel vom SPIEGEL WISSEN 2011/1) oder wie im folgenden Beispiel: »Eine tiefe Traurigkeit

---

6 An einer anderen Stelle habe ich den Konstruktionsstatus dieser Ausdrücke diskutiert (vgl. Iakushevich 2020).

bemächtigt sich seiner, die langsam ansteigt und ihn zu erdrücken scheint.« (FAZ, 15.04.2002, S. 49).

Unabhängig davon, ob diese Ausdrücke in Zitaten oder im laufenden Text auftreten, repräsentieren sie immer die Subjektivität der Kranken als Diskursakteure. Wie bei der Metapher DEPRESSION IST EINE LAST werden die Metaphernrealisierungen von DEPRESSION IST KONTROLLVRELUST ebenfalls in den narrativen Diskurspassagen verwendet, in denen Krankengeschichten erzählt werden. An dem Gebrauch der beiden Metaphern kann man also den systematischen Zusammenhang zwischen bestimmten sprachlichen Ausdrücken und bestimmten Kontexten beobachten, Semino (2008) spricht von Kontextsensitivität von Metaphern.

4 Fazit

Die durchgeführten Analysen stellen einen Versuch dar, die Diskurslinguistik mit dem Konzept der sprachlichen Polyphonie zu verbinden. In dem untersuchten Depressionsdiskurs kann man (diachron) beobachten, wie zu einer beobachtenden Instanz (schreibende Journalist*innen, Mediziner*innen) eine sich selbst beobachtende Instanz (eine an der Depression erkrankte Person) dazu kommt. Die Kranken bekommen Zugang zu öffentlichen Diskursen und treten als Diskursakteure auf. Dabei werden verschiedene Subjektivitäten sichtbar: Die Kranken bringen ihre subjektiven Erfahrungen ein und bürgen damit für ihre Authentizität, verschaffen sich Gehör, zeigen Präsenz im Diskurs, objektivieren ihre innerpsychischen Erlebnisse und machen sie intersubjektiv kommunizierbar. Die Journalist*innen als Wissensvermittler*innen bemühen sich, ihre Texte attraktiv zu gestalten und damit Wissen und Wissenschaft zu vermitteln. Mediziner*innen in ihrer sozialen Rolle als Fachexperten bieten eine (zumindest im Idealfall angestrebte) objektive Perspektive und Expertenmeinung zu Depressionen.

Diskurslinguistische Analysen zeigen, dass man das Konzept der sprachlichen Polyphonie nicht nur, wie in bereits existierenden Arbeiten, an einzelnen Äußerungen anwenden kann, sondern auf der Ebene des Textes und des Diskurses.

Bibliographie

Bachtin, Michail (1971): *Probleme der Poetik Dostoevskijs*, München: Carl Hanser.
Bentele, Günter / Brosius, Hans-Bernd / Jarren, Otfried (Hg.) (2006): *Lexikon Kommunikations- und Medienwissenschaft*, Wiesbaden: Verlag für Sozialwissenschaften.
Benveniste, Émile (1974): *Probleme der allgemeinen Sprachwissenschaft*, München: List.

Berger, Peter L. / Luckmann, Thomas (2000): *Die gesellschaftliche Konstruktion der Wirklichkeit. Eine Theorie des Wissenssoziologie*, Frankfurt a.M.: Fischer.

Böke, Karin (1997): »Die ›Invasion‹ aus den ›Armenhäusern Europas‹. Metaphern im Einwanderungsdiskurs«, in: Jung, Matthias / Wengeler, Martin / Böke, Karin (Hg.), *Die Sprache des Migrationsdiskurses. Das Reden über »Ausländer« in Medien, Politik und Alltag*, Opladen: Westdeutscher Verlag, 164–193.

Bundesministerium für Gesundheit (2019): »Depression«. URL: https://www. bundesgesundheitsministerium.de/themen/praevention/gesundheitsgefahren/depression.html.

Busch, Albert (1999): »Semantische Vertikalitätstypik und diskursive Grundkonzepte in der Gesundheitskommunikation«, in: Adamzik, Kirsten / Niederhauser, Jürg (Hg.), *Wissenschaftssprache und Umgangssprache im Kontakt*, Frankfurt a.M.: Peter Lang, 103–122.

Busch, Albert (2015): »Medizindiskurse: Mediale Räume der Experten-Laien-Kommunikation«, in: Busch, Albert / Spranz-Fogasy, Thomas (Hg.), *Handbuch Sprache in der Medizin*, Berlin etc.: de Gruyter, 369–386.

Busse, Dietrich (1987): *Historische Semantik. Analyse eines Programms*, Stuttgart: Klett-Cotta.

Coseriu, Eugenio (1988): *Sprachkompetenz. Grundzüge einer Theorie des Sprechens*, bearb. u. hrsg. von Heinrich Weber, Tübingen: Francke.

Ducrot, Oswald (1984): *Le dire et le dit*, Paris: Minuit.

Felder, Ekkehard (Hg.) (2006): *Semantische Kämpfe. Macht und Sprache in den Wissenschaften*, Berlin etc.: de Gruyter.

Felder, Ekkehard (2018): »Linguistische Diskursanalyse im Paradigma der pragma-semiotischen Textarbeit. Agonale Zentren als Deutungskategorien«, in: Hagemann, Jörg / Staffeldt, Sven (Hg.), *Pragmatiktheorien II. Diskursanalysen im Vergleich*, Tübingen: Stauffenburg, 21–44.

Felder, Ekkehard / Müller, Marcus (Hg.) (2009): *Wissen durch Sprache. Theorie, Praxis und Erkenntnisinteresse des Forschungsnetzwerks »Sprache und Wissen«*, Berlin etc.: de Gruyter.

Felder, Ekkehard / Gardt, Andreas (2015): »Sprache – Erkenntnis – Handeln«, in: Felder, Ekkehard / Gardt, Andreas (Hg.), *Handbuch Sprache und Wissen*, Berlin etc.: de Gruyter, 13–57.

Felder, Ekkehard / Luth, Janine / Vogel, Friedemann (2016): »›Patientenautonomie‹ und ›Lebensschutz‹: Eine empirische Studie zu agonalen Zentren im Rechtsdiskurs über Sterbehilfe«, in: *Zeitschrift für germanistische Linguistik* 44, 1–36.

Foucault, Michel (^{8}1997): *Archäologie des Wissens*, Frankfurt a.M.: Suhrkamp.

Foucault, Michel (2012): *Die Ordnung des Diskurses, Mit einem Essay von Ralf Konersmann*, Frankfurt a.M.: Suhrkamp.

Gévaudan, Paul (2011): »Sprachliche Modalität zwischen Illokution und Polyphonie«, in: *Romanistisches Jahrbuch* 61, 31–66.

Gibbs, Raymond W. Jr. (2014): »Conceptual metaphor in thought and social action«, in: Landau, Mark J. / Robinson, Michael D. / Meier, Brian P. (Hg.), *The Power of Metaphor. Examining Its Influence on Social Life*, Washington: American Psychological Association, 17–40.

Gipper, Helmut (1987): *Das Sprachapriori. Sprache als Voraussetzung menschlichen Denkens und Erkennens*, Stuttgart: Frommann-Holzboog.

Häusermann, Jürg (2011): *Journalistisches Texten. Sprachliche Grundlagen für professionelles Informieren*, 3., überarb. Aufl, Konstanz: UVK Verlagsgesellschaft.

Hampe, Beate (Hg.) (2017): *Metaphor: Embodied Cognition and Discourse*, Cambridge: Cambridge University Press.

Humboldt, Wilhelm von (1979): *Werke in fünf Bänden. Band III: Schriften zur Sprachphilosophie,* 5., unver. Aufl., Stuttgart: J.G. Cotta'sche Buchhandlung.

Iakushevich, Marina (2020): »Konstruktionen und ihre Leistungen in massenmedialen Patho- und Salutodiskursen«, in: Lefèvre, Michel / Mucha, Katharina (Hg.), *Konstruktionen, Kollokationen, Muster*, Tübingen: Stauffenburg, 207–222.

Kohring, Matthias (2005): *Wissenschaftsjournalismus. Forschungsüberblick und Theorieentwurf*, Konstanz: UVK Verlagsgesellschaft.

Köller, Wilhelm (2004): *Perspektivität und Sprache. Zur Struktur von Objektivierungsformen in Bildern, im Denken und in der Sprache*, Berlin etc.: de Gruyter.

Lakoff, George / Johnson, Mark (1980): *Metaphors We Live By*, Chicago / London: The University of Chicago Press.

Nerlich, Brigitte (2005): »›A River Runs Through it‹: How the discourse metaphor crossing the Rubicon structured the debate about human embryonic stem cells in Germany and (not) the UK«, in: *metaphorik.de* 8, 71–104. URL: https://www. metaphorik.de/sites/www.metaphorik.de/files/journal-pdf/08_2005_nerlich.pdf.

Nølke, Henning (2017): *Linguistic Polyphony. The Scandinavian Approach: ScaPoLine*, Leiden / Boston: Brill.

Pfeifer, Wolfgang (2012): *Etymologisches Wörterbuch des Deutschen*, Berlin: Edition Kramer.

Schneider, Wolfgang / Strauß, Bernhard (2013): »Medikalisierung«, in: *Psychotherapeut* 58, 217–218.

Semino, Elena (2008): *Metaphor in Discourse*, Cambridge: Cambridge University Press.

Spieß, Constanze (2011): *Diskurshandlungen. Theorie und Methode linguistischer Diskursanalyse am Beispiel der Bioethikdebatte*, Berlin etc.: de Gruyter.

Spitzmüller, Jürgen / Warnke, Ingo (2011): *Diskurslinguistik. Eine Einführung in Theorie und Methoden der transtextuellen Sprachanalyse*, Berlin etc.: de Gruyter.

Traugott, Elizabeth C. / Dasher, Richard B. (2002): *Regularity in Semantic Change*, Cambridge: Cambridge University Press.

Waltereit, Richard (2006): *Abtönung. Zur Pragmatik und historischen Semantik von Modalpartikeln und ihren funktionalen Äquivalenten in romanischen Sprachen*, Tübingen: Niemeyer.

Warnke, Ingo (2009): »Die sprachliche Konstituierung von geteiltem Wissen in Diskursen«, in: Felder, Ekkehard / Müller, Marcus (Hg.), 113–140.

Wengeler, Martin (2003): *Topos und Diskurs. Begründung einer argumentationsanalytischen Methode und ihre Anwendung auf den Migrationsdiskurs (1960–1985)*, Tübingen: Niemeyer.

World Health Organization (2019): »Depression«. URL: https://www.who.int/en/news-room/fact-sheets/detail/depression.

Martin W. Schnell / Christine Dunger

Die Pflegedokumentation als verantwortbare Polyphonie?

Der von Angelika Zegelin vor 25 Jahren gegründete Arbeitsbereich »Sprache und Pflege« hat seine Besonderheit darin, dass er zwei Dinge zusammenkommen lässt: die Universalie der Sprache, denn jeder Mensch ist ein Sprachwesen, und die besonderen Bedingungen der beruflichen Pflege, die nicht für jedermann gelten (vgl. Zegelin 1997; Zegelin / Schnell 2005; Zegelin / Schnell 2006). Wir wollen mit diesem Beitrag den Überlegungen von Zegelin das Ethische als dritte Dimension hinzufügen, sodass Sprache, Pflege und das Ethische als Zusammenhang erscheinen. Unser Beitrag versteht sich als Impuls, der künftig weiterer Ausarbeitungen bedarf. Wir gehen nachfolgend zunächst kurz auf den Zusammenhang von Sprache und Pflege und auf seine Ambivalenzen ein. Danach wenden wir uns Begriff und Sache der schriftlichen Pflegedokumentation zu. Die Überlegungen münden schließlich in eine ethische Perspektive.

Den gesamten Komplex der digitalen, auf Spracherkennung beruhenden Pflegedokumentation blenden wir an dieser Stelle aus, weil er noch nicht vollständig beschrieben werden kann. Die Spracherkennung findet in den meisten Fällen außerhalb der EU statt. Das Problem des Datenschutzes ist daher noch ungeklärt. Erst nach einer Klärung wird die Spracherkennung in weiterem Umfang genutzt werden können. Die Situation digitaler Pflegedokumentationen, die eine Spracherkennung nutzen, kann auch erst dann sinnvoll erforscht werden.

1 Sprache und Pflege

Die berufliche Pflege ist einerseits ein durch und durch sprachlich verfasster und kommunikativ ausgerichteter Berührungsberuf. Dabei gilt, dass Sprache und Sprechen nicht nur Begleiterscheinungen eines an sich unsprachlichen Tuns sind, sondern dass sie oft die eigentlich pflegerische Tätigkeit sind. Das gilt für die Pflegedokumentation, aber auch für pflegerische Anamnese im Rahmen des Erstgesprächs im Krankenhaus (vgl. Walther 2001). Es ist umstritten, ob die

Pflege eine durchkomponierte, eigene Fachsprache wie die Medizin haben sollte (vgl. Bartholomeyczik 2005). In jedem Fall ist die Sprache konstitutiv für viele wichtige Aspekte von Pflege. Es gilt hier das alte Wort von Clark und Lang: »If you can't name it, you can't control it, finance it, teach it, or put it into public policy« (Clark / Lang, 1992, 109).

1.1 Schwierigkeiten mit der Sprache

Andererseits gibt es Schwierigkeiten mit der Sprache. Das hat damit zu tun, dass die Pflege immer auch eine stumme Tätigkeit ist, wie etwa Erving Goffman herausstellt (vgl. Goffman 1983, 31f.). Die Pflege hat weiterhin nicht in all ihren Tätigkeitsbereichen einen eigenen Gegenstand, den sie zur Sprache bringen könnte. Anders ist es im Falle der Pflegedokumentation. Hier stellt sich dann aber die Frage, wie Selbstauskünfte eines Patienten in der 1. Person Singular (Ich-Botschaften) innerhalb von Berichten in der 3. Person (Beobachtungsbotschaften) erscheinen sollen. Und schließlich ist nicht allgemein verbindlich festgelegt, was eine Dokumentation als relevant aufnehmen soll (vgl. Zegelin 2005). Krankengeschichten werden gleichermaßen durchlebt und erzählt. Dabei ist das Erzählte selektiv, denn es lässt mehr oder weniger viel vom Erlebten als irrelevant beiseite. Die Nacht auf der Intensivstation dauert viele Stunden an. Das Erzählen von dieser Nacht dauert nicht ebenso lang, weil es das Erlebte neu komponiert und damit immer auch komprimiert. Darin gleichen sich die Pflegdokumentationen und die Logierberichte von Nachtportiers (vgl. Schnell 2015). Schließlich ist daran zu erinnern, dass bis vor 15 Jahren der Pflegeberuf gerne von sog. schulmüden, jungen Frauen ergriffen worden ist, die eine Tätigkeit suchten, die dem Lesen und Schreiben möglichst fern ist (vgl. Zegelin 2005, 120). Mit der durch den Bologna-Prozess eingeleiteten dualen Ausbildung wurde diese Tendenz mittlerweile abgeschwächt.

1.2 Pflegedokumentation als Text

Diese ambivalente Ausgangssituation ist mit zu bedenken, wenn von der Pflegedokumentation die Rede ist. Diese Dokumentation besteht aus verschiedenen Teilen, die, gelegentlich auch interdisziplinär genutzt, in der »Patientenkurve« abgeheftet sind und Informationen beinhalten, die für den Versorgungsalltag Relevanz haben (Pflegeanamnese und -planung, Screening- und Assessmentinstrumente, »Fieberkurve«, u. v. a. m.). Den Anstoß für eine schriftliche Dokumentation bildete das sog. »Dekubitusurteil« Mitte der 1970er-Jahre. Die Strafverfolgung versuchte die Geschichte dieser Körperverletzung nachzuvollziehen, hatte dafür allerdings nur die lückenhaften Erinnerungen Pflegender zur Verfügung. Die schriftliche Dokumentation sollte von da an diesen Mangel beheben. Zuvor wurden allenfalls medizinische Daten (Fieberkurve) dokumentiert. Die damit einhergehende Dominanz medizinischer Begriffe in der Pflege ist heute noch immer nicht ganz beseitigt. Es fehlen Begriffsbildungen und importierte Klassifikationen (wie etwa die internationalen Pflegeklassifikationen der »North American Nursing Diagnosis Association«, NANDA) helfen nicht, da sie ein Konglomerat aus Medizin und Psychologie darstellen.

Die sog. Krankenbeobachtung gehört zu den klassischen Aufgaben der Krankenpflege. Aus Gründen der Qualitätssicherung (s.o.) wird sie in der Pflegedokumentation aufgenommen und teilweise zum Text verschriftlicht. Zentraler Zweck dieses als Text verfassten Pflegeverlaufsberichtes ist, dass relevante Informationen über Patienten, die nicht andernorts festgehalten werden, weitergegeben werden, um im Behandlungsverlauf eine Kontinuität einzelner Pflegehandlungen wie auch der Beziehungsgestaltung zu sichern. Pflegedokumentationen dienen heute auch zum Nachweis von Leistungen für die Abrechnung bei Krankenkassen. Diese greifen ebenfalls in den professionellen Sprachgebrauch ein, denn sie schreiben die Verwendung bestimmter Begriffe in der Dokumentation vor (»Behandlungspflege«, »Verhinderungspflege« usw.).

Die Dokumentation beinhaltet mindestens zwei wichtige Prozesse, die ihr vorgeschaltet sind:

- Das Beobachtete muss für wert befunden werden, als Dokument aufbewahrt zu werden.
- Das Erlebte muss in Sprache transformiert werden und wird damit zu etwas Neuem, nämlich zu einem wichtigen Sprachtatbestand.

Die Pflegedokumentation ist ein Text. Mit Paul Ricœur bezeichnen wir einen Text als schriftlich fixierten Diskurs, der eine gewisse Eigenständigkeit gegenüber seinem Autor und auch gegenüber seinen Lesern innehat (vgl. Ricœur 2005, 80 f.). Die Pflegedokumentation lässt sich nun einerseits als Textart der Fiktion zuordnen, da sie etwas Neues schafft. Andererseits stellt sie ein Zeugnis dar, da sie verspricht, dem Erlebten treu zu bleiben (vgl. Schnell 2005).

Die Abbildungen 1–3 zeigen Auszüge aus verschiedenen Pflegedokumentationen. Sie verdeutlichen die bisher genannten Aspekte und dienen der weiteren Argumentation.

Die Textart der Pflegedokumentation ist als Komposition eine Art der Polyphonie. Nachfolgend soll diese These erläutert werden. Zunächst folgen jedoch einige Bemerkungen zum Konzept der Polyphonie im Ausgang von Michail Bachtin. Der Begriff der Polyphonie bezeichnet ursprünglich den nichtdiskursiven Logos mehrstimmiger Musik. Er wurde von Bachtin in die Literaturwissenschaft eingeführt.

Hautpflege/-zustand

☐ Verwahrlosung **(R46.0)**
☐ Flohbefall **(B88.2)** ☐ Skabies **(B86)**
☐ Kopflausbefall **(B85.0)** ☐ Kleiderlausbefall **(B85.1)**
☐ Trockene Haut, wo? ______________________
☐ Pilzbefall
  ☐ Nagel **(B35.1)** ☐ Fuß **(B35.3)**
  ☐ Genitalbereich **(B49)**
  ☐ Andere Stelle ______________________
☐ Intertriginöses Exanthem **(L30.4)**
☐ Hämatom **(T14.05)**, wo? Größe?

____

☐ Dekubitalgeschwür vorhanden **(L89)**
☐ Dekubitusgefahr*
☐ Nortonskala-Punkte* ______________________
☐ Wunden*

10. Wachsein und schlafen

☐ Wach
☐ Somnolent **(R40.0)**
☐ Soporös **(R40.1)**
☐ Komatös **(R40.2)**
☐ Orientiert (Zeit, Ort, Person, Situation)
☐ Dement **(F03)**
☐ Verwirrt **(R41.0)** durch ______________________
☐ kooperativ ☐ Nicht kooperativ
☐ Aktiv ☐ Passiv
☐ Alkoholabhängigkeit **(F10.2)**
☐ Heroinabhängigkeit **(F11.2)**
☐ Polytoxikomanie **(F19.2)**
☐ Andere Abhängigkeit ______________________
☐ Einschlaf-/Durchschlafstörungen **(G47.0)**
Medikamente ______________________

Abbildung 1: Pflegeanamnese (Textbeispiele aus der Praxis)

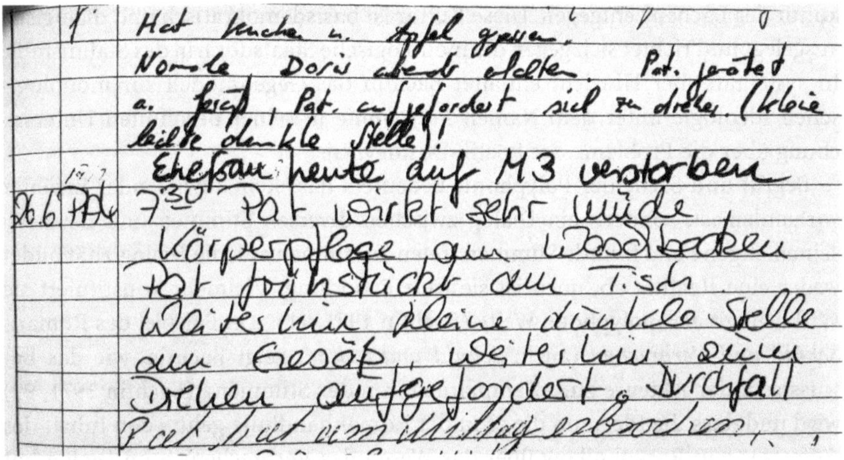
Hat Kuchen u. Apfel gegessen.
Normale Dosis abends erhalten. Pat. protestiert u. kreischt, Pat. aufgefordert sich zu drehen. (Kleine leichte dunkle Stelle)!
Ehefrau heute auf M3 verstorben
26.6 7:30 Pat wirkt sehr müde
Körperpflege am Waschbecken
Pat frühstückt am Tisch
Weiterhin kleine dunkle Stelle am Gesäß, weiterhin zum Drehen aufgefordert, Durchfall
Pat hat am Mittag erbrochen.

Abbildung 2: Pflegeverlaufsbericht 1 (Textbeispiele aus der Praxis)

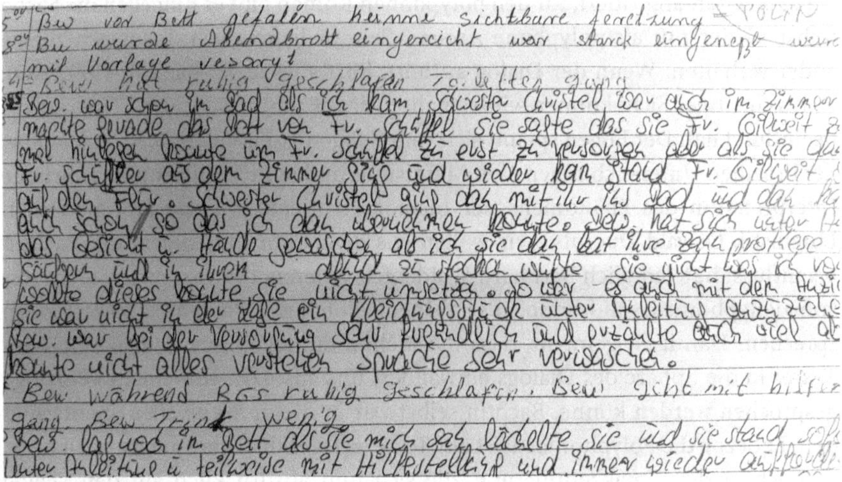

Abbildung 3: Pflegeverlaufsbericht 2 (Textbeispiele aus der Praxis)

2 Polyphonie im Ausgang von Michail Bachtin

Es ist bekanntlich statthaft, Michail Bachtin (1895–1975) als einen ideologiekritischen Literaturwissenschaftler zu bezeichnen. Seine Kritik gilt dem Stalinismus und besonders dessen Lach- und Ironiefeindlichkeit sowie dem vorherrschenden monologischen Denken. Laut Richard Rorty ist eine Gesellschaft, die Ironie und damit Distanz und Andersheit nicht zulässt, eine totalitäre. Ihr stellt Bachtin ausgehend von François Rabelais eine antiinstitutionelle Volkskultur des Lachens entgegen. Diese Kultur ist basisdemokratisch und dialogisch ausgelegt und richtet sich gegen die monologische Staatsdoktrin des Stalinismus. In systematischer Hinsicht entfaltet Bachtin das Gegenmodell zur monologischen Ideologie unter dem Namen *Polyphonie* in seiner berühmten Untersuchung über die Probleme der Poetik Dostoevskijs.

Begriff und Sache der Polyphonie bedeuten, dass kein allwissender Erzähler vorhanden ist, sondern ein Dialog zwischen diversen Stimmen und Bewusstseinen. Eigene und fremde Stimmen treten zusammen auf, die Dialogizität bildet weder eine Realität ab, noch ist sie freie Erfindung. Vielmehr konstituiert sie Wirklichkeit als »polyphone Welt« (Bachtin 1971, 11). Am Beispiel des Romans *Schuld und Verbrechen* (auch: *Schuld und Sühne*) zeigt Bachtin, wie das Bewusstsein der Akteure zur »Kampfarena fremder Stimmen« (Bachtin 1971, 99) wird und dass die Idee, um die es in der Romanhandlung geht – den Inhalt des Aufsatzes von Raskol'nikow über das Wesen des Verbrechens – im Dialog mit Porfirij erschlossen wird. In einem monologischen Roman hätte der Autor den Aufsatz seitenlang zitiert, für den polyphonen Roman gibt es hingegen die Sache selbst wieder nur als polyphone Arena. »Sein bedeutet, sich dialogisch zueinander verhalten. Wenn der Dialog aufhört, hört alles auf« (Bachtin 1971, 285).

Aus heutiger Sicht können wir festhalten, dass Bachtin zahlreiche Theoretiker beeinflusst hat. Der Bogen spannt sich vom Zeitgenossen Valentin N. Vološinow, der in seinen Untersuchungen über Marxismus und Sprachphilosophie eine neue Interpretation des Phänomens der Ideologie vorlegte, bis zur pragmatischen Linguistik Oswald Ducrots. Wir wollen aus dem Chor derjenigen, die Bachtin beeinflusst hat, lediglich Bernhard Waldenfels zitieren, der vorschlägt, nicht nur von »Polyphonie«, sondern sogar von einem »Polylog« (Waldenfels 1999, 146) zu sprechen. Damit ist gemeint, dass die Mehrstimmigkeit aus dem Bereich des Textes in die Sphäre des Dialogs einwandert und insofern von einem »Polylog« gesprochen werden könne. Bachtin selbst war in dieser Sache eher unentschieden. Er bezog die Polyphonie meist auf Texte, gelegentlich aber auch auf Dialoge.

Auch in der Umakzentuierung, die sich nun ausdrücklich auf den Dialog bezieht, bestätigt sich die Polyphonie im Sinne einer Vielfalt von:

- Stimmen: verschiedene Sprecher mit unterschiedlichen Intentionen (dieser Aspekt findet sich gesondert bei Oliver Sacks 1990);
- Arten der Rede: Idiolekte, Soziolekte, Dialekte (dieser Aspekt findet sich gesondert bei Gisela Brünner und Elisabeth Gülich 2002);
- Sprachen: Alltag, Wissenschaft, Technik (dieser Aspekt findet sich gesondert bei Victor von Weizsäcker 1928; 1987, 48ff.).

3 Pflegedokumentation als Polyphonie

Im Lichte der erwähnten Kriteriologie erweist sich die Pflegedokumentation als Polyphonie. Wir beziehen uns dabei auf die zuvor erwähnten drei Beispiele.

Kriterium	Beispiel
Stimmen	– Verschiedene Diensthabende (unterschiedliche Handschriften, Schreibgeräte, Rechtschreibungen)
Intentionen	– Beschreibungen: »Schwester Christel ging dan mit ihr ins Bad und dan kam ich auch schon…«
	– Versorgungsreaktionen: »Bw wurde Abendbrot eingereicht war starck eingenetzt wurde mit Vorlage versorgt«
	– Beobachtungen: »Bew trink wenig«
Arten der Rede	– Zuschreibungen (»Wach«, »Verwirrt«)
	– Eigenäußerung des Pat. (»Seelsorger gewünscht«)
Sprachen	– Mix Wissenschaft / Alltagsbewertung (»Nortonskala-Punkt«, »Verwahrlosung«)
	– 24 Stunden-Patchwork (»Pat. gerötet am Gesäß. … Ehefrau heute auf M3 verstorben … Pat. frühstückt am Tisch … Durchfall«)

Die Pflegedokumentation ist ein polyphon verfasster Text, den mehrere Beobachter über eine Person komponieren. Dabei erfindet die Dokumentation einerseits, wer der Andere ist, da dieser als Person nur durch den Text zur Geltung kommt. Andererseits ist die Dokumentation kein rein fiktionaler Text, denn sie soll so verfasst sein, dass der Andere sich in ihr wiederfindet. Das Patientenrechtegesetz sichert daher Patienten die Einsichtnahme in ihre Patientenakte zu, damit ein Patient die ihn betreffenden Dokumentationen einsehen kann (BGB § 630 g). Der Text ist somit eine Komposition, die aber nicht nur Kriterien der Textkomposition gehorcht, sondern auch ethischen Gesichtspunkten. Der Text hat nämlich auch die Identität und Geschichte eines Anderen zu verantworten. Woher kommt nun diese ethische Komponente?

3.1 Ethik der Vielstimmigkeit

Der mit Bernhard Waldenfels initiierte Übergang von der Polyphonie zum Polylog ermöglicht die Berücksichtigung des Ethischen innerhalb der Vielstimmigkeit. Dieser Übergang besagt nämlich:
- Vielstimmigkeit ist nicht nur im Text, sondern auch in der Rede zu finden.
- Mit der Rede tritt ein ethisch relevanter Aspekt auf, weil diese auch die Anrede an die Adresse des Anderen und damit die Beziehung zum Anderen beinhaltet (vgl. Schnell 2017).

Nur weil es diese ethisch relevante Dimension der Vielstimmigkeit gibt, ist es überhaupt möglich, die Frage zu stellen, ob die Polyphonie zu verantworten ist und nicht etwa als Monolog geeigneter wäre. Verantwortung ist ein Antworten (*response*) an die Adresse eines Anderen. Dem Monolog fehlt diese Dimension.

In der Sache plädieren wir für eine Umakzentuierung. Wir schlagen vor, das Ethische aus dem Bereich des Dialogs in den Text zu importieren. Dort findet es sich aus Sicht der Texttheorie von Hause aus nicht, denn ein Text »ist kein Fall eines Dialogs« (Ricœur 2005, 81). Diese Annahme, die nicht nur Paul Ricœur, sondern etwa auch Roland Barthes verfolgen, soll die Dimension des Textes gegenüber Autor und Leser stärken. Aus ihr folgt, dass das Ethische entweder als Verantwortung des Autors und / oder als Wohlwollen des Lesers auftritt. Der Text selbst befindet sich völlig außerhalb des Ethischen. Dem treten wir mit der genannten Umakzentuierung entgegen.

3.2 Ist Polyphonie verantwortbar?

Eine Pflegedokumentation steht, so die Konsequenz der Umakzentuierung, als Form einer textlichen Erzählung in der Verantwortung gegenüber dem Anderen, seiner Identität und Geschichte.

Wer ist der Andere? Der Andere ist jemand, der an etwas leidet. Diese Antwort, deren Hintergründe an anderer Stelle bereits ausführlich dargelegt worden sind (vgl. Schnell 1999) besagt, dass die Person des Anderen doppelt zu bestimmen ist, nämlich als jemand und als etwas bzw. als Wer und als Was.

Die Erschließung beider Dimensionen gibt Antwort auf die existentiale Frage nach dem Was und nach dem Wer des Daseins. Das Was bezeichnet Eigenschaften und wird durch Zustände, die an einer Person festgestellt werden, erschlossen. Das Wer hingegen bezeichnet die Identität einer Person und wird durch Erzählungen, die jemand von sich aus artikuliert, erschlossen. Wir beziehen uns in diesem Punkt auf das Konzept der narrativen Identität, zu dem Hannah Arendt (1981), Arthur C. Danto (1974), Paul Ricœur (1991) und Tom Kitwood (1980) wertvolle Beiträge geleistet haben:

> Wer hat diese Handlung ausgeführt, wer ist der Handelnde, der Urheber? [...] Die Antwort kann nur narrativ ausfallen. Auf die Frage ›wer?‹ antworten, heißt, [...], die Geschichte eines Lebens erzählen. [...] Die Identität des Wer ist selber eine narrative Identität. (Ricœur 1991, 395)

In der Beziehung zum Anderen geht es um dessen Eigenschaften und um seine Lebensgeschichte. Identität hat somit etwas mit erzählendem Sprechen zu tun. Im Rahmen der Dokumentation ist es wichtig, das Erzählen des Anderen einzubeziehen. Es geht nicht nur darum, an was jemand leidet, sondern auch darum, wer die leidende Person ist.

Als exemplarisches Beispiel für den Sinn der Einbeziehung der erzählenden Wer-Perspektive in der Gesundheitsversorgung möchten wir den Bereich der *Palliative Care* anführen. Hier wie anderswo ist es für Pflegende und Ärzte relevant, die Eigensicht von Patienten zu kennen. Diese ist nicht aus klinischen Zuständen und nicht durch verständnisvolles Zuhören ermittelbar. Der Grund dafür ist eine existentielle Diversität, die das Lebensende auszeichnet (vgl. Schnell 2018).

»Diversität am Lebensende« besagt, dass eine unaufhebbare Asymmetrie zwischen einer sterbenden Person und ihren weiterlebenden Ärzten und Begleitern besteht. Es handelt sich hier um eine Asymmetrie, weil die Positionen (Weiterleben vs. Sterben etc.) nicht umkehrbar sind. Niemand kann dem Anderen sein Sterben abnehmen. Der Tod ist der je eigene Tod. Die Kommunikation zwischen Arzt und Patient geschieht an der Grenze des Schweigens, weil am Lebensende die für den Dialog zwischen Ich und Du notwendige gemeinsame Bedeutungswelt schwindet. Dieser mögliche Verlust ist nicht durch Empathie aufzufangen, denn es ist niemandem möglich, als weiterlebendes Ich die Andersheit der Situation des im Abschied befindlichen Du mit eigenen Möglichkeiten nachzuvollziehen. Wenn es so wäre, würde das auf eine Trivialisierung der Sterbebegleitung hinauslaufen. Daher kommt es alternativ darauf an, die Eigenerzählung eines Patienten zu hören und einzubeziehen. Diesen Prozess können elektronische Medien, die durch die Digitalisierung in das Gesundheitswesen Einzug halten, unterstützen. Hier sind die BMBF-geförderten Diskursprojekte *30 junge Menschen sprechen mit sterbenden Menschen und deren Angehörigen* (Laufzeit: 2012–2013) und *30 Gedanken zum Tod* (Laufzeit: 2015–2016) zu erwähnen (www.30jungemenschen.de und www.30gedankenzumtod.de).

Der Diskurs *30 junge Menschen* befasste sich mit der Frage, was die Tatsache, dass das menschliche Leben endlich ist, für eine Person in ihrer Lebenswirklichkeit bedeutet. Junge Menschen im Alter von 16 bis 22 Jahren bildeten die Teilnehmer des Diskurses. Sie leben in der Regel nicht mit der Endlichkeit ihrer Existenz vor Augen und können, so die Annahme, über das Faktum der Endlichkeit unbeeinflusst von Alter und Krankheit nachdenken.

Der Reflexionsanlass war ein Gespräch, das die jungen Menschen mit einem sterbenden Menschen oder seinen Angehörigen führten. Die dabei erlebte Begegnung mit dem Sterben zielte darauf, dass die jungen Menschen eine Haltung zur Sterblichkeit entwickelten und diese öffentlich kommunizierten.

Der Diskurs *30 junge Menschen* wurde zudem öffentlich gestaltet und ging nach dem Abschluss der vom BMBF finanzierten Phase weiter, da der daraus entstandene Kinofilm von da ab gezeigt und der Internetauftritt genutzt wurde. Als Ergebnisse sind die genannte Homepage und Diskussionen in sozialen Medien (www.facebook.com/30jungeMenschen), der Kinofilm *Berührungsängste. Junge Menschen sprechen mit sterbenden Menschen*, ein Presseecho in Funk und Fernsehen sowie wissenschaftliche Aufsätze und Bücher zu werten.

Der Diskurs des Nachfolgeprojektes *30 Gedanken zum Tod* sollte dazu beitragen, dass öffentlich über den Tod in einer freien und zugleich in einer demokratieverträglichen Art und Weise debattiert wird. Das Ziel des Diskurses war es, Erfahrungen und Expertisen von erwachsenen Menschen, die zum Teil beruflich mit dem Tod zu tun haben (Arzt, Polizist, Tatortreiniger, Feuerwehrmann etc.) zum Ausdruck und zur Geltung zu bringen. Der Diskurs artikulierte und präsentierte die Gedanken von jeweils zehn Personen, die den Tod in unserer Gesellschaft definieren (Juristen, Politiker, Ethikrat etc.), ihn in der Konfrontation durchleben (Patienten) und ihn im weitesten Sinne diagnostizieren (Ärzte, Pathologen, Seelsorger, Beerdigungsunternehmer etc.). Auch hier wurde eine Homepage mit Videoclips der Erzählungen von 30 Personen über den Tod, eine Projektdokumentation mit den Foto-Portraits der Personen und Texten zu ihren Erzählungen über den Tod sowie eine Begleitforschung umgesetzt.

4 Die Pflegedokumentation als verantwortbare Polyphonie

Pflegedokumentationen, so zeigt die Auseinandersetzung, sind mehr als eine reine Qualitätssicherungs- und Abrechnungsmaßnahme, die Pflegende in die Verantwortung nehmen, verrichtete Aufgaben nachvollziehbar niederzuschreiben. Problematisch erscheint nun, dass Pflegende, wie Studien und Berichte aus der Praxis zeigen, dieser weniger komplexen Aufgabe von Dokumentation oftmals nicht nachkommen (können). Die differenzierte Konstitution einer anderen Person bedarf sowohl fachlich als auch sprachlich weitreichenderer Kompetenzen. Die Herausforderung ist, diese Kompetenzen zu fördern. Eine Möglichkeit dazu ist, die dargestellten Fragen nach den Eigenschaften und der Identität in einen für professionell Pflegende sinnvollen Kontext zu bringen. Zudem muss allen an der Dokumentation Beteiligten klar sein, was, wann, wo und wie zu dokumentieren ist. Eine klare Differenzierung innerhalb der Dokumentation zwischen standardisierten Anteilen zur regelmäßigen Erfassung körperlicher und symptombezogener Eigenschaften eines Patienten und der Pflegeverlaufsdokumentation zur kontinuierlichen Beschreibung weiterer Eigenschaften oder seines Erlebens wäre ein nächster Schritt.

In dieser Art der Pflegedokumentation könnte die sinnhafte und kongruente Konstitution der Person des Anderen gerade durch die darin angelegte Polyphonie gelingen. Die folgende Tabelle greift diesen Ansatz anhand der bereits vorgestellten Beispiele auf.

	Beispiele aus Pflegverlaufsdokumentation	**Anspruch an Pflegverlaufsdokumentation**
»Was«: Eigenschaften, Zustände, Merkmale	– unzusammenhängender Informationen nacheinander aufgereiht: »Stuhlgang, Tod der Ehefrau, im Bett gegessen«	– kein Patchwork unzusammenhängender Informationen – wichtige Informationen ausreichend genau und in ihrem Kontext beschreiben
	– Gesundheitliche Probleme werden beschrieben, in der Folge aber nicht wieder aufgegriffen.	– keine Informationsinseln – Kontinuität
	– Inhaltsleere Einträge: »Pat. unauffällig«	– keine Floskeln – Aufgreifen zuvor berichteter Ereignisse / Informationen
	– Ein Patient erscheint dann als Person im Licht ihrer Eigenschaften. – Eine relevante, für den Leser nachvollziehbare Geschichte von Beobachtungen und Handlungskonsequenzen (Brünner / Oesterlen 2006, 49 ff.)	
»Wer«: Identität	– Mensch ist Teil des Systems, ohne eigene Geschichte: bspw. wird Tod der Ehefrau aufgelistet, aber nicht weiter beachtet (Pflegeverlaufsbericht 1)	– keine Reduktion eines Menschen auf die Rolle des Patienten – (relevante) Eigenschaften, Ereignisse und Lebensweisen des Menschen / der Person aufnehmen
	– Das *Wer* verschwindet hinter dem *Was:* bspw. ein kontextloser Gebrauch der Pflegeanamnese	– keine Reduktion eines Menschen auf dessen pathologische Befunde – ggf. geäußerte Reaktion auf Befunde, Ereignisse aufnehmen (bspw.)
	– Verkennung des Anderen, *Vergegnung* (= dt. für *mismeeting* nach Zygmunt Bauman): bspw. Situationsbeschreibung (Pflegeverlaufsbericht 2)	– keine Eigenmonologe – eigene und Patientenperspektive (auch) sprachlich trennen
	– Einbezug des Anderen in die Polyphonie der Dokumentation – Beachtung der Eigensicht der Person eines Patienten	

In einer Pflegedokumentation kommt es zur Konstitution der Person des Anderen durch eine Polyphonie. Die Dokumentation steht dabei in einer Verantwortung gegenüber dem Anderen. Sie kann dieser nachkommen, indem sie das »Was« (Eigenschaften) und das »Wer« (Identität) des Anderen beachtet.

(Für ihre Unterstützung danken wir Prof. Dr. Angelika Zegelin.)

5 Bibliographie

Arendt, Hannah (1981): *Vita Activa*, München / Zürich: Pieper.

Bachtin, Michail (1971): *Probleme der Poetik Dostoevskijs*, München: Carl Hanser.

Bartholomeyczik, Sabine (2005): »Nachdenken über Sprache – Professionalisierung der Pflege?«, in: Zegelin / Schnell (Hg.), 11–21.

Brünner, Gisela / Gülich, Elisabeth (Hg.) (2002): *Krankheit verstehen. Interdisziplinäre Beiträge zur Sprache in Krankheitsdarstellungen*, Bielefeld: Aisthesis.

Brünner, Gisela / Oesterlen, Lena (2006): »Sprachliche Gestaltung und Funktionalität von Pflegeberichten«, in: Zegelin / Schnell (Hg.), 45–55.

Clark, June / Lang, Norma (1992). »Nursing's next advance: an internal classification for nursing practice«, in: *International nursing review* 39, 109–11.

Danto, Arthur C. (1974): *Analytische Philosophie der Geschichte*, Frankfurt a.M.: Suhrkamp.

Goffman, Erving (1983): *Wir alle spielen Theater. Die Selbstdarstellung im Alltag*, aus dem Amerikan. von Peter Weber-Schäfer, München: Pieper.

Kitwood, Tom (1980): *Demenz. Der personzentrierte Ansatz*, Bern: Hans Huber.

Ricœur, Paul (1991): *Zeit und Erzählung III*, München: Wilhelm Fink.

Ricœur, Paul (2005): *Vom Text zur Person*, Hamburg: Meiner.

Sacks, Oliver (1990): *Der Mann, der seine Frau mit einem Hut verwechselte*, Reinbek bei Hamburg: Rowohlt Taschenbuch.

Schnell, Martin W. (1999): »Narrative Identität und Menschenwürde«, in: Breitling, Andris (Hg.): *Das herausgeforderte Selbst*, Würzburg: Königshausen und Neumann, 117–130.

Schnell, Martin W. (2005): »Sprechen – warum und wie?«, in: Zegelin / Schnell (Hg.), 33–45.

Schnell, Martin W. (2015): »Von Beinen und Rädern«, in: Reich, Nico S. / Beyer-Dannert, Klaus (Hg.): *Momentaufnahmen einer Förderschule. Nah dran*, Katlenburg: Informationszentrum Dritte Welt, 104–106.

Schnell, Martin W. (2017): *Ethik im Zeichen vulnerabler Personen*, Weilerswist: Velbrück Wissenschaft.

Schnell, Martin W. (2018): »Diversität und Lebensende«, in: *Imago Hominis* 25(2), 99–104.

Waldenfels, Bernhard (1999): *Vielstimmigkeit der Rede*, Frankfurt a.M.: Suhrkamp.

Walther, Sabine (2001): *Abgefragt?! Pflegerische Erstgespräche im Krankenhaus*, Bern: Hans Huber.

Weizsäcker, Viktor v. (1987): *Gesammelte Schriften 5: Der Arzt und der Kranke. Stücke einer medizinischen Anthropologie*, Frankfurt a.M.: Suhrkamp.

Zegelin, Angelika (Hg.) (1997): *Sprache und Pflege*, Berlin / Wiesbaden: Ullstein Mosby.

Zegelin, Angelika (2005): »Sprache und Pflegedokumentation«, in: Zegelin / Schnell (Hg.), 111–130.

Zegelin, Angelika / Schnell, Martin W. (Hg.) (2005): *Sprache und Pflege*, 2., vollst. überarb. und aktualisierte Aufl., Bern: Huber.

Zegelin, Angelika / Schnell, Martin W. (2006): *Die Sprachen der Pflege. Interdisziplinäre Beiträge aus Pflegewissenschaft, Medizin, Linguistik und Philosophie.* Hannover: Schlütersche.

Verzeichnis der Autor*innen

Matthias Aumüller ist Privatdozent für Neuere deutsche Literaturgeschichte und Allgemeine Literaturwissenschaft an der Bergischen Universität Wuppertal. Er forscht unter anderem zu deutschsprachiger Nachkriegsliteratur, russischer Literaturtheorie und Narratologie.

Pascal O. Berberat ist Professor für Medizindidaktik, medizinische Lehrentwicklung und Bildungsforschung an der Technischen Universität München. Die Schwerpunkte seiner Forschung liegen unter anderem in den Haltungen, Motivationen und dem Verhalten von Ärztinnen und Ärzten als Hochschullehrer sowie dem Umgang mit Grenzsituationen (Leiden, Sterben und Tod) und Ungewissheiten in medizinischen Bildungsbiographien.

Christine Dunger ist wissenschaftliche Mitarbeiterin am Lehrstuhl für Sozialphilosophie und Ethik im Gesundheitswesen der Universität Witten/Herdecke und am Institut für Pflegewissenschaft und -praxis der Paracelsus Medizinischen Privatuniversität Salzburg. Sie forscht schwerpunktmäßig zu pflegerischer Entscheidungsfindung, Versorgung am Lebensende und Ethik in der Pflege.

Sybille Ehlers ist Dezernentin für Tierschutz am Landesamt für Naturschutz, Umweltschutz und Verbraucherschutz Nordrhein-Westfalen. Ihr wissenschaftlicher Schwerpunkt liegt im Bereich Tierverhalten.

Jan P. Ehlers ist Professor für Didaktik und Bildungsforschung an der Universität Witten/Herdecke. In seiner Forschung befasst er sich unter anderem mit beispielbasiertem und fallbasiertem Lernen, elektronischen Lernapplikationen, der digitalen Transformation des Gesundheitswesens, mobilem Lernen, Progress Testing und Interprofessionellem Lernen.

Barbara Frank-Job ist Professorin für Sprache, Kommunikation und Linguistik romanischer Sprachen an der Universität Bielefeld. Ihre Forschungsschwerpunkte sind Klinische Gesprächsanalyse, Varietäten- und Soziolinguistik sowie Sprachwandelforschung.

Julia Genz ist Professorin für Literaturwissenschaft an der Universität Witten/Herdecke. Sie ist Germanistin und Komparatistin. Ihre Forschungsgebiete sind unter anderem die Anwendung von sprachlicher Polyphonie auf Literatur, Wechselwirkungen zwischen Medizin und Literatur, Medical Humanities, Alfred Döblin, Wertungsdiskurse und Medientheorie/Semiotik.

Paul Gévaudan ist Professor für romanische Sprachwissenschaft an der Universität Paderborn. Seine Forschungsschwerpunkte liegen unter anderem auf dem Gebiet der allgemeinen Semantik, insbesondere der Modalität und sprachlichen Polyphonie, sowie in den Bereichen Medientheorie/Semiotik, Sprachtheorie und Sprachwandel.

Marina Iakushevich ist Universitätsassistentin im Bereich der Medienlinguistik an der Universität Innsbruck. Die Schwerpunkte ihrer Forschung liegen unter anderem in der Diskurslinguistik, Textlinguistik, Pragmatik und Phraseologie sowie der Wissenschaftskommunikation und Multimodalität.

Alexander Jakobidze-Gitman ist wissenschaftlicher Mitarbeiter im Arbeitsbereich für Phänomenologie der Musik an der Universität Witten/Herdecke. Seine aktuellen Forschungsschwerpunkte betreffen die Zusammenhänge von Musik, Erkenntnistheorie und Wissenschaftsgeschichte der europäischen Neuzeit.

Claudia Kiessling ist Professorin im Bereich der Ausbildung personaler und interpersonaler Kompetenzen im Gesundheitswesen der Universität Witten/Herdecke. Ihre Forschungsschwerpunkte sind die Didaktik, das Training und die Überprüfung kommunikativer und sozialer Kompetenzen im Medizinstudium.

Alain Rabatel ist Professor für Sprachwissenschaft an der Université Claude-Bernard und ständiges Mitglied des zum CNRS (Centre national de recherche scientifique) gehörenden Forschungslabors ICAR der Université Lumière-Lyon 2 im Bereich Korpus, Sprechtätigkeit, Diskurs, Linguistik, Sprachen und Semiotik. Seine Forschungsschwerpunkte liegen in den Bereichen der Sprechaktanalyse (Theorie der Standpunkte, Subjektverschleierung und indirekte Argumentation), der Textlinguistik sowie der (literarischen, medialen, religiösen und didaktischen) Diskursanalyse.

Martin W. Schnell ist Professor für Sozialphilosophie und Ethik im Gesundheitswesen sowie Leiter des »Querschnittsbereichs 2: Geschichte, Theorie und Ethik der Medizin« an der Universität Witten/Herdecke. In seiner Forschung untersucht er unter anderem Fragen der Gesundheitsversorgung sowie den ethischen Status von Menschen und Personen, sozialen Prozessen in Institutionen und das Verhältnis von Ethik, Politik, Ökonomie und Geschichte.

Daniel Teufel ist wissenschaftlicher Mitarbeiter für medizinische Lehrentwicklung an der Technischen Universität München. Sein Schwerpunkt ist die Förderung professionsorientierter Reflexion und Resilienz in der Medizin(ausbildung) mithilfe von Literatur, Kunst und Geisteswissenschaften.

Werner Vogd ist Professor für Soziologie an der Universität Witten/Herdecke. Seine Forschungsgebiete sind Systemtheorie und rekonstruktive Sozialforschung, Kontexturanalyse, Medizinsoziologie und Religionssoziologie, insbesondere Buddhismus.

Vera Vogel ist Assistenzärztin für Psychosomatik am LVR-Klinikum Düsseldorf. Sie ist Humanmedizinerin und Romanistin. Ihre Schwerpunkte sind unter anderem die transkulturelle Psychotherapie und Traumatherapie.

Isabel Zollna ist Professorin für romanische Sprachwissenschaft an der Philipps-Universität Marburg. Ihre Forschungsschwerpunkte sind Diskurstraditionen der Aufklärung, Sprachtheorien um 1800 sowie gesprochene und geschriebene Sprache in der Romania.